U0347814

EDITOR 主编

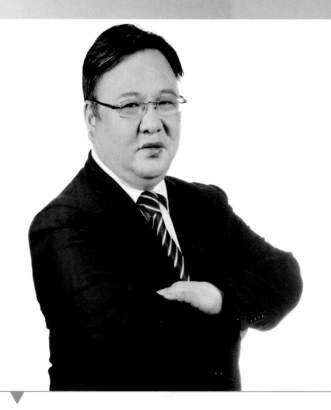

沈 洁

苏州市卫生健康委员会副主任，兼任《中国医疗设备》杂志社苏州编辑部名誉主任，苏州大学兼职教授，中国卫生信息与健康医疗大数据学会医院统计专业委员会副主委，中国医学装备协会医院建筑与装备分会常务理事，江苏省研究型医院学会理事。曾历任苏州市疾病预防控制中心主任，苏州市中医医院副院长，苏州市广济医院书记、常务副院长。

主持过的苏州市"全球十国道路安全项目"荣获世界卫生组织和健康城市联盟颁发的"最佳实践奖"、本人被授予中国道路安全干预项目"卓越领导奖"。2016—2018 年在苏州科技城医院主持工作，获得 2018 年第六届中国管理科学学会"管理创新奖"，管理团队被评为全国"十佳医院管理团队"。

NEW MANAGEMENT MODE
OF MODERN SMART HOSPITAL

现代智慧医院管理新模式

——苏州科技城医院的修炼法

主编 沈洁

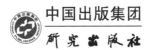

中国出版集团

研究出版社

图书在版编目（ＣＩＰ）数据

现代智慧医院管理新模式：苏州科技城医院的修炼
法／沈洁主编. -- 北京：研究出版社，2019.4
　　ISBN 978-7-5199-0384-8

　　Ⅰ．①现… Ⅱ．①沈… Ⅲ．①医院－现代化管理
Ⅳ．①R197.32

中国版本图书馆 CIP 数据核字 (2019) 第 047462 号

出 品 人：赵卜慧
责任编辑：陈侠仁

现代智慧医院管理新模式：苏州科技城医院的修炼法
XIANDAI ZHIHUIYIYUAN GUANLI XINMOSHI：SUZHOU KEJICHENG
YIYUAN DE XIULIANFA

作　　者：沈洁　主编

出版发行：研究出版社

地　　址：北京市朝阳区安定门外安华里 504 号 A 座(100011)

电　　话：010-64217619　64217612（发行中心）

网　　址：www.yanjiuchubanshe.com

经　　销：新华书店

印　　刷：北京华邦印刷有限公司

版　　次：2019 年 4 月第 1 版　2019 年 4 月第 1 次印刷

开　　本：889 毫米×1194 毫米　1/16

印　　张：24.5

字　　数：250 千

书　　号：ISBN 978-7-5199-0384-8

定　　价：218.00 元

编委会

主　　　编：沈　洁

常 务 主 编：连　斌　王　诚　卢建林　王　琛　钮金英　吴雪良
　　　　　　　张太泉　徐庚才　陈　兴　李国建

参编人员（排名不分先后）：

徐府奇	陈　勇	李惠芬	江翊国	孙晓鸣	朱　伟
顾　君	金　燕	杨　成	蔡　薇	贾　艳	迟文烁
陶冶栋	陈　峰	安建中	乔世刚	李梦瑶	赵　鑫
钱佳静	戚希敏	江晓燕	曾金丽	常　洁	曹海红
阚峰玉	周立辉	程　萍	施　怡	黄　荣	钱晓萍
张　莹	杨　斌	钱　峰	秦　刚	胡英俊	胡　景
孙小刚	蒋　浩	杨　琰	陈　辰	范　烨	夏　艺
俞　曦	凌睿哲	徐　琪	郭　瑶	徐秀秀	张冠英
张金珠	金　涛	黄　菲	何素梅	徐银丽	黄婉莹
陶立静	闻　倩	赵晓颖	谭吉华	王　谦	庄　清
张兆成	沈建华	林冠杰	马千里	黄尽舜	毛绘宇

编委会秘书：梁　菊　何芙蓉

主编单位： 苏州科技城医院

图书策划： 北京筑医台文化有限公司

参编单位（排名不分先后）：

中国中元国际工程有限公司

中亿丰建设集团股份有限公司

苏州沃伦韦尔高新技术股份有限公司

苏州杰克办公系统有限公司

江苏千森信息科技有限公司

上海尧伟建设工程有限公司

恩华特环境技术（上海）有限公司

序

    2018 年是国家积极推进医疗服务质量提升的重要一年。8 月 16 日，国家卫生健康委员会发布了《关于坚持以人民健康为中心推动医疗服务高质量发展的意见》，要求加快推进医疗服务质量提升工作，并明确指出要依靠制度建设、科技进步、理念创新提升医疗服务的质量和效率。9 月 14 日，国家卫生健康委发布了《医疗技术临床应用管理办法》，要求医疗机构在促进医疗技术进步的同时，要保障医疗质量和患者安全。近年来，我国经济已由高速增长阶段转向高质量发展阶段，提升医疗服务质量已经成为经济社会转型发展的战略要求。新时代、新战略要求我们要加快提升医院管理水平，而现代医院管理要求我们要用好信息化的手段。

    《现代智慧医院管理新模式》一书作为智慧医院管理与运营方面的专著，系统地汇总了智慧医院规划建设、后期运营及信息化服务等方面的探索经验，具有一定的创新性、开拓性。十分有幸于第一时间阅读到这部作品，感受到苏州科技城医院的管理者和医护人员艰苦奋斗、开拓创新的精神，体会到他们的务实担当和辛勤付出，相信这部作品会给同行同道带来启示、提供借鉴。

    智慧医院发展还有很长的路要走，还需要相关医疗机构在实践中共同探索、积累经验，并逐步建立规则、完善机制，推动智慧医院健康发展，为广大人民群众提供更加优质、更加便捷的医疗卫生服务。

中国医院协会会长

2019 年 4 月

前言

2018 年，国务院办公厅印发的《关于促进"互联网＋医疗健康"发展的意见》强调，要提高医院管理和便民服务水平，围绕群众日益增长的需求，利用信息技术，优化服务流程，提升服务效能，提高医疗服务供给与需求匹配度。"互联网＋医疗""智慧医院"已成为当前医疗卫生发展的制高点，对于促进医疗卫生行业改革，推进行业创新具有重要现实意义。

2018 年 6 月 30 日，苏州科技城医院在中国管理科学学会主办的"2018 中国管理科学大会暨第六届中国管理奖颁奖典礼"上荣获"管理科学奖"。苏州科技城医院在申报的近百家医院中脱颖而出，被评为管理科学奖专项奖——创新管理奖。

然而，目前国内智慧医院的发展水平高低不一，业内对各医院建设与管理方法和模式并无统一认知与评价，也无相关成熟经验与理论知识可供参阅。鉴于此，苏州科技城医院携手北京筑医台文化有限公司，联合打造知识分享类图书《现代智慧医院管理新模式——苏州科技城医院的修炼法》，以期树立智慧医院领域优秀示范项目，传播成功运营及品牌管理经验，为我国智慧医院建设和发展提供可操作、可复制、可借鉴的流程与模式。

图书作为我国智慧医院运营与管理领域最新参考书，也是苏州科技城医院建筑规划与品牌管理的优秀成果展示。主要从医院建筑规划、管理创新模式、医疗质量管理、信息技术应用、医联体模式探索、智能设备、跨区域卫生合作等主要方面，通过管理理念、建设感悟、运营经验等优质文章集成的方式，从每个相关者角度，从不同领域参与者视角，对医院的智慧管理之路进行差异化解读，力求丰满而全面地为读者呈现一个有创新、有探索，也有改进的医院建设项目。

　　图书主要由苏州科技城医院的管理领导和一线工作人员、苏州市卫健委分管领导等利用业余时间辛苦编撰，在此，对他们为行业智慧积累作出的无私贡献，为"互联网+"时代医院管理领域所作出的有益探索，表示衷心的感谢。由于编写水平所限，难免存在瑕疵，如有不妥之处，敬请指正，以供后期修编完善。

沈　洁

苏州市卫生健康委员会副主任

2019 年 3 月

目　录

医改十年

医改十年

沈　洁

中国医改从 20 世纪 80 年代就已经开始了，2003 年"新农合"开始试点，以前几乎没有医疗保障的农民阶层开始享到医改的福利。2009 年 3 月，以中共中央、国务院公布《关于深化医药卫生体制改革的意见》为标志，新一轮医改正式拉开大幕。自此，全民医保、取消药品加成、医生多点执业、推进分级诊疗，一个个与医疗、看病紧密关联的关键词，串起近十年的新医改之路，也是一段破除以药养医的艰难征程。

十年医改，十年争议。毋庸置疑的是，这十年，医改措施越来越惠民，改革正步入深水区。苏州科技城医院的发展见证了医改的进程，同时也是中国十年医改的缩影。

苏州科技城医院的诞生

"上有天堂，下有苏杭。"苏州是我国历史文化名城，地处江南，是长三角地区重要的中心城市之一。医院地处苏州市区西部的高新区，是我国首批国家级高新技术产业开发区，综合发展水平处于全国的第一方阵，区内拥有苏州最为密集的山水资源，素以"真山真水新苏州"而著称。

苏州科技城位处苏州高新区核心，西临太湖，东依大阳山国家森林公园，是区行政中心所在地，是全国首家由科技部、江苏省政府、苏州市政府共建的大型研发创新基地，是江苏省级高新技术产业开发区，是苏州市"一核四城"发展定位中的生态科技之城。先后获批江苏省首批十大创新型园区、国家火炬计划医疗器械特色产业基地、中国首个国家知识产权服务业集聚发展试验区等。围绕科技、生态、人文的规划定位，积极建设新城市、推动发展新产业、不断集聚新人才，全力打造集研发创新、高新技术和新兴产业、现代服务业、生态居住等功能于一体的苏州西部城市副中心。

自 2003 年以来，苏州科技城累计投入 400 多亿元，进行了大规模的快速开发建设，基本完成区域 25 平方公里高标准基础设施建设。中科院苏州医工所、中科苏州地理科学与技术研究院、国知局审协江苏中心、浙大苏州工研院、中国兵器工业集团 214 所、中国移动苏州研发中心、日本富士通、印度 NIIT、清华易程、协鑫光伏、住友电工等 500 多个国内外高科技企业和项目进驻发展，医疗器械、软件与信息技术、新能源与新材料、先进装备制造、轨道交通等新兴产业不断壮大。

目前，苏州科技城集聚了海内外各类高层次和专业人才 25000 多人，本科学历以上约占 80%，硕士研究生以上约占 30%；获批了各级各类创新创业人才超过 200 人，24 人入选国家"千人计划"，获省"创新团队"6 个。

发展新产业、建设新城市、吸引新人才。苏州科技城正以科技创新为发展动力，走创新、绿色、宜居的可持续发展之路，谱写"苏州新硅谷、美丽科技城"的新篇章。

正是这样一片热土，从 2003 年开发初期，市区二级政府就一直在探讨区域内究竟应该建一个什么样的医疗机构。从区域卫生规划来看，科技城位于苏州西部，缺乏一所大型综合性医院，苏州科技城的开发也需要一所综合性医院作为保障。然而事实上，高新区 70 多万人口，目前入住科技城的只有 20 多万。未来，随着科技城的发展会吸纳 10 万～20 万的高端人群入住，如果面向科技城内服务，只需建一个两级医院就能满足，如果要建一所三级医院，必须要覆盖周边区域。

然而在新医改政策出台之前，政府围绕医改政策是倾向于投供方还是投需方尚在争论，意见不一致：如果政府的医改政策是投供方，那么政府财政的钱投在建医院，补贴医院的发展没有问题，但政府担心的是医院的效率会下降，也会影响公共财政投入效率；如果政府的医改政策是倾向投需方，那么必然会增加医院趋利性，最终可能损害群众利益，影响群众对医改的满意度。这些不确定因素都决定着苏州科技城医院的未来。

以 2009 年 3 月中共中央、国务院发布的《关于深化医药卫生体制改革的意见》（以下简称《意见》）为标志，新一轮医改大幕正式拉开，新医改政策离不开"基本"两个字：建设基本医疗保障体系，建立基本医疗保障制度，建立国家基本药物制度，健全基层医疗卫生服务体系，促进基本公共卫生服务逐步均等化，推进公立医院改革试点。新医改政策充分强调了公立医院公益性的职能，因此也催生了苏州科技城医院的尽早落地。经过近十年的论证和前期准备，2013年9月29日，苏州科技城医院终于破土动工。

医改政策与医院建筑

20世纪末，随着我国医院与国外医院交流的增多，新的建设理念不断引入，而当时我国医院还停留在为病人解决洗澡难、上厕所难等基本问题。当时，笔者在苏州中医院任职，曾第一个在苏州医院界引入PVC板材改造病房地面，每个病房建卫生间，同时有了一大批具有人性化特点的改造项目，如在新增的卫生间增加扶手和紧急按钮，热水的恒温系统，病房走廊增加病人扶手，通道墙转角全部加进口防撞条，病房隔栅灯加遮光板，病床间加隔帘等，这些做法当时在苏州卫生界引起了轰动，但现在看来却是最基本不过的。

虽说医院的建筑设计有规范依据，但是医改的新政对医院建筑的影响还是比较深远的。新医改十年，最大的动作是全面推开公立医院综合改革，全部取消药品加成。公立医院是我国医疗服务体系的主体，属于医改的"大头"。公立医院改革得好坏，直接关乎医改成败，成为医改关键。

十年的医改之路，公立医院的主要变化有：一是各级党委、政府高度重视公立医院改革工作，落实政府对公立医院的投入责任，着力破除以药补医机制；二是推进医疗服务价格改革，对取消药品加成减少的合理收入，通过调整医疗服务价格、增加政府补助、医院加强管理等措施，基本实现收支平衡；三是推进药品领域改革，推行药品价格谈判、集中采购等政策，降低药品价格和占比；四是推进现代医院管理制度建设，实施医联体和分级诊疗制度，利用信息化手段，实现电子病历、远程医学影像诊断、远程会诊等。

取消药品加成不是改革的结束，而是改革的开始。医院必须探索建立现代医院管理制度、建立公益性的体制机制，包括调整医疗服务价格，从以药物、耗材、器械、检查等为主要盈利途径的局面逐渐开始向重技术、重服务调整，医疗费用结构趋于合理转化。通过管理优化与服务优化，深度挖潜服务流程，规范用药检查和医疗行为，深化运行机制改革。

三级医院由"量"向"精"转变，从单一拼规模向人才、技术、服务质量升级过渡，改革政策通过价格杠杆调整，使居民就医行为逐渐改变，促使三级医院向疑难重症救治的医学中心转变。

这些顶层政策的变化，对于一家新建三级医院来说十分重要，因此在医院的初期设计中就把如何降低医院未来的运行成本放在了首位。医院在建筑的设计上，选用了许多智能化的设备和设施，考虑在今后的医院运营中尽量减少人力成本，因此当时除了考虑楼宇智能管理以外，选用了智能仓储、垃圾污衣回收系统、手术室行为管理系统、轨道小车、气动物流、智能药房和智能药柜等，这也构成了当时智慧医院的雏形。

随着医改的深入，为了让病人有更好的就医体验，医院会同社保局、银行及时开发了院内导航系统，并在全国首次使用手机脱卡医保的支付方式。为了推进医改中对医联体的要求，加快分级诊疗的开展，医院加快了 HIS 系统的下沉，方便病人对大型设备检查的预约，将检验和放射、心电建立远程会诊系统，确保病人小病在社区，大病不出城。这些政策的变化带来了医院在建设上的变化，如医院必须有足够的带宽保证医院的运行，Wi-Fi 必须全覆盖；原来考虑 5000 门诊量的大厅，由于实行了手机预约挂号和脱卡支付，就诊变得更有序，支付无须再排队，楼层的分层挂号也显多余；先进的智能化物流系统，使医院内部不再出现工人运输物资的身影……智能化的管理手段使医院效率更高，服务质量更好。

对于一家新建三级医院，业务的开展和增长需要一个积累和过程，医院要加强精细化管理，降低成本，提高效能，但政府对公立医院的投入也必须完全到位，如财政对公立医院基本建设、设备购置、离退休人员经费、重点学科发展、公共服务任务及政策性亏损六项补助资金，地方财政对本级政府设立的公立医院加大投入力度。

医改要统筹三医联动，强化医保在综合改革中的重要作用。加快医保支付方式改革，推进按疾病诊断相关分组收付费制度改革。探索建立公立医院、社区医院及社会化药房统一的医保支付标准。强化医保对各类医疗行为的规范和监管。

公立医院综合改革是难中之难、艰中之艰。推进公立医院综合改革，是深化医药卫生体制改革的重要任务，是解决群众看病难、看病贵问题的重要抓手。如何在坚持以人为本的基础上，坚持维护公益性、调动积极性、保障可持续性，在建立公立医院运行新机制上取得新进展，助力健康中国建设也许是一个值得长期探索和总结的问题。

新医改十年的成果

新医改的十年，是在钢丝上跳舞的十年。诚然，在各方博弈周旋、激烈交锋的大环境下，医改始终在矛盾交织中艰难推进，但改革就是这样一个大的逻辑。或许，医改只有进行时，而没有完成时。回顾这十年的历程，医改还是改变了原有医疗体制中存在的一些问题。

全面推进了分级诊疗制度建设

在坚持居民自愿、基层首诊、政策引导、创新机制的基础上，努力构建"基层首诊、双向转诊、急慢分治、上下联动"的诊疗模式。

一是着力提升医疗卫生服务能力。落实卫生与健康事业发展规划、医疗卫生服务体系规划，优化医疗资源配置，严格控制大医院的数量和规模，大力发展儿童、妇产、精神、传染、急救等专科医疗机构和康复、护理，以及临终关怀等慢性病长期照护机构。加强区域医疗中心建设，积极开展胸痛、创伤、卒中等五大救治中心建设，推进专科联盟发展。提升县级医院服务能力，力争大病不出县。探索区域内人才上下双向流动机制，开展"县管乡用"试点，把更多的人才引向基层。

二是规范发展医疗联合体。坚持规划发展、包区包段、防治结合、行业监管，推进紧密型医联体建设，努力形成服务共同体、责任共同体、利益共同体、管理共同体。在农村，推行县乡村一体化改革，开展县域医共体建设试点；在城市，以三级公立医院为龙头，推动医疗资源整合共享；鼓励民办医院参与医联体建设。

三是做实、做细家庭医生签约服务。将签约服务工作重心放在服务质量和服务效果上，让群众真正感到签不签约确实不一样。要把基层首诊式签约作为家庭医生签约服务主体形式，促进签约服务与基层首诊目标有效对接。推广家庭医生签约服务项目库，实现城乡居民自主"点单式"签约。

落实好签约服务筹资、差别化医保支付、职称评审等配套政策，把签约多少、服务好坏与医生收入挂钩，不断提高广大签约居民的满意度。

加快建立了现代医院管理制度

医院是群众看病就医的主要场所，是解决看病难、看病贵问题最直接的一环。推进现代医院管理制度建设，搞好医院的改革与管理，关系千家万户。

一是落实公立医院投入政策。各级政府全面落实符合区域卫生规划的公立医院投入政策，细化落实对传染病院、精神病院、妇幼保健院、儿童医院等医疗机构的投入倾斜政策，对医院提供的中医药特色服务给予补助。认真研究并明确债务化解范围及办法，逐步偿还和化解符合条件的公立医院长期债务。

二是健全医疗服务价格动态调整机制。目前，公立医院已取消药品加成政策，要巩固这一成果，必须加快医疗服务价格和投入机制改革。要根据政府投入与物价变化情况，动态调整医疗服务价格，逐步理顺医疗服务比价关系，强化医疗服务价格与政府投入、医保支付、医疗控费等政策衔接联动，确保医疗机构良性运行、医保基金可承受、群众基本医疗费用总体不增加。

三是深化人事薪酬制度改革。落实用人自主权，公立医院按国家和各省有关规定，在人员控制数额和年度进人计划内，根据业务需要面向社会自主公开招聘医务人员，对急需紧缺人才和高层次人才可按规定采取直接考核的方式招聘。落实"两个允许"要求，对公立医院绩效工资实行动态调整增长机制。对高层次人才聚集、公益目标任务繁重、自我经费保障能力较强的公立医院，绩效工资可在调控水平基础上给予适当倾斜。

四是强化医院内部管理。健全医院决策机制，发挥专家治院作用，完善医疗质量安全、财务资产、人才培养、绩效考核等管理制度，推动各级各类医院管理规范化、精细化、科学化。

进一步完善了全民医保制度

全民医保是民生保障的重点，一头连着"需方"，一头连着"供方"，必须着力织牢用好这张民生"安全网"。

一要深化医保支付方式改革。全面开展以按病种付费为主的多元复合式医保支付方式改革，充分发挥医保对医疗服务行为和费用的调控引导与监督制约作用。完善总额控制办法，健全激励约束机制，推动总额控制从单个医疗机构向医联体或区域内总额控制转变。健全医保经办机构与医疗机构之间的协商机制，促进医疗机构集体协商。稳步扩大门诊报销范围和比例，探索个人账户家庭共享试点。

二要进一步提高重大疾病保障水平。按照保基本、兜底线的原则，强化基本医保、大病保险、医疗救助的综合保障作用，把个人支付费用控制在一定范围内，努力防止因病致贫返贫。推进大病医疗保险经办衔接，创新经办服务模式，以政府购买服务的方式，委托具有资质的商业保险机构参与基本医保经办服务。同时，要提高医保基金管理水平，把有限的资金用在刀刃上，用好百姓的"救命钱"，努力做到当期收支平衡，既不能有过多节余，也要防止基金"穿底"。

三要全面落实异地就医结算政策。推进跨省异地就医门诊费用直接结算，实现异地就医无障碍、不见面备案。扩大定点医疗机构覆盖面，将更多的医疗机构纳入联网范围，尽可能让群众少跑路。

着力深化了药品供应保障制度改革

这是推进医改的关键一环，要围绕提高质量疗效、规范流通使用、保障临床需求，扎实抓好这项工作。

一是强化药品生产、流通、使用全过程监管。推进药品改革首先要确保质量安全，这是一条底线。建设"医疗机构药品耗材采购使用监管信息系统"，对药品耗材采购使用进行实时动态监控。

二是加强短缺药品供应。健全短缺药品信息采集和供应保障协同机制，执行"零报告"制度。加快短缺药品集中生产基地建设，加强部门会商联动，保障短缺药品持续稳定供应。创新药品零售服务模式，支持药品零售连锁发展，方便门诊患者自主选择在医疗机构或零售药店购药。

三是进一步降低药品价格。配合抗癌药降税政策，开展医保目录内抗癌药省级专项采购，对医保目录外的独家抗癌药推进医保准入谈判。选择临床用量大、交易数量增幅异常的药品，实施以省为单位带量采购。

四是完善基本药物制度。贯彻执行国家基本药物目录，强化基本药物使用管理，不断提高医疗机构基本药物使用量。公立医疗机构要根据功能定位和诊疗范围，合理配备基本药物，保障临床基本用药需求，降低群众用药负担。

健全了医疗卫生行业综合监管制度

构建集中、专业、高效的监管体系，实现对医疗卫生服务全行业、全流程、综合协同监管。

一是推进信用体系建设。建立医疗卫生机构和医务人员不良执业行为记分制度。完善以执业准入注册、不良执业行为记录为基础的医疗卫生行业信用记录数据库。建立医疗卫生行业黑名单制度，加强对失信行为的记录、公示和预警。建立健全依法联合惩戒体系，实现"一处违法，处处受限"。

二是深化"放管服"改革。改革完善医疗机构、医师等的审批工作，提高审批效率。坚持"双随机、一公开"，加强事中事后监管，进一步明确行政执法全过程记录的内容、范围、程序、方式，抓好制度落实。

三是加强医疗行为监管。完善医疗服务综合监管系统，对医院工作量、工作效率、医疗费用、医疗技术水平等情况进行实时监测。组织以公益性为导向的医疗卫生机构绩效考核，考核结果与院长的薪酬和医院的财政补助、医保支付、等级评审挂钩。开展医疗机构行风专项整治、行风建设长效机制，建设督促检查。

促进了"互联网＋医疗健康"发展

这是对传统医疗服务体系和服务模式的深刻变革，也是便民惠医的重要载体。

一要健全"互联网＋医疗健康"服务体系。鼓励医疗机构应用互联网等信息技术，拓展医疗服务空间和内容，构建线上线下一体化服务模式。大力发展远程医疗，推动互联网与公共卫生、医保结算、家庭医生签约服务等的融合，既要做优存量，也要做大增量。

二要完善"互联网＋医疗健康"支撑体系。加快全民健康信息平台建设，推动各级各类医疗卫生机构统一数据接口，电子病历和电子健康档案共享、检验检查结果互认，以及医疗、妇幼、疾控、医保等纵向信息系统的功能整合，打通医疗信息数据不共享、接口不兼容等堵点。

三要加强医疗健康信息安全防护。采取有效措施，做到数据全程留痕、可查询、可追溯，保证访问、处理数据行为的可管可控，保障数据信息安全，保护个人隐私。需要指出的是，"互联网＋医疗健康"是新生事物，一定要用互联网思维来做这件事，加强顶层设计，搭好总体框架，整体规划，有序操作，形成"政府主导、多方参与、公平竞争、开放共享"的局面。

以上六个方面是医改十年所取得的成果，但随着医改进入深水区和攻坚期，深层次矛盾日益凸显，主要表现在：卫生健康事业中的一些体制性、机制性、结构性问题尚未从根本上得到解决，优质医疗资源总量仍然不足，基层人才短缺问题还很突出，"互联网＋医疗健康"工作力度有待加大，人民群众对看病难、看病贵问题的反映仍比较强烈。同时，各地改革进展也不平衡，"三医"联动机制还不够健全，部门协同推进的工作合力仍需进一步增强。对这些问题都需要引起高度重视，并采取有力措施加以解决。

实施健康中国战略，深化医药卫生体制改革，是党中央、国务院作出的重大决策部署。没有全民健康，就没有全面小康。从现在到 2020 年，是全面建成小康社会的决胜期。医疗卫生改革发展直接关系这一大局，把医改推向纵深是时代赋予的重要使命。因此要从全局和战略的高度，充分认识进一步推进医改的重要性和紧迫性，既要看到深化医改是一项艰巨复杂的任务，又要看到下一步推进改革的有利条件，坚定信心，凝聚共识，以勇试深水、敢涉险滩的决心，以踏石留印、抓铁有痕的韧劲，力争开创医改的新局面。

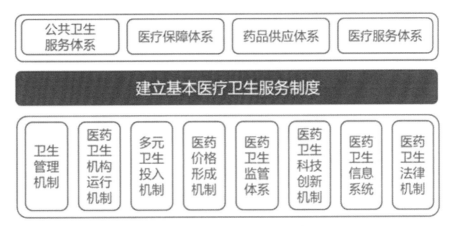

图 1 基本医疗卫生服务制度框架图

年份	医疗服务体系改革	医药供应领域改革	医药保障领域改革
2009	健全基层卫生医疗服务体系，完成2.9万所卫生院建设任务	出台基本药物生产、流通、定价、使用和医保报销政策	推进基本医疗保障制度建设，提高财政补助标准，适当扩大报销范围
2010	完成城乡基层医疗卫生机构建设规划：大规模开展适宜人才培养培训；开展公立医院改革试点；控制医疗费用	在60%基层医疗卫生机构实施县本药物制度，其他医疗机构优先选用基本药物；推进基本药物集中采购和统一配送	城镇居民基本医保和新农合的财政补助标准及个人缴费标准均提高
2011	完成农村三级卫生服务网络和城市社区卫生服务机构建设任务，进一步推进公立医院改革试点	基层全面实施国家基本药物制度，建立完善基本药物保障供应体系，加强监管确保安全，降低药价	提高城镇职工、居民医保和新农合参合率。新农合和城镇居民医保财政补助标住提高到200元
2012	加强基层医疗卫生服务体系建设。推进公立医院改革	巩固完善基本药物制度。扶持和促进中医药和民族医药事业发展	居民医保和新农合补助提高到240元。全面推开尿毒症等8类大病保障，将肺癌等12类大病纳入保障和救助试点范围
2013	巩固完善基层医疗卫生机构运行新机制，加快公立医院改革，鼓励社会办医	巩固完善其本药物制度	建立里待大疾病保障和救助机制，开展儿童白血病等20种重大疾病保障试点工作
2014	健全分级诊疗体系，加强全科医生培养，推进医师多点执业，让群众能够就近享受优质医疗服务	首次提及规范药品流通秩序，针对药品购销领域中的突出问题开展专项整治	全国推行城乡居民大病保险，补助提高人均320元
2015	加强全科医生制度建设，完善分级诊疗体系。全面推开县级公立医院综合改革，破除以药补医，鼓励医生到基层多点执业，发展社会办医	国家药品供应保障综合管理信息平台网站上线；药品采购开始"量价挂钩、分类采购、异地联合采购"	财政补助标准提高到380，基本实现居民医疗费用省内直接结算，稳步推行退休人员医疗费用跨省直按结算，全面实施城乡居民大病保险制度
2016	加快培养全科医生、儿科医生，建立健全符合医疗行业特点的人事薪酬制度，保护和调动医务人员工作积极性	协同推进药品流通等敌革。深化药品医疗器械审评审批制度改革	大病保险全覆盖，财政补助提高到420元，改革医保支付方式，加快推进基本医保全国联网和异地就医结算
2017	深化公立医院改革，推进家庭医生签约服务，医药控费提速，分级诊疗持续推进。全面取消药品加成	药品流通采取"两票制"，深化药品医疗器械审评审批制度改革	协调保支付方式（按病种付费、按人头付费、预付费）等改革
2018	深化公立医院改革、进一步推进分级诊疗、加强全科医生队伍建设	国家带量采购、新版基本药物目录发布、新版GSP发布、新版行业母法发布	进一步推进按病种付费方式、扩大跨省异地就医直接阶段范围

图2　2009-2018年医改要点

（图片均摘自《健康界》）

现代智慧医院管理新模式

苏州科技城医院的智慧探索

吴雪良　朱伟　杨斌

智慧医院这一概念最早是从 IBM 在 2008 年提出的"智慧医疗"体系中衍生而来。智慧医院是基于数字化医院发展新的阶段，旨在利用各种信息化手段简化就医流程，降低医疗成本，从而更好地为患者服务。下面将以苏州科技城医院为例，从患者角度、医护人员角度、运营与管理角度着重阐述智慧医院这一概念。

2016 年 5 月 18 日，苏州科技城医院正式投入使用。作为一家新建三级综合性公立医院，医院始终秉承以患者为中心的服务理念，同时借助智能化手段、高尖端科学技术，将这一理念逐步完善，逐一落实。

提升患者就医体验

（一）科医 App

2016 年 5 月，科医 App 正式上线运行，涵盖预约挂号、排队、各类报告查看等功能；2016 年 7 月，苏州科技城医院与苏州市社保局和苏州光大银行共同开发的医保卡脱卡支付系统正式投用，患者就医产生的医疗费用可通过银行卡、支付宝、微信进行支付，还可通过绑定医保卡实现脱卡结算支付，真正意义上惠及苏州市区、园区及吴江区的广大居民。

初次来医院就诊患者及家属，对医院各科室布局不太了解，科医 App 还集成了院内导航系统。患者在手机终端可轻松查询到自己所处位置，规划前往就诊科室的路线，节省患者及家属询问及寻找时间。

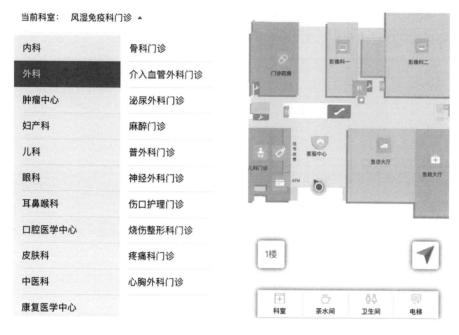

图 1　科医 App 界面

（二）安防系统

苏州科技城医院根据国家安防系统要求，共设置 1495 个监控点位，其中在 24 个重点部位设有人脸识别系统；切实保障来院就诊患者、医护人员等的人身安全。

（三）远程会诊系统

苏州科技城医院具备一套完善的远程会诊系统，在与上海复旦大学附属肿瘤医院、中山医院等多家知名医院建立合作关系的基础上，能更合理地发挥医学专家的作用，让病患能够在家门口接受领域专家的诊断，赢得宝贵的就诊时间。以苏州科技城医院为中心的医联体成员，能够通过远程会诊系统，帮助基层医生确诊疑难杂症，提供医疗技术方面的支持，将优秀的医疗资源真正惠及基层社区每一名群众身上去。

将医护人员还给患者

（一）智慧医疗

传统医院 HIS 系统、LIS 系统、PACS 系统都是互相独立的，病人信息无法在三个系统内互通。为方便病人和医护工作人员，苏州科技城医院在网络系统规划时，就提出智慧医疗这一理念，将医院大部分智能化系统（ HIS、

LIS、PACS等）通过统一的规划，有机融合在一起，实现了系统集成化、智能化、无纸化、无胶片化、管理数字化的目标。在诊疗过程中加速了患者信息的流通，大大提高了工作效率，医生可随时查询患者的所有诊疗信息，有利于医生对患者进行病情分析。

（二）智能化手术室

1. 手术室智能仓储系统

传统医院手术室针对手术室辅料包分别建立 I 级与 II 级库房，安排专人管理，进出库统计分析等耗费大量人力、物力资源，常规一台手术所需的"无菌器械包 + 无菌敷料包 + 计价耗材"共约 10 件，需人工在货架陈列的几百个品类中拣选配置，由于人工操作存在效率低下、易误操作、效期管理混乱、多人入库环境混乱、数据误差频繁、与 HIS 对接不及时等问题。苏州科技城医院针对此类情况，根据市场考察，引进智能仓储水平回转系统。

表1 传统库房流程作业与智能库房系统作业对比表

对比项目	传统库房流程作业	智能库房系统作业
工作模式	"人找物"：人工配单、逐件拣取	"物到人"：物资批量合成订单，系统智能连续拣取
管理模式	物资分类、分区陈列管理	物资集中闭环管理
效率	流程由人工主导，效率较低	多系统同时自动化运转，效率倍增，解放巡回护士，回归围术工作
精准性	人工随意性或职业疲劳，易误操作	物品条码全程一一对应，入库 / 拣取 / 出库精确复核
库存量和效期管理	物资类多量大，效期不一，人工操作易出纰漏	遵循"先进先出"原则，对每种物品的余量和余期可设置独立的自动提醒程序
库房环境	高峰期动态环境混乱	库房专人操作管理，环境整洁有序
数据与 HIS 系统的对接	人工录入、校对，数据对接不及时，且易出错	联网交互式工作平台：数据与 HIS 系统动态互联互动

系统的引入实现了手术耗用物资"智能化管理—存取—配置—追溯"及相关信息联网交互，保证了手术室耗材与消毒供应物资管理的精益化与集约化。

2. 手术室行为管理系统

传统手术室人员行为管理主要通过人工管理，管理效率较低，且容易出错，无法达到手术室洁净的要求。手术服和手术鞋每次消毒后，都发放给不固定的人员，无法追溯到使用人。手术室对人员的行为没有任何控制，会造成手术服和手术鞋在进出过程的感染。针对此类情况，苏州科技城医院手术室引入手术室行为管理系统，建立准入机制、手术服/鞋分配系统、衣柜鞋柜系统、二次鞋柜系统、信息显示系统、污衣回收系统几个部分，系统对进入手术室的人员进行行为管理，使得手术室的管理更加规范化，对手术室物资起到监管作用，有效降低手术室成本，同时对控制手术感染，提高手术质量具有非常重要的作用。

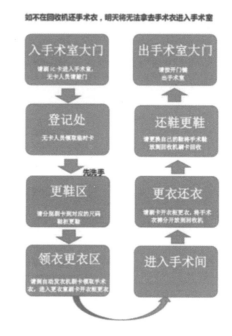

图2　手术室行为管理系统

（三）智能化药房

医院住院部药房和门诊药房每天都有大量分发药品的工作，工作量大且烦琐，在人工操作下，各种错误难免发生，而且人员劳动强度过大，不仅身心疲惫，更增加了出错的概率。为此，苏州科技城医院致力于建设智能化药房，引入高速发药机、快速发药机、智能调配机、毒麻药品管理机、全自动发框机和智能药框、自动化二级库智能化设备等，为药师提供了巨大的帮助。

（1）药品订单—采购—配送—发药于一体的自动化、信息化管理，提升药品管理水平和药学服务能力。

（2）提高药房的工作质量和效率，每张处方的处理时间大大缩短，减少了排队现象。

（3）有效保障患者的用药安全。众多智能化手段在医疗活动过程中的运用，大大提高了医护人员的工作效率，让他们从烦琐复杂的基础劳动中解放出来，让医护人员将更多的精力投入到对患者的服务中。

加强节能降耗

（一）智能建筑

苏州科技城医院从建院时就考虑到节能建设，分别建造了楼宇照明智能控制系统、冷冻泵变频系统、太阳能循环系统、雨水回收系统等。

1. 楼宇智能照明系统

将照明回路全部纳入 BA 智能控制系统中，通过电脑软件编程，使照明开启或关闭；在实际运用过程中，系统中加入白天模式、夜间模式、阴天模式、深夜模式等控制单元，用模式切换手段控制整个楼宇照明亮度在合适范围；年度照明用电可节约 20% 左右。

2. 中央空调群控系统

（1）冷冻水能效控制系统。确保主机水流量需求，控制冷冻水流量根据负荷变化而自动调节冷冻泵频率，保持冷水系统在最佳输送系数范围内运行，实现冷冻水系统的节能。

（2）冷却水能效控制系统。能调节冷却水流量满足主机的冷凝要求，并且能根据主机的负荷变化，使冷却水按需改变流量运行，降低冷却泵的能耗。利用冷冻水系统及冷却水能效控制系统，水泵变频运行，能降低水泵能耗 50%~70%。既实现了水泵的自动运行，无须人工开启，又能实现水泵节能的最大化，降低输配系统的运行成本。

（3）冷却塔节能控制。风机联合变频控制一方面实现了冷却塔风路平衡，避免单开风机引起的冷却塔混风混水的问题；另一方面控制冷却塔群风机的联合变频运行，所有风机均变频运行，所耗能耗比单开一台风机工频运行还低，实现了风机的节能。

（4）主机节能控制。主机策略控制系统充分考虑主机的效率和末端负荷需求，自动调节主机的运行数量，保证主机运行在高效区间内，以最低能耗，满足所需负荷。在进行切换时，利用"自动跟踪修正技术"，确保主机的开关在安全时间内进行。

3. 太阳能循环系统

（1）医院设计之初，安装太阳能管12000根，利用苏州地区水平面太阳能日辐照量13.078MJ/m²·d，太阳能保证率0.45，采用全玻璃真空太阳能集热器，预加热生活热水。

（2）春冬可将生活水加热至30℃，再经过蒸汽加热。

（3）夏秋可将生活水加热至50℃，送往楼层。仅此一项，可节约市政蒸汽约200t。

4. 玻璃幕墙

玻璃幕墙选型既考虑到采光，也兼顾隔热等性能，全景天窗作为采光补充，同时在天窗下加装电动窗帘系统，在太阳较强时能自动关闭，降低空调能耗。

（二）智能物流系统

传统医院物流系统采用的"专职递送队伍＋手推车＋多部电梯"模式存在很多缺陷。

（1）人、物混合使用电梯，狭窄空间人、物混杂，易形成交叉感染。

（2）物品运送占用大量电梯空间，新建医院必须建更多的电梯满足使用需求，成本增加。

（3）物品运送必须使用电梯，若电梯不能满足需求，可能会发生抢占电梯的情况，导致病人及家属满意度下降。

（4）运输大量物品时经常因电梯、人员配备等情况导致批量运送不及时。

（5）医院日常所需物品种类多，品名多，很多运送人员必须具备相关专业知识，而现在医院后勤人员基本都采取外包模式，人员更换频繁，降低了物品运送的可追溯性，增加管理难度。

苏州科技城医院综合考虑以上问题，经过筹建办公室及主要医疗专家一致审核通过，决定在苏州科技城医院建立智能物流系统。苏州科技城医院智能物流系统由三部分组成。

1. 轨道小车系统

医院内部共架设轨道2000m，设有轨道小车站点42个，运输小车60

余辆，单个小车最大承重 15kg。苏州科技城医院运行两年来的数据显示：每周有效进站次数 3000 次，总运行 550km，全年进站次数 15.6 万次，总运行 28600km；中心药房呼叫等待时间 0 ～ 5min，占 84.53%，5 ～ 10min 占 15.47%；中心药房繁忙程度占 31.4%，在所有 42 个站点中占比最大。

2. 气动物流系统

医院在设计时，建立气动物流系统，作为轨道小车的补充。苏州科技城医院气动物流站点共 48 个，基本每个科室都配备 1 个站点，每个站点 2 个传输瓶。气动物流可传输物品包括：各类检测试剂、单据等，传输速度为 2.5m/s。

3. 污衣及污物回收系统

该系统共设 46 个室内投放槽口，2 个室外投放槽口，利用气流，将各个收集点的垃圾、污衣通过投放口，经由水平管网输送到中央垃圾、污衣收集站。独立的垃圾、污衣水平管道，分别收集，共用一套主机。系统全自动、全封闭，避免了传统垃圾、污衣清运过程中的二次污染和"视觉污染"，保证了区域内垃圾、污衣收运的便捷、高效和卫生，真正做到还电梯于医务人员，将物业人员从无止境的运输物品中解放出来，有效降低院内交叉感染的可能性，节约人力成本，提升管理水平。

结语

在医疗环境迫切需要改革的当下，智慧医院将成为一个解题的新思路。苏州科技城医院作为高起点新建医院，把握当下形势，将"智慧医院"的理念一一付诸实践，以不断完善医疗服务流程，创新医疗模式，成为"互联网＋医疗"的一个样板。虽然在智能化的道路上仍任重而道远，同时，为人民群众服务是无止境的，我们必将坚持以患者服务为中心的理念，致力于进一步的智慧医院改革与发展。

人才强院 服务兴院

杨成 蔡薇 贾艳 黄荣

建院

2015 年医院筹备初期，在岗员工仅 137 人，其中医师 45 人，药师 3 人，护理 65 人，技师 4 人，行政 19 人，工勤 1 人。博士 0 人，硕士 37 人，占人员总数的 27%；本科 84 人，占人员总数的 61%。正高级职称 1 人，仅占人员总数的 0.73%；副高级职称 6 人，占人员总数的 4.38%；中级职称 17 人，占人员总数的 12.41%；初级职称 113 人，占人员总数的 82.48%。大部分科室无正高级职称人员，也缺乏副高人员，医院专科建设滞后，低职称的卫技人员较多，临床经验相对不足。

为实现医院 2016 年正常营业这一目标，改善人才缺乏这一瓶颈问题，尽快搭建一支结构合理、技术精良、勤奋向上、乐于奉献的人才队伍，苏州市、高新区各级领导高度重视，给予了一系列政策支持：

① 配套高层次人才引进政策，吸引人才；

② 医院岗位设置在政策允许的范围内增加自由度，上级部门全力支持、配合；

③ 允许医院自行甄别人才，由高新区分管部门把关；

④ 打破人才引进瓶颈，开通人才引进绿色通道、实现同工同酬等。

截止到 2016 年 5 月 18 日医院开业，医院在岗员工达到 535 人。其中医师 161 人，药师 21 人，护理 204 人，技师 30 人；博士 7 人，硕士 87 人，本科 149 人；正高级职称 16 人，占人员总数的 2.99%；副高级职称 47 人，占人员总数的 8.79%；中级职称 122 人，占人员总数的 22.80%。

医院领导按照苏州市、高新区区文件精神，带领人力资源处采取积极措施，加大人才引进、招聘力度。多次参加省内外几十所院校、省市人才市场招聘会，并在解放日报、解放军报、苏州日报、江南晚报等报刊和国内、省内人才网站刊登招聘广告，以扩大宣传，使更多的人才认识、了解我院。据统计，截至 2016 年年底，人力资源处共组织大型公开招聘 5 次，组织普通面试 60 多场，面试人数达 2000 多人。通过一系列的努力，2016 年年底，医院在岗员工 879 人，其中医师 257 人，药师 37 人，护理 389 人，技师 48 人；博士 12 人，硕士 142 人，本科 394 人；正高级职称 19 人，副高级职称 63 人，中级职称 146 人（具体人员增长趋势、职称和学历结构变化情况见图 1、图 2、表 1）。

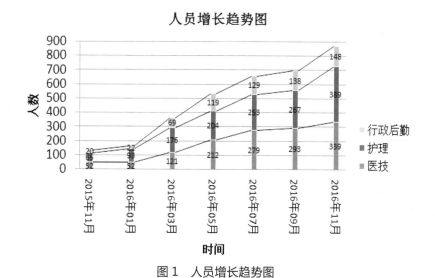

图 1　人员增长趋势图

表 1　人员职称对比表

时间	人数总数	高级	占比	中级	占比	初级	占比
2015 年 11 月 1 日	137	7	5.11%	17	12.41%	113	82.48%
2016 年 1 月 1 日	143	9	6.29%	18	12.59%	116	81.12%
2016 年 5 月 18 日	535	63	11.78%	122	22.80%	350	65.42%
2016 年 12 月 31 日	879	82	9.33%	146	16.61%	651	74.06%

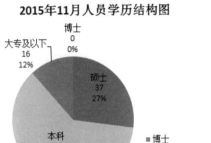 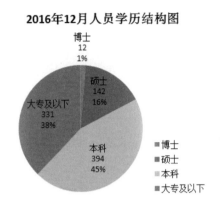

图 2　人员学历结构对比图

人才是强院之基、竞争之本、活力之源、发展之要。人才队伍的优劣直接关系到医院发展的兴衰成败。医院领导一直高度重视"科教兴院、人才强院"的发展战略，坚持以人为本，将发现人才、引进人才、培养人才、用好人才、留住人才作为专业技术人才队伍建设的几个关键点。开院以来，根据医院学科发展、专业建设和人才培养的需要，科学搭建人才梯队，吸引高层次人才，引进学科带头人，加强专业技术人才队伍建设，增强核心竞争力。

强院与兴院

（一）学习与贯彻落实人才政策

在医院领导的带领下，紧扣医院发展目标，联系医院发展现状，坚持学习人才相关文件精神，严格参照人才政策标准。《江苏省卫生事业单位岗位设置管理指导意见》（苏人通〔2009〕170号）、《江苏省省级临床重点专科评分标准》（2017年版）、《江苏省三级综合医院评审标准实施细则》（2017年版）等政策中有关人才队伍建设的标准，为我院科学搭建人才梯队提供了政策参考。

例如：医院依据相关卫生事业单位岗位设置政策文件，在苏州市高新区卫生与计划生育局的支持与帮助下，经过多方沟通、协调与跟进，落实了医院人员岗位配置方案；依据省级临床重点专科和市级临床重点专科评估标准，优化临床重点科室人才队伍结构，为医院麻醉及围术期医学科荣获苏州市临床重点专科的申报创造了结构比例合理的人才条件；对各阶段江苏省三级综合医院评审标准实施细则的学习与比较，不仅满足了临床发展的需求，而且为创建三级综合医院奠定了符合标准的人才基础。

中共苏州市委苏州市人民政府《关于进一步推进人才优先发展的若干措施》（苏委发〔2016〕28号）、《姑苏卫生人才计划实施细则》《苏州高新区卫生人才计划实施细则》的发布实施，为吸引高层次人才、引进学科带头人提供了人才专项基金依据。

例如：在2018年3月2日苏州市第五批"姑苏卫生人才计划拟资助人选公示"中有医院青年拔尖人才1人，对列入青年拔尖人才给予相应的奖励和项目资助额度。在2018年5月9日"2017年度高新区卫生人才拟资助人选名单"中，医院成功申报26人，其中获特聘人才A类1人、领军人才1人、重点人才2人、青年拔尖人才3人、紧缺型人才19人。A类特聘人才给予相应的安家补贴；卫生领军人才、重点人才和青年拔尖人才，在5年培养周期内分别给予相应的奖励和项目资助额度；对于引进的紧缺型人才给予相应的薪酬补贴，并优先纳入高新区卫生计生系统事业编制管理，优先聘用到相应职称的岗位。

（二）完善人才引进机制

人才梯队是指为避免人才断层，而做好人才储备，形成水平不同的人才。每个学科都要有一支结构合理的梯队。结构合理包括年龄结构、知识结构、能级结构合理。从年龄结构来说，分为老、中、青三个层面；从能级结构来说，又分为高级职称、中级职称、初级职称三个层面。只有合理的人才梯队结构，才能保持良好的发展，而人才引进是医院迅速搭建人才梯队，实现自身发展的重要途径和手段。

规范人才招聘程序，为人才引进工作提供制度保证。各科室需要根据医院发展目标，制定科室三年发展规划，同时根据科室发展现状和人员结构于每年9月底申报次年人才引进计划。人才引进计划经医院党委会讨论通过后，报苏州高新区卫生与计划生育局备案实施，人力资源处作为人才引进的具体执行机构。人才引进可多模式并行，包括编内招聘、编外招聘和退休返聘等。编内人员招聘参照苏州市高新区卫生与计划生育局发布的招聘简章进行；编外人员招聘分为个人报名、简历投递、资格初审、笔试（高层次紧缺人才直接进入面试）、面试、体检（通过面试者）、录用等流程；退休返聘分为简历投递、资格初审、面试、录用等流程。针对不同梯队的人才，采用不同的招聘流程，大大缩短了人才引进的周期。

创新人才招聘方法，为人才引进工作开通多样化渠道。 人才招聘渠道由传统的参加大型招聘会、发布招聘简章、微信推广发展到建立内部员工推荐、与招聘网站建立长期的中高级人才推荐、寻求猎头合作等多渠道并进。例如：医院制定了《苏州科技城医院学科带头人推荐奖励办法》，以经济激励的方式鼓励员工进行内部推荐。医院与健康报、苏州日报、中国卫生人才网、医学人才网等报纸、新媒体建立了招聘信息发布合作关系。

完善人才引进政策，为人才引进工作给予经济上的激励。 学科是基础，人才是关键。在人才队伍的建设中，科主任队伍又是关键中的关键。一个好的学科带头人能带领学科向上发展。医院为引进优秀的学科带头人，带动学科的快速成长，制定了《苏州科技城医院专项基金管理办法（暂行）》，以优厚的福利待遇吸引人才；为高层次人才提供住房或购房补贴、科研启动费；同时根据引进人员的综合条件，医院择优委以科室副主任或科室主任职位。

（三）营造良好的人才发展环境

为保证人才的顺利引进，医院形成了尊重知识、尊重人才、以人为本的理念，营造有利于人才成长和发挥作用的环境。

外出进修

外出进修是学习新技术的重要渠道。医院每年选派优秀医务人员外出进修、学习。根据需要，医院每年拿出一定比例的资金成立人才基金。其中很大一部分用于选派优秀医务人员到国内甚至国外知名医院进修、学习和深造。学习内容主要为拟在本院开展的新技术、新项目。医院要求每位外出人员学习回来后要向全院讲授所学内容、体会及外院一些先进管理经验等。医院也会对外出人员开展新技术情况进行评估。

继续教育

继续教育是促进人才发展的重要途径。医院从政策、财力和时间上对现有人才给予大力支持：一是充分发挥院内专家的传、帮、带作用。二是积极鼓励科室内的小讲课。各科室每月都要组织 1 次科内小讲课，或坚持进行疑难病例讨论、技术交流学习班等多种形式的学习。三是聘请国内知名专家来医院进行讲学和技术指导。

科学的人才梯队建设、高层次人才和学科带头人的引进，在为医院发展带来了新的价值观和思维方式的同时，也在优化人员结构、拓宽科研思路、促进教学发展、落实成果转化、提高医院总体竞争力等方面发挥了重要作用。

以智慧医院建设　破解当代医患难题

徐府奇

医患关系中包含了利益、情感、道德以及最重要的生命安全等因素，这就导致医患关系十分复杂，容易产生纠纷。作为信息不对称一方的患者，其信任感处于高弹性范围，具体表现为信任需求大，对危机敏感度高等。如何破解医患紧张关系成为当下卫生事业改革讨论中的热点。医患关系紧张并非无药可医，医患关系显然是一种合作关系，双方具有明确的、共同的目标，即患者的身体健康，这就达成了"共识"，双方便有了产生合作的基础。

具体而言，在当前智慧医院建设的契机下，新的信息、技术手段为改善医患关系提供了新的视角和工具。通过服务这一载体连接医护人员与患者，构建医患关系的共同体，满足患者的诊疗需求。下文将详细论述如何利用新技术工具来构建和谐的医患关系。

坚持服务理念，以病人为中心

智慧医院的建设并不会动摇以病人为中心的服务理念，各种科技手段解放的是医护工作者从事的简单重复劳动以及非医疗性的支持活动，并非减少了医患的接触和共情。互联网的快速发展，极大地提高了信息传播的速度，这也说明在智慧医院背景下，医院管理中以服务为本的理念并不会改变；此外，还需要积极引导医患双方的正面舆论，搭建起便捷高效的医患互动平台，及时回应患者诉求。

提升服务效率，降低患者就医成本

我国医疗资源配置还不够均衡，但医疗资源的浪费却不能忽视，就医成本中的很大一部分是等待就医的时间成本。目前，患者可以通过自助预约机、手机线上预约等多种渠道进行诊疗预约，手机预约挂号已经成为发展趋势。医院内的数据传输多走路，患者少走路，这些新工具为患者提供了精准预约、在线诊疗、诊间支付、床边结算等多项服务，提高了诊疗效率，大大改善了患者挂号、取药、等待影像资料等就医体验。患者减少就医时间成本，面对医生时，自然减少了心理负担和压力，从而进一步减少了医患冲突的可能。

控制服务质量，筑牢医疗安全底线

医疗服务质量与生命安全的关系意味着医疗服务质量不同于其他服务，其质量是医疗服务的根本，是医患关系中双方互相信任的基础。新型技术手段的应用，在危急值管理、辅助诊断（影像等）、用药安全、体征监测、移动护理等方面可以帮助医护人员更好地把控医疗质量，降低和消灭医疗风险。同时，技术手段的第三方性，可以为医疗过程增加一层医疗伦理把控。例如，在电子病历中集成合理用药管理系统，利用该系统的医嘱、药品配伍和剂量审查等功能，可提高医院的医疗质量和用药管理水平，及时避免可能的用药错误和医疗纠纷。

规范服务水平，促进区域医疗同质化

为患者在不同级别的医疗机构提供同质的医疗服务水平，从而增强服务的可及性，这也属于和谐医患关系的范畴。在医联体内搭建智慧医疗信息共享平台，共享患者的健康档案、诊疗、检验、检查信息。在该平台上，患者可以进行挂号、预约和检验结果查询，各级医院可以进行双向转诊和远程医学影像，增强患者就医的平等感，促进不同等级的医疗机构实现服务同质化，从而缓解当下医疗资源分配不均的现状。

持续改进医疗服务　提高患者满意度

徐府奇

为了提高医院医疗服务水平，改善人民群众就医感受，做到让人民群众便捷就医、安全就医、有效就医，推进健康中国建设，提高人民健康水平，医院需要不断强化服务意识，改善服务流程，提高患者满意度。

科学实施预约诊疗，缓解病人集中就诊

开发并完善电话、App、微信、12320等多种预约挂号服务模式，坚持"预约优先"原则，实现分时段精准预约。同时，医院还实现了医保脱卡支付功能，进一步缩短了患者的排队等候时间，提高患者就诊效率。

发挥信息技术优势，提高临床服务效能

医院开发了"全院血糖集中管理"系统，通过信息化手段，对于血糖需要监控并进行药物治疗的病人实现统一管理，打破科室管理住院床位的传统观念，实现信息共享共用，免去患者住院治疗期间频繁转科的手续，提升了患者的就医体验。医院2018年上线了掌上医生助手，便于医生及时了解、掌握患者病情变化，保障医疗安全。

优化诊疗秩序，增加便民服务

增设党员志愿导医，为病人提供更多指引服务。加强物业公司人员的管理培训，做好就诊区域环境卫生整治，加强卫生间等基础环境管理，严格落实公共场所禁烟要求。就诊区域设置建筑平面图、科室分布图，标识清

晰；为危险、易燃、易爆、有毒、有害物品和放射源等设置醒目的安全警示。

积极推进临床路径、日间手术开展

各科室参照国家规定的临床路径流程，制定医院自己的临床路径表单并实现信息化流程。对于变异、退出病历做好监控，充分发挥临床路径作为医疗质量控制与管理工具的作用，保障医疗质量与安全。同时，参照省定的20个日间手术病种，制定医院日间手术病种及服务流程。目前，普外科、泌尿外科、眼科逐步开展了日间手术服务，新生儿科试行开展了日间光疗。

优化急救绿色通道，提升急诊急救服务水平

为达到快速、规范、优质、高效的急救目标，医院完善了院内急诊与院前急救合作配合的机制建设，使院前、院内急救实现一体化。加强预检分诊护士的专业培训，修订完善了医院《绿色通道管理制度》，为各类突发事件需要紧急医学救援的患者及时开通院内绿色通道服务，所有检验、检查优先完成，不推诿、不拒诊患者，缩短患者等待时间。理顺院前、院内及相关科室之间的协同服务流程，确保救治工作井然有序开展，提高抢救成功率。

整合医疗资源，提升医疗服务质量

2018年2月以来，医院陆续成立了多个病种的MDT团队，包括肺癌、食管癌、胃癌、肠癌等。通过信息共享、多学科的相互协作与讨论，提高了相关疾病的治愈率。同时，医院与上海市肿瘤医院（复旦大学附属肿瘤医院）、江苏省口腔医院、梅沃中心等医疗机构合作，引进优质专家资源，在提高医院医务人员医疗水平的同时，为周边患者带来实质性的实惠。

加强医学人文关怀，规范处理医疗纠纷

加强医务人员人文教育和培训，提高医务人员沟通能力和服务意识。做到各项诊疗服务有爱心、有耐心、有责任心，及时了解患者心理需求和变化，做好宣教、解释和沟通工作。对存在较大医患矛盾的重点病人早报告、早干预。建立医患纠纷专家咨询制度，定期对纠纷事件进行分析鉴定，将医疗争议事件处理结果与责任人绩效挂钩，极大地增强了医务人员的责任心，达到了减少医患纠纷的目的。按照《江苏省医疗纠纷预防与处理条例》

规范处理医患矛盾，不断提高医疗责任保险参保率和覆盖率，一线医务人员医疗责任保险参保率达到 100%。

携手高新科技，打造智慧医疗

作为国内智慧医院的代表，2017 年医院继续加大医疗智能化建设力度。从前端应用到后台 IT，大量采用业界领先的技术方案。2017 年 9 月，医院"沃森肿瘤智能会诊中心"和"腾讯觅影人工智能医学影像中心"正式成立并投入使用，这两项人工智能项目的引进将为苏州的肿瘤患者带来福音，极大地提高了肿瘤治疗的规范化和精准化。

引进第三方医务社工，增进医患关系和谐

2018 年 1 月，苏州市第三届公益采购—医务社会工作服务标段启动。该项目是苏州市首个医务社会工作项目，在苏州科技城医院落地。医务社工团队为苏州科技城医院的就医患者提供专业个案、互助小组、健康管理、医护人员增能减压、倡导"全人"关怀服务理念等一系列专业社工服务，共计开展各项服务 1252 次，服务 2100 人次。社工服务的入驻，帮助患者有效解决了就医过程中遇到的困境，纾解了患者及其家属心理压力；并在一定程度上增进了医患关系和谐，树立了医院良好的社会形象。

创新推动"医教研转"全面发展

安建中　迟文烁　乔世刚　李梦瑶

苏州科技城医院始终秉持着"科教兴院"的发展理念，将科教工作作为医院发展的重要战略措施。建院之初即大力发展教学医院，引进各大院校教学资源，践行"教学相长"的发展理念；鼓励科研发展，激励医务人员科技创新，并以超前的眼光提出了"医、教、研、转"四位一体的发展目标，打造智慧医院的长远发展和特色发展之路。

智慧医院的自我修炼

医院的核心竞争力主要由其内因驱动，而苏州科技城医院的自我修炼法中，不仅将此作为一个重要目标，还不断形成更高效、更精细的逻辑链条，细化学习单元，量化修炼阶段目标，不断地进行自我修炼。如彼得·圣吉在《第五项修炼》中提到，修炼实际上是改善个人与组织的思维模式，使组织向学习型组织迈进，最终达到"始终追求智慧"的状态。

（一）初期修炼，对标高手

医院员工数量庞大，医疗水平参差不齐。对此，院领导采取"对标高手"策略，要求各科室负责人上报本专业"标杆科室"，即连续三年在复旦版《中国医院排行榜》中获得前十提名的科室。在选择好标杆后，对照其各项医疗制度和标准要求，医院职工遵照同等要求，建立同质化管理的标准体系。为此，医院选派骨干到对标医院进行短期进修，甚至轮训，并尽可能参照执行其各项制度。截至目前，我院外出进修人数已达 161 人，进修科室包括复旦大学附属肿瘤医院肿瘤外科、复旦大学附属妇产医院和复旦大学附属华山医院皮肤科等。部分科室已深入合作，采取更为机动、高效的方式进行对标，如成立"名医工作室"，引进上海华山医院皮肤科专家卢忠教授担任我院皮肤科技术顾问，协助学科建设，提供技术指导；检验科加入上海东方肝胆外科医院检验科高春芳教授主持的多中心实验平台，作为成员单位参与到其主导的科研项目实施中。对标"标杆科室"要求有较高却又实际可及的目标，可以在短期内提高医疗水平和业务能力，更重要的是，此项修炼能够逐步激发医务人员的能力与信心，建立良好的共同愿景。

（二）教学相长，促进修炼

医院作为南京医科大学附属苏州医院（西区），启用之初即严格落实附属医院的各项要求，包括硬件建设和运营管理。通过建立教研室，承担教学任务，引进实习生等一系列组合拳，医务人员都意识到教学工作是医院的必修课。教，意味着更

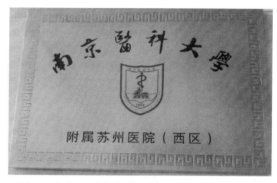

图1　南京医科大学附属苏州医院（西区）铜牌

高层次的修炼方式。医疗活动中同时进行实习生授课、本科生教学、住院医师规范化培训以及继续医学教育，基本上各级医务人员都在扮演着"教"的角色，每次教学也意味着自我修炼的提升。通过教研室和教学督导组开展集中备课、教学大纲制订等教学管理工作和举办课程试讲、示范课程旁听、青年教师讲课比赛等教学活动，帮助"老师"提高了理论水平，丰富了教学方法，实现教中学、学中教。

教学相长的修炼，在科技城医院孕育出了另一层境界：教得越多，学得越多，修炼的成果也越多。从口腔科的4名实习小牙医，到康复科慕名而来的康复师实习队伍，医院在短短两年半时间内先后与哈尔滨医科大学、南通大学、江苏大学、江苏医药职业学院、南京中医药大学、兰州大学口腔医学院、山东第一医科大学、南京卫生高等职业技术学校、江苏省徐州

医药高等职业学校等医学院校建立了实习关系，来院实习专业已覆盖临床
医学、口腔医学、康复医学、护理、药学、检验和医学影像等专业，基本
覆盖了医院现有一级和二级学科。实习生数量也从 2016 年的 16 人迅速增
长至 2018 年的近 250 人，并且由数量增长转变为质量提高。医院还申请引
进驻点实习班，并已成为医院的特色教学活动。在完成两届实习班教学后，
反响较好。医院积极顺应国家政策导向，拟与苏州卫生职业技术学院合作
筹办开设国内首家"麻醉护理专科辅修班"。

（三）反思性的系统修炼

医院发展日新月异，在大步向前的同时，院领导也积极开展反思性交流，
不止于发现问题、解决问题的层面，更重要的是进行系统性思考，以点及面，
系统修炼。

（1）医院展开"重学习、强基础"系列活动，有计划地开展各项业务学习，
提升医务人员医疗水平，开设"巴林特小组"，以帮助年轻医生走出职业困惑，
体会人文关怀，增强医患沟通能力。

（2）医院还举办多期科研培训班，逐步提高医院员工的科研水平。由
于反响热烈，又增设了青年科研骨干培训班，招生对象拓展至全区医疗卫
生机构，掀起了苏州市高新区的科研热潮，成为区域中的科研领头羊。

（3）医院发展离不开管理队伍对方向和节奏的把握，必须注重医院管
理队伍的素质培养，以及管理系统的高效科学运营。由此，医院管理培训
班应运而生。医院管理培训班培训主题由院务会讨论决定，或由医院职工
多渠道提议，以解决当下实际需要，或以提升医院中层管理能力为主要目
的。主讲人有来自德国弗莱堡大学心身医学科创始人克特·弗里茨切教授、
复旦大学医院管理研究所高解春所长、苏州大学附属第一医院医院管理研
究所葛建一所长、南京医科大学附属脑科医院孙静教授等业内知名人士，
进行系统的管理知识讲座，也有来自本院临床科室的科室负责人做经验交
流。授课对象也需根据授课目的进行划分，大多惠及中层干部和行政人员。
医院管理培训班每两周一次，与会者受益匪浅，在反思修炼中逐步成长。

医教研转：智慧医院的蓝海战略

苏州科技城医院于 2016 年 5 月正式启用，临床科室多为新组建团队，

缺少合作基础，科研方向也大相径庭，相比其他综合性三级医院，医院科研工作基础几乎为零，成果产出较慢。科技处经过院内调研和走访洽谈发现，临床团队成员虽然年轻，但是平均学历在硕士以上，科研热情高涨且创新思维活跃。医院地处苏州市高新区科技城，毗邻江苏医疗器械科技产业园和中国科学院苏州生物医学工程技术研究所，有着科技成果转化得天独厚的地理优势；同时，医院也注意紧跟国家科技创新的发展步伐，根据国务院《关于新形势下加快知识产权强国建设的若干意见》和国务院办公厅印发的《促进科技成果转移转化行动方案》等一系列鼓励科技成果转化的政策，结合国务院印发的《中华人民共和国促进科技成果转化法》等相关科技创新政策精神，医院制定了适合科技城医院发展的"蓝海战略"，鼓励科技创新和科技成果转化。

（一）政策保障，促进自主创新

在政策保障方面，建院伊始，为激发医务人员科研热情，在常规科研成果奖励范围内，特别提出了对专利的奖励规定，并先后两次调整医院科研奖励相关办法，加大了奖励力度，如现行的《苏州科技城医院科研奖励办法》。医院为营造医务人员科研成果产出转化的良好氛围，颁布并施行了《苏州科技城医院关于科技人员创办科技型企业八条意见（试行）》和《苏州科技城医院名称及知识产权保护管理办法（试行）》，为医务人员科技创新和成果转化提供了良好的政策基础。

（二）开放合作，打造成果转化平台

医院在加强"修炼内功"的同时，也积极打通成果转化的下游渠道，先后与多家医疗器械研发机构、科研院所、产业基金等相关单位联系合作。通过合作，一来可以最大限度地发挥各自优势，实力叠加；二来可以节省医院成果转化的投入成本，使医院职工利益最大化。截至目前，苏州科技城医院已与包括中国医疗器械行业协会、中国科学院苏州生物医学工程技术研究所、东南大学苏州医疗器械研究院、江苏恒瑞医药股份有限公司等在内的多家优秀行业机构建立了成果转化合作关系，包括6项国家自然科学基金、2项江苏省自然科学基金、12项苏州市科技局科研项目的联合申报，5项发明专利的合作申报和共同申报等。此外，医院还与合作单位组织多种

形式的学术交流，如学术沙龙、课题组互访、联合培养研究生，以及举办院所"医工结合"专项科研项目征集等，医院成立时间虽短，但在智慧资源整合和开放合作上已小有建树。在学科协作方面，尤其是医工结合的合作模式，取得了较好的反馈，已经从最初的项目合作到科研队伍的整合，实现了质的飞跃！

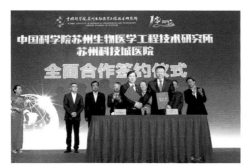
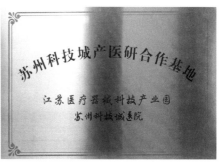

图 2　医工所合作签约仪式　　　图 3　合作基地铜牌

医院因地制宜，建立了专注于医疗技术创新和医疗专利孵化的成果转化平台，有计划地开展创新培训工作、专利申报工作、专利评估服务和专利转化工作。

医院定期开展创新培训系列讲座，从专利申请、创新政策解读到专利评估要点、转化案例分析，极大地鼓舞了医务人员的科技创新热情，科技成果转化工作有序推进。自 2016 年开院以来，成功申报并受理实用新型专利 82 项，发明专利 81 项；授权专利 53 项；参加专利评估 32 项，一评中给予"有转化前景"专利 5 项，目前正在进行转化流程的专利 3 项。经过一定的前期工作，医院已于 2018 年加入中国研究型医院学会医工转化与健康产业融合专业委员会，正式加入国家级平台。

（三）放眼未来，医院归核化管理布局

医疗始终是医院发展的核心。所谓归核化管理，就是要集中医院资源，大力发展核心业务，即以提升医院医疗水平为核心，进行集约化管理。在确定具体内容后，有计划地调整医院科教工作的开展重点，有指向性地通过管理手段使科技成果转化工作更好地为核心目标服务。

医院未来几年将从政策上进行调整，强调临床应用型科研成果的产出，做到"产—医—研"有机结合，良性循环，医院成果转化也将初结硕果。

医院将充分利用医务人员创造的社会效益和经济效益，鼓励医务人员专注于业务提升和自我学习，进而完善医院归核化管理布局。

智慧医院探索

（一）设立研究所

与普通医院和综合性大学相似，医院建院之初即搭建了约 $3800m^2$ 的实验平台——临床医学研究所，可以开展细胞培养、动物饲养、ELISA、免疫组化和蛋白电泳等实验，用于支持医院医疗工作的科学研究。引进美国密苏里州立大学医疗健康中心的安建中教授担任研究所所长，运用国际化的要求和管理理念，主持研究所的日常运营。此外，引进外部科研单位驻点成立实验室，如神经外科与苏州奥特科然医疗科技有限公司合作建立实验室，进行自体颅骨的贮存及回植研究，解决了以往双方合作沟通困难、实地考察时间少等弊端；同时，专职的技术人员为实验的顺利展开提供了保障，合作双赢。医院提供临床资源与平台，对方帮助医院在科研项目、高水平论文等方面取得成绩，以此弥补临床科研的短板。

医院一方面引进国外科研合作专家，为各科室科研项目的开展提供技术支持，搭建信息化公共实验平台，实现了研究所仪器设备的高效利用；另一方面在平台上建立数据库，分析收集当前研究的热点问题和待解决的技术难题，以辅助各科研人员科学选题。选题确定后，与当前国家和地方重点支持项目比对，以提高标书中标率，避免科研诚信不端等问题。

参照《江苏省三级综合医院评审细则》和《苏州重点专科评审标准》，医院以临床医学研究所为科研平台，为提高临床科室整体科研水平和促进学科发展，建立临床专科实验室，同时兼顾科研产出起步难、开展慢等特点，对临床专科实验室实施以三年为一周期的积分考核。以临床专科实验室独立占用 $20m^2$ 实际实验面积为基数，采用科研产出积分制，积分满 100 分为考核合格；大于 $20m^2$ 实际实验面积的单位按相应比例增加考核积分。考核内容以促进学科发展和三级医院评审要求为目的，包括论文、课题、奖项、专利等内容。目前，药学实验室、内分泌科实验室、骨科实验室、神经外科实验室、放疗科实验室和康复科实验室等 6 个专科实验室已建成并投入使用。

（二）承办《苏州医学》杂志

《苏州医学》杂志已创刊 30 余年，是一本由苏州市医学会主办的综合医学类市级刊物，杂志内容涉及内科、外科、全科以及医联体等内容。医院特别设立办公室和专职人员，向苏州市医学会主动请缨，自 2018 年 3 月起承接起编辑部工作。依托《苏州医学》杂志的投稿平台，一方面致力于搭建基层医务人员科研交流的平台，培养医院及医联体医务人员的写作能力和科研热情；另一方面也为做好分级诊疗，推动苏州乃至周边地区医学发展，扩大医院在苏州地区的影响力提供媒体渠道。

（三）设立智慧图书馆

对于设立智慧图书馆，医院有着较高要求，不仅要满足一般的期刊展示和借阅的需求，更要将其打造成一个休闲放松的舒适书吧。医院不仅在原基础上进行了硬装升级和软装设计，扩展了 120m² 的休闲区，并布置了沙发、阅读桌，增加灯光布局，更增设了咖啡机，每月为本院职工提供 2 杯免费咖啡。这项工程被评为 2016 年度医院最佳十大服务提升举措。此后，医院秉持传递书香的理念，又向苏州市图书馆提出了合作邀请。苏州市图书馆出资在医院建成的科技城图书馆分馆于 2017 年 5 月（1 周年院庆时）正式启用，成为国内首家医院内部的城市图书馆。新图书馆开设在住院部大厅，不仅有 4000 余本藏书量，而且配备自助借书和还书系统。借阅人员通过手机 App 借书后，图书会投递到医院的自助取书柜，来院就诊的患者及家属凭苏州市医保卡即可享受图书阅读功能，医院也可减少非医学专业图书的购买量。

医院为满足医务人员文献检索的需求，在 2018 年安装运营了"泉方云电子图书馆"。该图书馆是

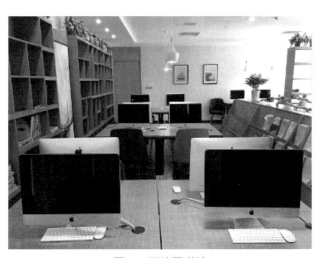

图 4　医院图书馆

综合性检索数据库，自带学术一站式检索和外文期刊库，同时整合了万方、知网、维普等重要资源。更重要的是，泉方云图书馆的表达方式更加智能、便捷，提供定制版 App，保证了资源的专业性，同时继承了数据库的使用习惯，可以便捷使用手机和电脑两种方式，随时随地提供学习途径（慕课）及资源推送，方寸之间尽显智慧科技。

科技创新是医院发展的内在驱动力，教育培训使医院始终保持生机和活力。医院作为知识密集型单位，科教工作对于提高医院核心竞争力具有重要的战略意义。在做好常规科教工作的同时，探寻合适的突破口，加上合适的政策保障和适当的"外援"支持，形成以构建研究型和学习型兼具的智慧医院科教管理新模式。

信息技术赋能传统门诊流程改造

范烨

门诊流程的优化和改造是医疗服务模式的重大变革，目的是简化就诊流程，减少冗余环节，构建以"病人满意为目标"、以"效率和效益为导向"的门诊新流程。

信息技术为构建方便、快捷、优质、高效、低耗的门诊新流程提供了切实可行的技术支撑，是提升医疗服务质量的有效途径。随着大数据时代的来临，智慧医院、智能分诊、手机挂号、门诊叫号查询、取报告单、化验单解读、在线医生咨询、医院医生查询、医院地理位置导航、院内科室导航、疾病查询、药物使用、急救流程指导、健康资讯播报等新技术的兴起，为患者实现了从入院到完成治疗的"一站式"信息服务。智慧医院的应用需要真正落实到具体医院、具体科室、具体医生，将患者与医生点对点地对接起来，但是绝不等于在网络平台上跳过医院，直接将患者与医生"圈"在一起。

手机 App

传统门诊就诊模式逐渐被智能化替代，一大早七八点排队挂号，等几个小时才见到医生的情况如今根本不会出现。患者提前用"苏州科技城医院 App"预约或者挂号，根据预约时间进入医院，跟随 App 的引导快速找到停车位、门诊楼层；医生为患者开具的处方明细、所配药物及用法用量、检验检查也能实时推送到 App 上。患者只需简单操作,将医保卡绑定至 App 即可实现医保脱卡结算。在从门诊走到检查室的过程中,所有付费已经完成,无须绕到缴费处。门诊的实时排队信息在手机上也可以查询,患者可以合理安排自己的时间,不再把时间耗费在排队上,大大节省了整个就诊时间。

门诊信息网络工程

传统门诊在流程上存在的主要问题包括:患者就诊时间集中,造成挂号高峰、就诊高峰、检查高峰,高峰期"三长一短"现象难以避免;门诊各单元及检查、检验科室布局欠合理,环节较多,病人多次往返,呈现人群"涡流",造成流程不畅,效率不高;检查、检验项目操作过程烦琐,等待报告时间较长,增加患者的滞留时间;病历资料保管不全,复诊患者往往不能提供准确的病史资料,既增加其经济负担,也延长诊疗时间;由于患者多在缴费时才能得知确切价格,一些患者要求修改医嘱或处方,易干扰正常流程和秩序。

针对以上问题,医院专家组认真讨论研究改造方案,提出门诊服务流程的改造应坚持"以人为本"的宗旨,以病人需求为导向,以信息工程为手段,以确保质量为基础,以改善服务为重点,以病人满意为目标。着重在减少环节、分流"高峰"、解除"瓶颈"、方便病人、缩短等候时间、提高工作效率和服务水平等方面下工夫。确立门诊信息网络管理系统建设与门诊流程改造相结合的总体思路。流程改造以信息网络为手段,信息系统建设紧紧围绕流程优化进行设计,为流程改造搭建操作平台,提供运行环境。门诊信息网络工程建设分三个阶段进行,共设计包括门诊医生工作站、门诊护士分诊工作站、预约挂号系统等终端用户,实现了与检验、影像传输系统对接,实现了实时传输,简化了挂号手续。

(一)门诊医生工作站

通过预约挂号系统,患者可以多种方式预约门诊时间,缓解挂号"高峰"。门诊医生工作站的使用,既提高了工作质量,也提高了工作效率。患者书面打印病历,医生可快速从网上调阅该患者的历次就诊资料。各类检查申请单的信息可由病史导入，减少医生的重复劳动。处方、检查检验申请单实现"无纸化"网络实时传输，不仅提高质量，减少消耗，而且免去处方和申请单的打印时间，提高诊疗效率。

（二）门诊护士分诊工作站

护士分诊工作站透明分诊，消除就诊秩序混乱的现象，患者还可根据电子屏上显示的当前就诊序号，合理安排其他诊疗活动，候诊"高峰"明显改善。在空余的版面显示娱乐或医疗信息，减轻就诊患者焦虑度。门诊排队候诊系统的应用有效改善了候诊区的秩序，提高了患者就诊的满意度。

（三）跨系统对接

检验系统、影像资料传输系统与门诊医生工作站的对接，使门诊医生能通过网络及时得到检查检验结果，患者不再因为等待报告而延长滞留时间或增加往返次数。医生工作站能准确反映所开医嘱的经费情况，使患者可根据自己的经济承受能力选择诊疗方案，因经费问题更换检查或退药的现象大为减少。

以人为本

门诊流程改造要坚持"以人为本"的指导思想。优化门诊流程旨在不增加医院资源的前提下，以病人为中心来合理安排就诊过程，减少不必要的等候时间，提高门诊整体服务水平。门诊流程改造的目的在于提高病人满意度。因此，在流程改造过程中，要树立人性化服务理念，利用信息技术对现有流程重新整合，在确保诊疗和服务质量的前提下，提高单位时间内的门诊患者通过率，满足其方便、快捷的就诊需求。同时，在流程设置和分配上，重视对医务人员的人性化管理，充分发挥信息技术的优势和作用，在页面、菜单等操作设置上尽可能简单易学，增加人文元素；调阅既往病史资料方便简捷，各类检查申请单、处方等医疗文书信息可由病历直接导入，减轻门诊医生繁重的重复书写工作。

结语

门诊流程优化旨在提高患者满意度，而患者满意度的内涵包括：医疗服务质量的提高，候诊及等待检查时间的缩短，交费次数的减少，获取医疗信息的便捷等。因此，在应用信息技术优化门诊流程的过程中，在坚持人性化服务的前提下，要充分应用信息技术的优势，对现有流程重新整合，在确保诊疗和服务质量的前提下，提高单位时间内的门诊病人通过率，减少排队次数，满足其方便、快捷的就诊需求。需要看到的是，门诊信息化技术的应用是一个系统性工程，不仅仅是简单的硬件与软件系统的添置，更加需要医院管理者始终坚持"以人为本"的宗旨，不断提高医务人员的信息化素质，不断创新机制，探索适合医院发展的服务流程，努力为就诊人员提供更加舒适便捷的医疗服务。

医疗行为优秀管理方案

秦刚

手术室是外科手术和急危重症抢救治疗基地，也是集多学科、多专业人员于同一平面工作的复杂场所，手术室的运行质量直接影响医院运行效率。因此，对手术室进行科学化管理至关重要。

系统含义

目前，国内医院手术室的人员及手术衣鞋的管理还存在很多薄弱环节，如进出人员准入控制难度大、手术衣鞋发放效率低、手术衣回收不到位、衣鞋柜子分配不科学、人员调度不及时以及医疗行为不可追溯等问题。

为此，医院引入医疗行为管理的概念，建设了一套基于 RFID 技术、自动收发衣技术的手术室医疗行为管理系统，将门禁系统、自动收发系统、存储技术合为一体，通过专业化的硬件设备与领先的软件和接口技术，构建智能手术室洁净度管理和医疗行为追溯的解决方案，包括医护人员自动化准入管理、手术衣及手术鞋自动发放及回收管理，换衣柜、换鞋柜自动识别智能化管理系统和手术室自动门的管理等。

工作范畴

系统以医院手术室医护入口的日常进出作业流程为基点，结合医院的实际情况，为医院量身定制一套全流程智能化的手术室自助服务系统。通过智能化和自动化的管理，建立健全手术室的准入管理机制，加强手术室的洁净度控制。

系统与医院手术排班无缝对接，避免没有手术的医护人员进入手术室拿不到手术衣，分配不到衣鞋柜等情况。系统针对患者通道的接送流程，结合医院实际情况，定制智能化的出入管理机制。通过一卡通系统追踪医护患去向，智能电子衣鞋柜规范工作人员的行为，提高手术室洁净度，给患者提供洁净安全的手术环境。

系统针对护工日常工作流程，定制护工工作站，与手术室麻醉系统对接，通过软件系统呼入、呼出，合理调配护工资源，提高工作效率和资源利用率。

系统拥有良好的人机操作界面，设置智能语音及储物柜显示屏指示功能，方便医护人员快速领取衣服，找到自己的衣鞋柜，及时归还手术衣鞋，杜绝乱丢乱扔的现象；减少手术准备时间，提高工作效率，提高医院整体形象。因此，手术室医疗行为管理系统是当今医院管理的优先方案选择。

模块化设计

手术室行为管理系统秉承应用系统的模块化理念，为了便于医院更好地管理以及更有效地利用资源，将整个系统进行了科学的模块化设计，使手术室的管理更加规范，有效降低手术室管理成本。系统对人员信息采集、信息识别与绑定、医院排班系统等都能进行高度集成，具有易学习性和可操作性等优点。系统安装维护方法简便，符合实际应用需要，只需在后台进行对应的登记和设置，即可在终端实现自动识别和准出入。系统根据日常手术运行，具有长期运行的稳定性、可靠性和安全性。用信息化技术从制度、执行、检查、处理等多个维度完善和实施手术室各项管理工作，并对相关数据进行统计与分析，不断提升手术室的管理水平，提高手术医生、患者及员工的满意度，缩短了连台手术的间隔时间，提高了单位时间内手术间的利用率。

工作流程

手术室入口

手术室入口采用门禁装置。医务人员需要在门边的读卡器上刷卡才能进入，与手术排班系统集成，自动采集员工信息，验证进入手术辅助区人员的身份权限，验证当天是否有参与手术，如果判断合规，自动开门。在护士台安装出门按钮，以便某些紧急、特殊情况下的开门。

一次换鞋区

进入手术室后，医护人员在鞋柜处取出含 RFID 芯片的洁净鞋进行更换，并将外出鞋存放于鞋柜下层。

自动发衣区

在更衣室内，通过在自助发衣机刷卡处刷卡，可根据预先录入的信息按尺码领取含 RFID 芯片的手术衣，系统自动进行衣物与领物人信息的关联登记。

手术换衣区

系统可通过读取手术衣信息，识别衣柜分配情况并开启。换过手术衣的医生依赖手术衣标签来完成后续过程中的管理和控制，此时员工卡放入更衣柜。

污衣回收

更衣回收时，将污衣放入手术衣自动回收机，智能管理系统自动检测确认回收。同时系统定期将未归还手术衣或 IC 牌的工作人员名单显示在手术室的大屏幕上，提醒工作人员及时归还。

手术区出口

医生在完成污衣及二次鞋子回收后，系统检测本人手术衣、鞋子是否已回收，只有已回收状态才可打开门，完成整个流程的管理。

结语

医院手术室行为管理系统采用目前国际领先的无线射频识别技术，解决手术室医生身份识别、手术衣管理、手术室拖鞋管理与医生更衣柜管理，结合门禁系统将整个手术室工作流程自动化、智能化。通过各个工作节点的控制和管理，使工作流程智能化，并可通过各个环节的管理，避免出现无权限的医生进入手术室，不穿手术衣进入手术室，不穿指定拖鞋进入手术室以及护工擅自离岗等现象的发生。另外，为了方便医生了解当天手术，系统与医院手术排班无缝对接，可即时刷卡查询手术排班信息，提高医院整体工作效率。

系统建设后，可针对不同管理对象实现相应的管理目标。对于医护人员，在手术室入口处即可查询当天手术安排，改变传统的手术公告板查询方式；

突破领取手术衣鞋的人工发放模式，大大节约领取时间；物品存储也实现自动化统一管理，并且分柜到人，安全便捷，可执行流动分配模式，提高柜子的利用率。

对于手术室而言，通过系统规范进出手术室人员的行为，提高手术室的洁净度，减少手术感染率及医院物资浪费，提高手术室的整体工作效率，节约管理成本。

对于管理人员而言，可根据系统高效调度护工人员，充分利用和管理资源，同时，还可以根据系统提供的数据，直接统计医护人员业绩和考评数据。

健康防控需"关口"前移

顾君　凌睿哲　俞曦

疫情防控　警钟长鸣

智能信息系统强制报告，提高疫情敏感性

依据《中华人民共和国传染病防治法》《突发公共卫生事件与传染病疫情监测信息报告管理办法》《传染病信息报告管理规范》等相关法律法规，医院制定了《苏州科技城医院传染病疫情报告制度》，执行首诊负责制，依靠智能信息系统对法定传染病进行强制报告。

医院信息系统具备"传染病报告管理模块"，已实现以下目标：利用信息系统及时发现传染病诊断，防止漏报、迟报；实现传染病报告、管理的信息化，提高工作质量和管理效率。

（一）传染病诊断后强制报告

医院 HIS 系统临床医生工作站（含门诊、急诊、住院）设置传染病强制报告功能。首先，在 HIS 系统中预先设定 39 种法定报告传染病、国家传染病网络直报系统中要求报告的其他传染病（如恙虫病、水痘、人感染猪链球菌、发热伴血小板减少综合征等）以及 15 岁以下的急性弛缓性麻痹（AFP）病例相关的诊断编码字典。当临床医生在医生工作站中诊断上述传染病，在疾病诊断栏输入相关传染病名称或选取相应的传染病 ICD 编码时，HIS 根据编码或关键字匹配进行拦截，弹出需进行传染病报告的相关提示

框和电子版传染病报告卡。若医生在未填报成功时关闭了传染病报告卡窗口，诊断将被强制删除。临床医生只有填完并提交电子传染病报告卡，才能进行后续的开处方等进一步操作，杜绝了传染病的漏报。

当同一病人患有两种或两种以上需要网络直报的传染病时，系统支持分别填写多张报告卡。当同一病人因同种传染病多次就诊时，系统在临床医生录入相同诊断时提示曾经上报过该种传染病。

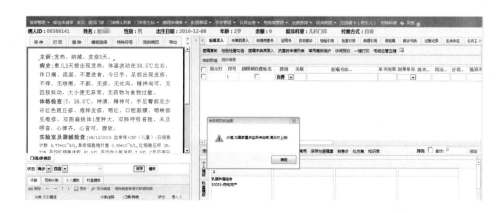

图1 传染病诊断后强制报告界面

（二）报告卡查重功能

在医院传染病管理工作人员 HIS 中，具备任意时间段按照"姓名""登记号""诊断病名"等信息对临床医生提交的报告卡（含未审核和已审核）进行查重的功能，查重条件可复选组合。确认重复的卡片可做重卡删除标记，被删除的重卡在系统中记录删除原因。

（三）传染病报告卡审核

所有临床医生工作站填报并提交的传染病报告卡，均推送至预防保健处传染病管理工作人员工作站中的"待审核卡"数据库，由传染病管理人员对"待审核卡"数据库中的报告卡进行审核。审核通过的报告卡进入"待网报卡"数据库，待卡片进行网络直报后，由传染病管理人员对其进行"已网报"标记，该报告卡纳入"已网报卡"数据库。

（四）传染病报告卡返修

传染病管理人员在审核临床医生报告的传染病报告卡时，如果发现卡片信息中有项目填报有误，信息系统支持传染病管理人员直接对报告卡进行修改，也可经系统退回原填卡医生处，由填卡医生本人修改；系统还支持传染病管理人员在需修改项目处给出修改建议。所有确定退回修改的卡片纳入"返修卡"数据库。在临床医生工作站如果有报告卡返修，系统进行警示提醒。填卡医生对报告卡修改后，再次提交，卡片再次纳入"待审核卡"数据库。

（五）传染病报告卡打印

HIS 系统传染病报告管理模块可对数据库中的所有传染病报告卡按照现行使用的法定《传染病报告卡》格式要求，进行打印输出。

（六）传染病信息汇总

传染病管理工作人员 HIS 系统工作站可对本院报告的传染病报告进行简单汇总、统计、分析。例如，每日传染病报告上报明细、传染病每日上报例数汇总、每日各科室上报疾病明细等，形成初步的传染病疫情信息报告统计分析，供临床科室和管理部门参考。

（七）医务人员的规范化培训

为保证医院传染病疫情信息报告管理工作的规范、有效，提高传染病疫情报告质量，加强院内医务人员应对突发公共卫生事件的能力，提高医务人员对传染病防治重要性和紧迫性的认识，医院每年举办传染病及突发公共卫生事件防控相关培训。

培训内容包括：突发公共卫生事件报告及应对，传染病疫情报告及管理规范，传染病报告卡及慢性病报病卡填写说明，疾病信息报告分析，霍乱防制，食源性疾病病例监测报告规范等。

培训结束后对参与培训人员进行测试，合格率达 100%。通过培训，医务人员均能掌握传染病防治基本知识、食源性疾病监测基本知识，增强了医务人员的法律意识，提高了业务素质及责任心，并且提升了对传染病以及突发公共卫生事件的报告意识。

防患于未然，多发传染病重点监测

医院常年对手足口病、疱疹性咽峡炎及肠道病毒性脑炎进行监测。其中以重症病人、死亡病例及聚集性病例为监测工作重点。要了解手足口病、疱疹性咽峡炎和肠道病毒性脑炎的流行状况以及变化趋势、病原学和流行

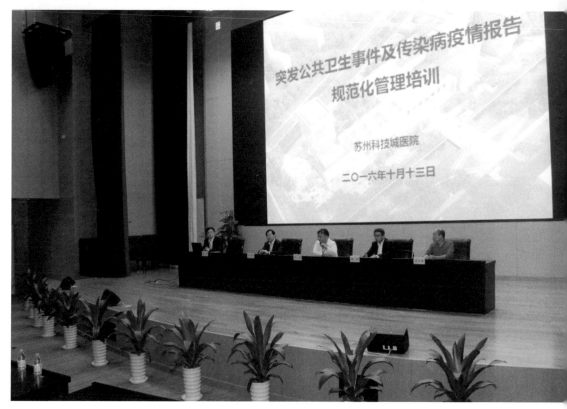

图2 医务人员规范化培训

病学特征、临床特征及影响因素，提高医院对手足口病、疱疹性咽峡炎及肠道病毒性脑炎的调查处置和实验室检测能力，加强预防控制工作。监测内容主要包括常规监测与重点疫情监测。

（一）常规监测

常规监测工作在全院各科室同时开展，监测对象为医院诊断的手足口病、疱疹性咽峡炎及肠道病毒性脑炎临床诊断病例及实验室诊断病例，以死亡病例及聚集性病例为监测工作重点。医院临床科室每月采集 5 例手足口病标本、5 例疱疹性咽峡炎标本及 1 例肠道病毒性脑炎标本，并对手足口病患者进行及时、准确的疫情报告。预防保健处对监测工作开展的质量监督与控制，主要包括以下几方面：个案资料收集的完整性；标本采集的质量；标本及相关资料上报的及时性；人员培训情况；等等。

（二）重点疫情监测

临床医务人员在诊疗过程中发现学校、幼托机构等场所发生手足口病、疱疹性咽峡炎及肠道病毒性脑炎聚集性疫情或暴发疫情，或发生手足口病、疱疹性咽峡炎或肠道病毒性脑炎重症病例比例较大或出现死亡病例时，立即通知预防保健处工作人员。预防保健处工作人员了解情况后，及时汇报苏州市高新区疾病预防控制中心，并配合其工作人员来院进行采样及流行病学调查等。

院内系统对接苏州市平台，自动传输数据

医院依照《江苏省法定传染病数据自动报告工作规范》，正逐步实现通过医院HIS系统与苏州市级传染病信息平台法定传染病数据的自动报告。目前，正在落实本院相关系统优化升级和数据上传接口开发，以保证法定传染病报告信息的有效性、准确性、时效性与安全性。

待系统优化升级完毕，经数据规范、上传接口、网络等环节测试程序后，在满足相关条件的情况下，由手工填报转为数据自动报告。根据法定传染病报告规定，实现法定传染病数据自动报告及实时监控。

目前，医院门、急诊系统具备收集门、急诊就诊病人基本信息功能，项目包括：就诊日期、姓名、家长姓名（14岁及以下儿童填写）、性别、年龄、职业、现住址、病名（初步诊断）、发病日期、初诊或复诊9项基本内容（14岁及以下儿童为10项）。住院系统和病案信息系统收集信息包含上述项目。

检验和影像部门使用信息系统需具备收集所有病人基本信息功能，项目包括：姓名、送检日期、送检科室和医师、样品名称、检验（影像）结果、检验医生、检验（检查）日期和传染病阳性结果反馈记录8项基本内容。阳性结果反馈记录应记录首次在HIS系统中查看检验结果并对该结果作出确认的临床医生及查看时间。

临床医生工作站具备传染病自动识别功能，HIS系统可自动识别、拦截、生成电子版传染病报告卡（下称"报告卡"），一旦医生作出患者传染病诊断时，系统自动提示报卡并弹出报告卡1份。报告卡内容涵盖国家疫情报告规定的传染病报告卡所有字段信息。其中，临床医师填报项目为必填。HIS系统可从就诊病人信息中自动提取姓名、性别、传染病名称等相关字段信息，填到自动生成的报告卡中，诊断相关信息由填卡医生修改或补充。

临床医生填完 HIS 系统传染病报告卡后，提交至预防保健处，预防保健处工作人员审核推送的传染病报告卡相关信息的准确性、完整性以及错漏项等，待数据实时上传接口完成后，经审核通过的传染病报告卡，信息直接传送至苏州市传染病疫情报告信息平台，经苏州市级平台上传国家传染病报告信息管理系统。

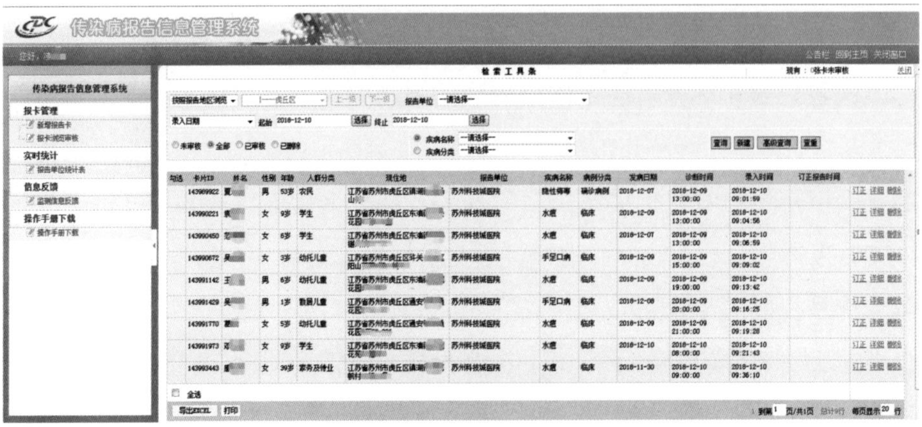

图 3　江苏省传染病报告信息管理系统界面

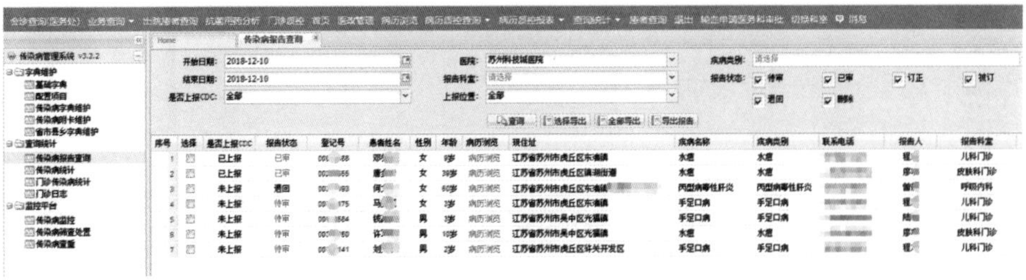

图 4　医院 HIS 系统传染病管理板块

突发公共卫生事件的日常监督

突发公共卫生事件系统监测

医院严格遵守《中华人民共和国传染病防治法》《突发公共卫生事件应急条例》《突发公共卫生事件与传染病疫情监测信息报告管理办法》等相关法律法规及制度，在医院 HIS 系统监测保障下，能够及时发现、有效控制突发公共卫生事件与传染病暴发疫情，并且具备良好的应急事件应对能力，规范进行突发公共卫生事件、传染病暴发疫情的报告、诊治和防控等应急处置行为，做到"早发现、早报告、早隔离、早治疗"，切实保障人民群众身体健康，维护社会稳定和经济发展。

医院成立突发公共卫生事件与传染病暴发疫情应急处置工作领导小组，主要负责统一指挥、协调安排医院内的应急防控工作；成立应急处置医疗救治小组和防控执行小组，主要负责对病人的诊断、治疗、报告、控制、设备及后勤保障等工作，指导本院医护人员加强个人防护。

需要进行报告的情形如下：

- 发生或者可能发生严重传染病、新发传染病或本地罕见传染病的；
- 发生或者可能发生群体性中毒事件的（如食源性中毒、化学性中毒等）；
- 发生或发现不明原因的群体性疾病的；
- 发生或发现不明原因肺炎的；
- 其他按规定需要报告的疾病与事件。

首诊医生录入诊断时，医院信息系统可根据字段判断是否属于突发公共卫生事件相关信息的报告范围。当属于突发公共卫生事件相关信息报告范围的诊断人数且超过一定数目时，系统即自动在医生工作站跳出提示框，提醒临床医生及时向预防保健处及医务处进行报告，医务处负责安排院内急救工作。预防保健处工作人员负责向苏州市高新区疾病预防控制中心进行报告并配合其进行流行病学调查。

食源性疾病每日监测

根据世界卫生组织定义，食源性疾病是指通过摄食进入人体的各种致病因子引起的、通常具有感染性质或中毒性质的任何疾病。《中华人民共和国食品安全法》规定：食源性疾病是指食品中致病因素进入人体引起的感染性、中毒性等疾病。致病因子包括细菌、病毒、寄生虫、有毒有害化学物质和天然毒素等，临床表现分为四类。

- 食物中毒，即食用了被有毒有害物质污染的食品，或者食用了含有毒有害物质的食品后出现的急性、亚急性疾病。
- 经食品感染的肠道传染病（如痢疾）、人畜共患病（如口蹄疫）和寄生虫病（如旋毛虫病）等。
- 与食物有关的变态反应性疾病。

● 因一次大量或长期摄入某些有毒有害物质而引起的以慢性损害为主要特征的疾病。

医院作为苏州市食源性疾病监测哨点医院，常年对食源性疾病进行监测与报告，重点监测对象为年龄 ≤ 14 周岁的婴幼儿和儿童、年龄 ≥ 65 周岁的老年人以及妊娠和哺乳期妇女，并特别关注内科（如消化内科、肾内科和神经内科等）和儿科的就诊者。

疑似食源性异常病例／异常健康事件以及目前知识难以解释的可能与食品有关的疾病或事件，其定义或概念应该是宽泛而非特定的，涵盖范围是可能与食品有关并且具有以下一个或数个特征的一些疾病／事件：

● 疾病的临床表现（如症状、体征、实验室和辅助检查结果及病程）和流行病学特征（人群分布、时间分布和地区分布等）与现有的诊疗经验和专业判断明细不符，用现有的临床专业知识和经验无法得到合理解释；

● 病情／健康损害严重或导致死亡，无法得到合理解释；

● 同一医疗机构接诊的类似病例数异常增多，超过既往水平且不能得到合理解释；

● 存在上述一个或数个特征，且可能与食品有关的疾病；

● 疑似食源性异常健康事件是由一个以上的个案组成。

另外，以下情况不属于医院监测疑似食源性异常病例／异常健康事件范畴：

● 国家法定传染病；

● 原因明确的食源性疾病（包括食物中毒）个案或事件；

● 诊断不清的疑难杂症；

● 未经医院会诊、也未经当地卫生行政部门组织专家会诊确定的异常病例／事件；

● 与食品不相关的异常病例／异常健康事件。

医院信息系统直接与苏州市高新区食源性疾病病例监测系统对接，进行数据传输，临床医生在日常诊疗过程中一旦发现符合定义的食源性异常病例或监测事件，立即在 HIS 系统中填写《疑似食源性异常病例／异常健康事件报告卡》进行网络直报，同时采集合格的生物标本，并上报至预防保健处。

预防保健处送检生物标本并搜集、整理与汇总报告卡，及时上报至苏州市高新区疾病预防控制中心，配合其工作人员进行必要的流行病学调查。

医院医务人员均对食源性疾病的识别和报告具有高度敏感性，能够在规

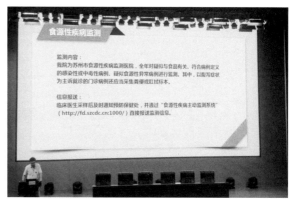

图5　食源性疾病监测医务人员培训现场图

定时限内圆满完成食源性疾病主动监测工作，使食源性异常病例能够早发现、早诊治，避免健康危害，保护公众健康。

高效应对食物中毒暴发事件

医院坚持分级负责、协同配合、依法科学、实事求是的原则，积极应对、及时处置我院发现的食物中毒事件或疑似事件，在 2 小时内进行信息报告并配合有关部门做好流行病学调查，有效保障人民身体健康和生命安全。

突发公共卫生事件中食物中毒报告范围与标准如下：

● 一次食物中毒人数 30 人及以上，或死亡 1 人及以上；

● 学校、幼儿园、建筑工地等集体单位发生食物中毒，一次中毒人数 5 人及以上，或死亡 1 人及以上；

● 地区性或全国性重要活动期间发生食物中毒，一次中毒人数 5 人及以上，或死亡 1 人及以上。

医院制定《苏州科技城医院疑似食物中毒病例报告流程》，首诊医生一旦发现疑似食物中毒病例，及时采集病例生物标本并通知预防保健处（工作日）或行政总值班（节假日），同时通过 HIS 系统中"食源性疾病监测报告系统"模块网络填报病例信息。

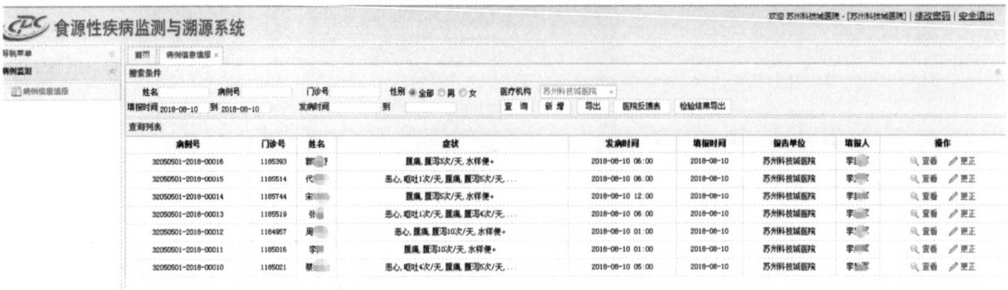

图6 食源性疾病监测与溯源系统界面

案例一

2017年9月26~27日，医院接诊49例急性肠胃炎患者，患者均为苏州某公司员工，因有25日中午在单位食堂共同进食午餐史，且患者均有发热、头晕、腹痛、腹泻等急性肠胃炎症状，疑似食物中毒事件，医院在给予患者抗感染、补液等对症处理的同时，立即进行网络直报，并将情况汇报至苏州市高新区疾病预防控制中心，配合其来院进行流行病学调查与取样。至9月28日，无新发病例，49例患者中，无危重病例，无死亡病例。

案例二

2017年10月2~4日，医院急诊陆续接诊了81名急性肠胃炎患者，疑似群体性食物中毒事件。经调查了解，患者均有10月2日中午在某喜宴共同进餐史，且患者均有呕吐、腹泻等胃肠道症状。医院给予多数轻症患者对症处理，症状较严重者给予抗感染、补液等治疗，进行网络直报并采取样本供进一步检验。同时，医院预防保健处工作人员立即将情况报告苏州市高新区卫生与计划生育委员会与高新区疾病预防控制中心，并配合其进行流行病学调查。至10月4日下午17:00，无新发病例，81名病例均病情稳定，无住院病人、无危重病人、无死亡病例。

案例三

2018年8月10日上午9时，医院急诊科短时间内接诊10余名来自同一单位的急性胃肠炎患者，患者均有9日中午食堂共同进餐史，疑似食物中毒事件，急诊科医务人员进行网络直报的同时立即报告预防保健处。预防保健处工作人员至现场了解情况。

患者均为甲公司员工，因9日中午在单位食堂进食饭菜后，于10日出现头晕、呕吐、腹痛、腹泻等症状，医院初步诊断为急性胃肠炎，给予解痉、抑酸、补液对症治疗。9 时 43 分，另有乙公司员工因类似症状来医院就诊。两家公司员工 8 月 9 日午餐均由同一家餐饮公司供应。

预防保健处工作人员将情况上报至苏州市高新区市场监督管理局与苏州市高新区疾病预防控制中心，并配合其工作人员来院调查、取样。至 10 日 13 时，医院陆续接诊 26 名甲公司员工及 11 名乙公司员工，共 37 人，其中 14 名患者在医院进行补液治疗，其余患者急诊对症处理后门诊随访。13 时后，无新发病例，37 例患者中无危重病例，无死亡病例。

"慢四病" 智能化管理

依照《苏州市慢性非传染性疾病报病方案》规定：凡属于苏州市辖区内居民，在本院首次就诊的慢性病病例，首诊医生均须填写慢性非传染性疾病发病报告卡。各临床科室为报病责任部门，具有执业资格的医务人员为责任报告人。门诊、急诊或住院部首次就诊慢性病病人均为我院报告对象。

慢性非传染性疾病报告病种如下：

冠心病，包括：急性心肌梗死（I21）、冠心病猝死（I46.1）、心绞痛（I20）、其他（I22-I25）；

脑卒中，包括：脑出血（I61-I62）、脑梗死（I63）、蛛网膜下腔出血（I60）、未分类脑卒中（I64）；

糖尿病，包括：1 型（E10）、2 型（E11）、妊娠期糖尿病（O24）、其他型（E12-E14）；

肿瘤，包括：全部原发性恶性肿瘤（ICD-10：C00-C97）、中枢神经系统良性肿瘤（D32.0-D33.9）、其他动态未定或动态未知的肿瘤（D42.0-D43.9）、骨髓造血系统特质的恶性肿瘤（D45、D46.0-D46.9、D47.1 和 D47.3）。

其中，急性心肌梗死（I21）、脑卒中（I60-I64）发病以 28 天为期。按发病次数计算，发病 28 天后，再次急性发作则按新病例登记报告，要求再次报告。

目前，慢性非传染性疾病已成为我国重要的公共卫生问题。为提高慢性病监测报告质量和效率，实现疾病监测的信息化管理，医院建立健全院内慢性病报病机制，设有专人负责全院慢性病报病的管理工作，将慢性病报告工作纳入医院业务工作考核范围。2017年12月起，院内 HIS 系统成功对接苏州市慢性病报病系统，实现慢性病网络直报及数据的及时推送，为慢性非传染性疾病的实时监测报告提供扎实的技术支持。

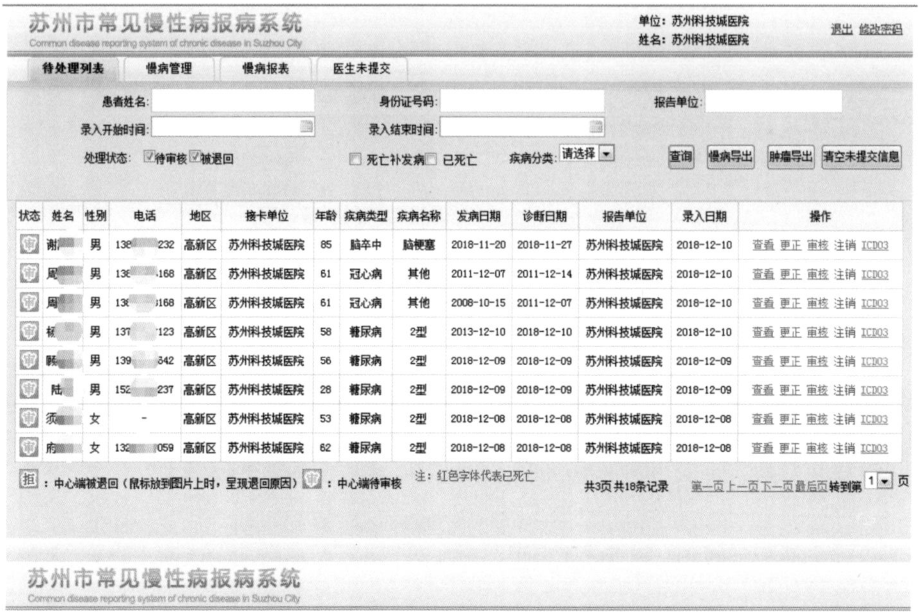

图7 苏州市常见慢性病报病系统界面

医院 HIS 系统临床医生工作站设置慢性病提醒报告功能。首先在 HIS 系统中预先设定需要进行报告的四种慢性病的诊断编码字典，并且急性心肌梗死（I21）、脑卒中（I60-I64）发病以 28 天为期，28 天后需要再次进行提醒报告。当临床医生在医生工作站（含门诊、急诊、住院）中诊断上述慢性病，在疾病诊断栏输入相关慢性病名称或选取相应的传染病 ICD 编码时，HIS 系统根据编码或关键字匹配进行拦截，临床医生工作站弹出慢性病报告相关提示框，并自动跳转至苏州市慢性病报病系统，弹出慢性病报告卡供临床医生填写。其中，HIS 系统可自动识别患者姓名、性别、身份证号等基本信息，提取至慢性病报告卡中，发病时间、诊断时间、诊断依据等相关信息由填卡医生进行填写。临床医生填写完慢性病报告卡后提交至医院审核端口，预防保健处工作人员对报告卡信息的完整性、错漏项等进行审核，对填写有误的报告卡及时修改，审核通过的报告卡流转至苏州市高新区疾病预防控制中心管理端口，批量上传到苏州市慢性病报病系统。

慢性病报告管理工作人员每月依据HIS系统中导出的门诊与住院日志，核对每月上报慢性病卡片数量，如有遗漏则告知责任医师及时补报慢性病报告卡，杜绝漏报。

妇幼"三网监测"和"重大项目"

妇女儿童健康是人类持续发展的前提和基础。妇女儿童健康指标不仅是国际上公认最基础的健康指标，也是衡量经济社会发展和人类发展的综合性指标。在中共中央、国务院《关于深化医药卫生体制改革的意见》和国务院《中国妇女发展纲要（2011—2020）》《中国儿童发展纲要（2011—2020）》中，妇幼卫生事业成为公共卫生服务中重要的优先发展领域。妇幼保健作为公共卫生体系中的重要组成部分，担负着继续降低孕产妇死亡率、婴儿死亡率及5岁以下儿童死亡率，保障生殖健康，提高出生人口素质，提高妇女儿童健康水平，实现千年发展目标的重大责任。医院坚持以病人为中心，立足于为妇女儿童服务，以保健为中心，保健与临床相结合，以"三级"医院的评价办法与医院服务标准为准则，促进医疗保健各项工作持续发展。

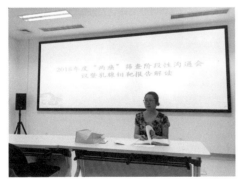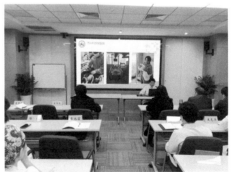

图8 日常管理工作分析与报告

规范管理，实时数据监测

第一，规范孕产妇保健、儿童保健两个系统的管理。

• 做好孕产妇系统化管理工作，努力降低孕产妇死亡率。

- 做好儿童系统管理工作，加强儿童生长发育的监测、疾病防治。

- 优化妇幼保健工作流程。

- 坚持问题导向，针对日常妇幼系统化管理工作中的薄弱环节，及时总结分析，优化工作流程，明确职责分工。

- 及时报送系统数据报送，定期与有关病区进行沟通，安排专人向具体负责人员详细解释数据指标的内容和填报要求，确保各项数据的真实性和准确率。

- 进一步强化责任追究，对系统管理工作实行奖惩制度。严格要求相关部门和人员及时、准确上报系统数据，发现问题及时督促整改，确保整个系统管理和数据上报工作及时、流畅、高效。

第二，优化妇幼保健工作流程。

- 坚持问题导向，针对日常妇幼系统化管理工作中的薄弱环节，及时总结分析，优化工作流程，明确职责分工。

- 妇幼系统数据报送，定期与有关病区进行沟通，安排专人向具体负责人员详细解释数据指标的内容和填报要求，确保各项数据的真实性和准确率。

- 进一步强化责任追究，对系统管理工作实行奖惩制度。

- 严格要求相关部门和人员及时、准确上报系统数据，发现问题及时督促整改，确保整个系统管理和数据上报工作及时、流畅、高效。

严格执行，惠民政策落实到位

第一，认真落实妇幼条线各项惠民政策措施。

- 医院积极对接上级各项惠民举措，自2017年起全面承担苏州市高新区两癌筛查项目的乳腺钼靶检查任务，真正将政府的惠民政策落到实处。

- 广泛宣传妇幼条线有关政策措施，积极推动政府补贴孕妇免费检查艾滋病、梅毒、乙肝项目，在我院门诊开展孕妇艾滋病、梅毒和乙肝的免费筛查。

- 宣传推广基本公共卫生服务项目包括孕产妇保健、儿童保健、健康教育、计划免疫、传染病防治等服务内容。

- 宣传妇幼领域重大公共卫生服务项目，包括农村孕产妇住院分娩补助项目、农村妇女"两癌"检查项目、增补叶酸预防神经管缺陷项目、预防艾滋病、梅毒和乙肝母婴传播项目等。

第二，扎实推进各项筛查工作。

随着政府对妇幼条线工作的日益重视，作为苏州高新区规模最大的公立综合性医院，我院 2018 年 7 月启动新生儿耳聋基因筛查，2018 年 11 月启动新生儿先天性心脏病筛查项目。我院严格执行政府主管部门制定的各项筛查制度，切实落实各项惠民筛查举措，广泛宣传，扎实推进各项筛查工作。

长远计划，提高服务品质

为深入贯彻《中华人民共和国母婴保健法》及其实施办法，根据市、区两级卫生行政主管部门"十三五"时期妇幼条线工作目标，全面推动医院妇幼保健各项工作持续、健康、稳定发展，结合医院妇幼保健工作实际，从长远着眼，制订发展计划。

● "三网"监测工作方面，更好地落实市、区妇幼卫生"三网"监测工作要求，不断提升监测水平。

● 妇幼重大项目工作方面，进一步贯彻市、区重大公共卫生服务项目管理要求，落实《苏州市妇幼重大公共卫生服务项目实施方案》。

通过医院共同努力，医院妇科、儿科、新生儿科在高新区妇幼保健服务中发挥的作用日益显著，为辖区妇女儿童的身心健康提供更方便、更优质、更全面周到的服务。在今后的工作中，我们要坚持贯彻落实《中华人民共和国母婴保健法》，强化管理，提高整体素质，进一步推动我院妇幼卫生工作的全面发展，为区域妇幼保健事业发展增添新的力量。

苏州科技城医院的智慧之路

苏州科技城医院 大事记

2013年
9月29日

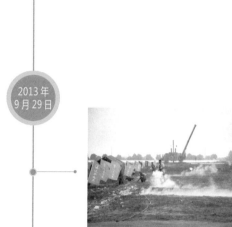

2013 年，苏州科技城医院正式奠基。

2014年
12月28日

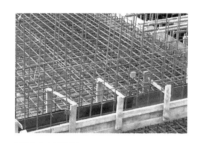

医院主体封顶。

2015年
10月22日

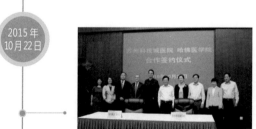

医院与哈佛医学院签署合作协议。

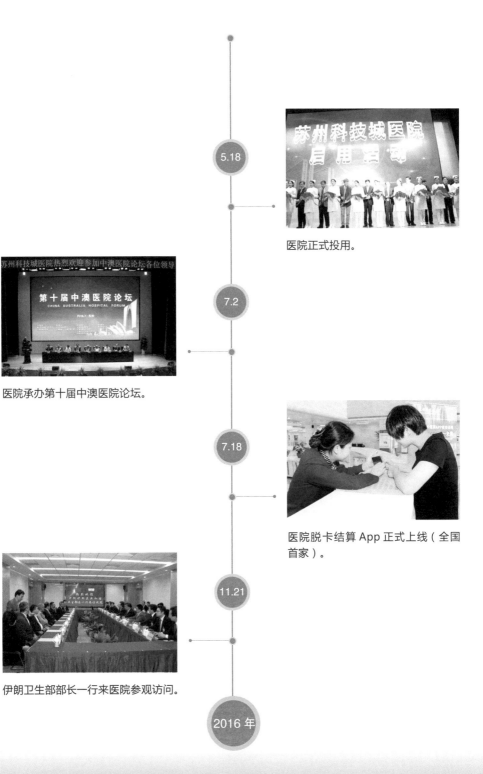

5.18

医院正式投用。

7.2

医院承办第十届中澳医院论坛。

7.18

医院脱卡结算 App 正式上线（全国首家）。

11.21

伊朗卫生部部长一行来医院参观访问。

2016 年

苏州科技城医院 大事记

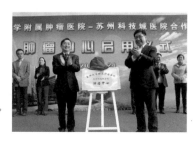

2.24

复旦大学附属肿瘤医院—苏州科技城
医院肿瘤中心揭牌。

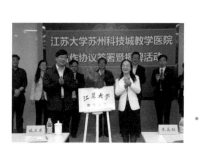

4.18

医院挂牌"江苏大学教学医院"。

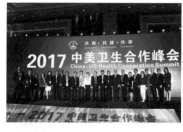

9.24

医院承办 2017（首届）中美卫生合
作峰会。

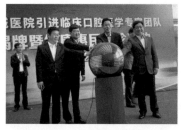

11.12

医院正式引入王林教授领衔的南京医科
大学口腔医学专家团队。

2017 年

苏州科技城医院 大事记

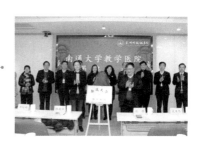

医院挂牌 "南通大学教学医院"。

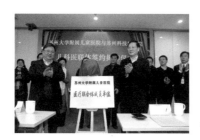

医院与苏州大学附属儿童医院签约共建苏州西部儿童医学中心。

- 2.6
- 2.8
- 5.17
- 5.17
- 10.23
- 2018 年

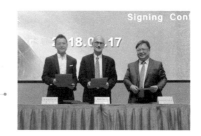

医院康复医学中心启用、与哈佛斯伯丁康复医院战略签约。

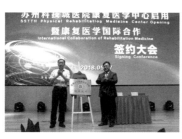

医院挂牌 "苏州卫生职业技术学院附属医院"。

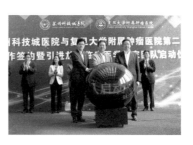

医院正式引入章真教授领衔的复旦大学附属肿瘤医院放疗专家团队。

（资料整理：苏州科技城医院社会营销处 陈峰、江晓燕）

第一章

智慧医院建筑规划与管理创新

以医疗工艺主导的智慧建筑

吴雪良　朱伟　杨斌

　　苏州科技城医院坐落于苏州市高新区太湖之滨，由苏州市高新区政府投资新建，是一家集医疗、科研、康复、预防于一体的三级综合性公立医院。医院占地面积 140 亩，总建筑面积 180000m²，总投资额 16 亿，设计床位 1200 张。医院于 2013 年 9 月 29 日奠基，2014 年 12 月 28 日主体封顶，2016 年 5 月正式投入使用，比预定日期提前了近一年。

　　医院在建设中不仅要从人性化角度出发，更要以工艺设计为主导，设计涵盖"智能化轨道小车物流传输系统、手术部智能无菌库房系统、手术室行为管理系统、垃圾及污衣智能收集系统"等智能化设备设施的智慧建筑，致力于打造一所生态、绿色、智慧的友好型医院。科技城医院的建设离不开"科技""生态""智慧"，关于如何建设以工艺设计为主导，科技、生态与人文并重的智慧型医院，本文从规划与设计角度简单进行阐述。

　　医院的建设团队在规划设计过程中始终坚持以医疗工艺设计为主导，所有设计方案均根据设计师、专业医疗功能团队的意见进行综合考虑，充分听取医疗功能团队的意见，将医疗系统的构成、功能、医疗工艺流程及相关工艺条件、技术指标、参数等融合到规划设计当中，具体体现在医院整体系统功能、临床科室之间以及特殊医疗功能房间等的流程与布局设计。

完善苏州西部医疗资源覆盖，服务周边群众

苏州科技城位于苏州西部（苏州市高新区行政中心所在，也是由科技部、江苏省政府、苏州市政府共建的大型研发创新基地），科技城周边拥有 72.8 万居民，医疗资源较为紧缺，周边群众就医困难。为此，经苏州市高新区政府批准，在科技城内建设一所规模较大的三级综合性医院，用以服务周边民众，进一步完善苏州西部医疗资源覆盖，提升区域医疗保障水平。

根据高新区发展要求，确定医院规划方向

苏州科技城以科技创新为发展动力，坚持走创新、绿色、人居的可持续发展之路，紧紧围绕科技、生态、人文的规划定位，建设各类创新载体及功能配套设施。苏州科技城医院的建设正是在科技城总体规划定位下，确定了医院的规划方向：不仅高度重视科技，为医院配备一流的软硬件设施，更坚持绿色、人文的理念，在医院环境上下工夫，努力为医患营造一个温馨的工作和就医环境。

多方参与、互联互通的医疗建筑整体规划

吴雪良　朱伟　杨斌

组建专业团队，通力合作

根据国家业务主管部门对项目工程法人责任制的要求，科技城医院的项目，由科技城管委会负责管理，高新区政府相关领导作为项目负责人；下设一个建设团队，负责项目的规划、设计、装修等建设任务。值得一提的是，该项目还与苏州市立医院建设班底进行合作，组建了另一个医疗功能团队，协助医院进行功能设计。两个团队分工明确，参与人员不仅具备一定的基建管理和投资控制等方面的实践经验，而且掌握并熟悉国家有关工程建设的方针、政策、法规和程序。尤为重要的是，两个团队目标一致、齐心合力。在选择设计队伍时，国内十多家知名设计单位参与了竞标，他们根据医疗功能团队和建设团队提出的需求提供了多种设计图及效果模型；招标过程中本着公平、公正、公开的原则，在高新区纪委的监督下，随机抽取行业专家进行不记名投票，现场排名。排名前两名的设计单位，再进行下一轮的匿名遴选。通过专家反复比较、论证，最终评选出中标的设计单位——中国中元国际工程有限公司。

广泛听取科室人员建议

专业医护人员是医院建成之后真正的使用者,是医疗工艺流程的执行者,他们直接面对临床,了解病患需求。为了使新建筑功能布局能够更好地符合医疗工艺流程、病患就医习惯,从而能够更好地为患者服务,工程采用了科室人员参与设计的组织形式,即每个科室主要负责人在不影响整体规划的前提下,可以提出相关需求和建议,并与设计师配合,初定设计方案。设计师总结相关意见后,将合理要素翻译成建筑语言,并融合到图纸中去。这样,既避免了双方的矛盾,又为设计节省了时间。

考虑可持续性

医院规划用地面积约140亩,北临青城山路,南临武夷山路,西临230省道,东临漓江路。基地为不规则的梯形,南北狭长,东、北两侧各有一条河流。

用地南侧布置国际医学部,北侧为行政、医技裙楼和预留发展用地,西侧布置食堂、宿舍、液氧站、后勤楼(锅炉房、污水处理站、垃圾站)和感染性疾病楼等附属建筑。

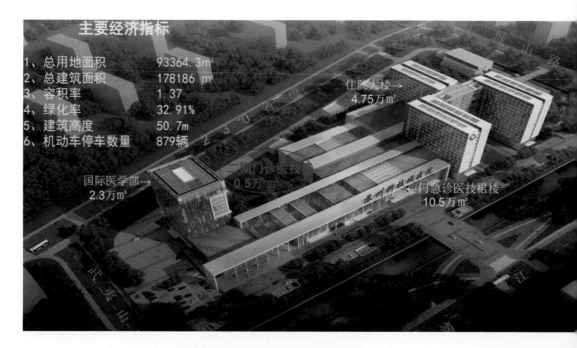

图1 苏州科技城医院建筑设计整体布局图

建筑以医技为核心，向南、北、东三个方向展开，医技部的南侧设置门诊部，二者之间通过医疗主街相连；医技部的北侧和西侧设置住院部，分设为3栋病房楼，中间以共用的交通核联络；医技楼的东侧设置急诊部；门诊楼的南侧设置办公楼、报告厅等功能用房；医疗功能单元压缩在用地北侧南北200m的范围内，门诊部、住院部、急诊部三者与医技部之间的联系方便快捷，大大缩短了就医流线。院区北侧设置独立的感染性病房楼、后勤服务楼和液氧站。

医院在建设规划初期，考虑到未来的发展需求，以可持续发展的理念为主导，在住院部西楼预留一定的区域作为后期的发展区域。为后期医院三大中心规划打下扎实的基础。

高效的流线

在整体规划设计中注重医患流线、洁污流线、人流与物流的有效分离，以提高工作效率，避免交叉感染，创造良好的医院环境。

各功能单元均采用尽端式布局，由医疗街串连组织，避免相互影响，在符合医疗工艺流程及医院整体功能布局的前提下，明晰了医院内部功能的逻辑关系，提供了明确的导向性。

根据使用者的不同特点及各功能空间的内在关联，合理安排功能布局，使门诊距医技部门最大距离不超过80m。强化对患者的合理分级，对危重患者与普通患者分别处置，合理划分医护人员工作区域，使工作流线与患者流线有效分离，充分改善医院总体环境，提高工作效率。

此外，合理布置竖向交通体系，并区分不同使用功能，达到快捷、高效的目的。病房楼每层3个护理单元，形成"护理层"，以加强护理单元之间的联系，提高效率。3栋病房楼共用一组垂直交通核，并按适用人群和功能分组，提高电梯使用效率，降低垂直交通压力。

有序的交通组织

用地周边均为城市道路，交通状况良好。院区在东侧道路上设两个出入口，分别作为门诊部、急诊部和住院部出入口，在北侧设置后勤出入口。为了减少庞大的车流和人流对城市交通造成的压力，在门诊部、急诊部和住院部出入口前分别设置了广场，合理疏导交通。

　　门诊车流和人流通过院区东侧出入口进入门诊广场；急诊部分设急诊和急救出入口，急救车可直达急救入口，以缩短救治时间。所有车流采用单向流线行驶，避免交叉，患者到达门急诊和住院入口后，车辆可由车道下至地下车库。

　　停车场以地下停车为主、地面停车为辅的方式设计。地下停车采用局部机械停车方式，满足停车的需要，同时地下车库的出入口也进行了多元化的设计，进出方案、路线便捷可选，为患者提供方便、安全的行车路线。在地面停车方面，分别在门诊部、急诊部和住院部出入口附近设置一定数量的临时停车位，并在院区东侧出入口设置出租车专用停车位。院区共可停车1130辆，其中地下停车800辆，地上停车330辆。

单体平面鱼骨式布局

　　平面采用鱼骨式布局，通过南北贯通的医疗主街将各功能联系在一起，北侧为医院部分，地上11层，地下2层；南侧为公共卫生中心，地下2层，地上13层。

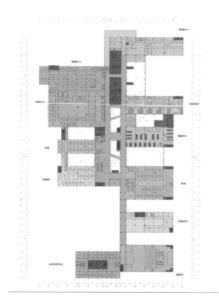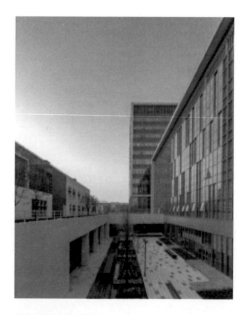

图2　鱼骨式布局平面图和效果图

表1 医院各层功能科室分布表

楼层	科室
1层	急诊、门诊大厅、住院大厅、健康体检、公共卫生中心门厅、VIP体检、门诊药房、血透中心、学术报告厅、高压氧舱、放射科（MRI）等
2层	输液中心、配液中心、中心药房、内镜中心、检验科、急诊留观病房、内外科诊室、呼吸科诊室等
3层	普通病房、急诊病房、功能检查科、妇科诊室、产科计划生育、输血科、皮肤科、计算机中心、预留科室（中心供应）等
4层	手术部及辅助区、门诊手术、耳鼻喉科和眼科、E1间诊疗中心、中医科、康复科、口腔科、VIP门诊等
5层	设备层、ICU和普通病区
6层	产房、产科病房、家庭化产房
7~10层	护理单元（每层三个，10层北侧单元为VIP病房）
11层	烧伤病房、普通病房和VIP病房
B1层	病案统计室、导管中心（DSA）、核医学科、药库、设备机房、库房、商业区域等
B2层	放射治疗中心、中心库房、物业用房、复式车库、设备机房等

表2 公共卫生中心科室用房表

楼层	科室
1~2层	妇幼保健用房
3层	应急指挥中心
4~5层	卫生监督所
6~7层	疾控中心
8~13层	医院实验室

3

三方互动　共探未来医院建设新理念

吴雪良　朱伟　杨斌

核心团队成功组建，围绕定位广泛参访

苏州科技城医院工程在筹备阶段，筹备团队根据苏州高新区政府的目标，进行了周密的前期策划工作，不仅多次组织实地考察各地知名医院，更是围绕学科规划和医疗工艺设计开展了多轮专家调研论证，将理论与实际相结合整个建设团队花费了大量心血进行学习与总结。

医疗团队成员全程参与设计，各部门、各科室提出需求和建议，设计师融合多方意见后，将其完美融合到图纸中去。这样，既避免了双方矛盾，又为设计节省了时间。各部门、各科室主要负责人对各类图纸签字共计10余次，直至真正开工建设，图纸永久保存。

建设单位优势选择，实施科学化工程监管

筹建团队采取高透明的招标方式，严格遵照《中华人民共和国建筑法》《中华人民共和国招投标法》等有关法律、法规文件的规定，为保证工程质量，对设计单位、工程建设队伍、监理队伍及一些大型配套设备的选择，均采用公开招标的方式。在高新区纪委的监督下，随机抽取行业专家，进行不记名投票，现场排名。通过专家的反复比较、论证，最终评选出设计单位、

监理单位和建筑施工单位等。

通过招标，首先可以保证设计单位、监理单位、施工队伍的资质和实力；其次可以保证工程及设备的质量；再者，通过竞争，可以获得合理的价格。这种高透明度的招标方式有效地消除了暗箱操作的弊病，从根本上遏制了腐败现象的发生。

2009年年底，苏州科技城管委会邀请国内知名的设计单位展开设计竞赛，最终，中国中元国际工程有限公司和美国GBBN公司联合体设计的方案以先进的设计理念和优美的造型脱颖而出，成为中标单位。该方案以建筑形象表现"山水间"的建筑创意，建筑形态呈南低北高、逐步递进的态势，漫长的草坡覆顶使建筑犹如在大地中生长出来一般，形成山的意象。利用用地内河流和湿地等有生态要素，将水面引入用地和建筑内，以契合融于山水之间的街巷、园林等苏州城市特征。

屋面的太阳能集热系统、雨水回收系统、水源热泵系统、余热回收系统、建筑外遮阳系统、负压排水系统、直饮水系统，以及拟采用的垃圾回收系统、被服污衣回收系统、气动传输系统等，用以提高医院的流程效率，体现医院科技、未来的新城医院建筑特色。

三方积极互动，问题探索解决

结合医院建设项目的实际情况，管委会制定了材料设备招投标办法、合同签订与审批程序、设计变更审批程序、竣工验收程序、工程结算付款程序、工程资料档案管理办法等各项规章制度，做到了分工明确、程序清楚、有章可循。

由于医院工程规模大、投资高，需要研究解决和处理的问题较多，管委会从工作实际出发，坚持每周例会制度，以研究解决问题为目的，布置安排工作计划，使各方对工程进度和工作计划做到心中有数。

此外，尤其注重调动各方的积极性，遇到困难和问题，将主动协调、积极解决放在首位，两个管理团队共同出主意、想办法，把问题解决放在初发阶段，使设计方、施工方、监理方等各方都能团结一致、精诚合作。

筹建团队根据苏州市政府、苏州高新区政府的指示目标开展筹建准备工作，在工作当中，为保持各部门沟通到位，建立了沟通联席会议制度，通过每周一次会议,将问题摆在台面上,集中高效解决。

2013 年夏,设计人员驻扎现场,与不同部门的科主任就医院的功能进行反复探讨;据不完全统计,在建设过程中,各类会议、沟通会、交底会共计 5 万多次,发出项目变更单 3 万张,图纸大规模修改近百次。为了更好更快施工,筹建办建议把墙体分成总包施工部分和精装修施工部分,原来一张完整的施工图被拆开成两部分,施工方可以更好地理解设计者的意图,实现了施工清晰明了的效果,加快了施工进度。

节能与智慧并行的医院建筑设计

吴雪良　朱伟　杨斌

苏州科技城医院的设计充分利用当地有利的自然采光和通风条件，通过在建筑中设置天井和底层架空等方式，将自然元素引入建筑内部，降低"黑房间"数量，节约能源，并根据《绿色建筑评价标识管理办法》，将其定位为运营二星。

节能设计

（一）庭院式布局

建筑采用庭院式布局，大多数房间均有良好的自然采光和通风条件，降低建筑运行成本，改善建筑室内环境。

园林贯穿于建筑内部，以改善建筑的通风采光条件；屋顶绿化及草坡提供了更多的绿色视野和休憩用地；流淌于建筑内的水系对于调节局部小气候极为有利；对流经用地的河流和湿地的生态景观化处理无疑符合科技城园区生态化的策略。

（二）运用节能材料

工程重视建筑外围护结构的保温效率，在不影响正常自然采光和通风的情况下，减少太阳的辐射热，降低建筑能耗。

各种建筑设备、材料选用低耗、高效、可回收产品。在施工现场，60％以上的建筑材料均在 500km 以内生产，建筑结构材料采用高性能预拌混凝土、高强度钢。

（三）利用智能化手段

中央空调群控系统：冷冻水能效控制系统，确保主机水流量需求，控制冷冻水流量。根据负荷变化自动调节冷冻泵频率，保持冷水系统在最佳输送系数范围内运行，实现冷冻水系统的节能。

冷却水能效控制系统能调节冷却水流量，满足主机的冷凝要求，并且能根据主机的负荷变化，使冷却水按需变流量运行，降低冷却泵的能耗。

风机联合变频控制：一方面实现了冷却塔风路平衡，避免单开风机引起的冷却塔混风混水的问题；另一方面控制冷却塔群风机的联合变频运行，所有风机均变频运行，所有风机所耗能耗比单开一台风机工频运行还低，实现了风机的节能。

主机策略控制系统充分考虑主机的效率和末端负荷需求，自动调节主机的运行数量，保证主机运行在高效区间内，以最低能耗满足所需负荷。

在进行切换时，利用自动跟踪修正技术，确保主机的开关在安全时间内进行。

环保措施

医院主要污染源来自诊室、病房、医技科室、办公、卫生间等用房的污水、污物（垃圾），地下车库内排放的废气，设备噪声污染，另有医疗检查和治疗部门的 X 射线、放射性物质的污染。院区设污水处理站对医疗污水和生活废水进行处理，达标后排入城市管网。

（一）固体垃圾处理

医院的固体垃圾分为医疗固体垃圾和生活固体垃圾。医疗垃圾使用防渗漏、防遗撒的专用运送工具，按照项目设计的污物流线和确定的内部医疗废物运送时间，设专人定期经专用通道运至中转站，再转运至城市焚烧炉统一处理，并在内部指定的地点及时对使用后的运送工具进行消毒和清洁。

普通固体垃圾由医院设计的污物回收系统自动回收至指定地点，再转运至城市垃圾站统一处理。

（二）射线防护

放射性设备用房及控制室的维护结构按要求进行射线防护。根据不同设备要求设计屏障，满足防护要求。

（三）电磁波防护

为避免室外电磁波对核磁共振、心电图、脑电图仪等检查仪器的影响，将采用六面体焊接铜丝网夹层墙以及铜丝网密闭门窗，避免电磁波对各类仪器的干扰。

（四）噪声控制

按照闹静分区的原则，在建筑单体平、剖面布置上，尽量避免将安静用房与噪声高、振动大的设备用房相毗邻，将高噪声设备集中布置于地下各层；另外，所有设备房内均安装符合标准的降噪板。优先选用低噪声的设施，如选用优质低噪声的空调机组、通风机组、水泵、冷却塔等设备，从声源上降低噪声和振动对环境的影响。

创新运用智能系统

科技城医院力求打造智慧医院，勇于创新，重点建设运输、物流、手术室管理等系统。这些系统是医院的枢纽，是保障医院平稳运行的必要条件。

（一）智能化轨道小车物流传输系统与气动物流传输系统

这两个系统是目前技术较领先的院内"高铁"系统和"磁悬浮"系统。在全院范围内共架设轨道和封闭式管道约4500m，设有轨道小车物流站点42个和气动物流站点48个，运输小车60余辆和气送子120个，站点覆盖了中心药房、静配中心、检验中心、输液中心、血库、手术中心、ICU中心、病理科、血透、病案室、急诊急救、总务处等，及所有病区的护士站。每辆小车的载重为15kg，可传输血液制品、各种药品、小型手术器械包、消毒辅料、检验病理标本、X光片、病历档案、各种单据文件等。气送子主要传输各类申请单、化验单、小标本和报告单等。

这两个系统不占地面空间，减少了医院地面"人推车运输"的传统物品运送方式，降低了医院电梯垂直运输的压力，做到了人、物分流，加快了就医流程，改善了就医环境，也解决了高峰时段大批量医疗用品和各类单据的运送问题，为医院节省了人力成本，也将电梯还给患者和医务人员，更加方便就医和服务。由计算机控制的小车运送和气动物流，提高了运送的精确度，小车自带的密码运送功能可保证贵重、毒麻药品的安全运送，气动物流更是点对点的高速精准送达；同时，小车能自动消毒，气送子定期定点消毒，降低对医院感控的影响；此外，系统自带甲级防火窗，可以保证每个消防分区的完整性。

（二）全封闭气动垃圾与污衣自动收集系统

该系统利用气流，将各个垃圾／污衣收集点的垃圾／污衣通过投放口经由水平管网输送到中央垃圾／污衣收集站。

在各个楼层或室外根据需要安装垃圾／污衣投放槽口，在地下预先敷设管道，之后设立垃圾收集站。系统利用环保的抽风机制造气流，通过地下管道网络，将各个投放槽口收集的垃圾／污衣运送至垃圾收集站。

独立的垃圾、污衣水平管道分别收集，共用一套主机，整个收集过程全自动、全封闭，避免了传统垃圾／污衣清运过程中的二次污染和"视觉污染"，节省了日常垃圾和污衣存储占用的空间，改善了医护工作环境，保证了区域内垃圾、污衣收运的便捷、高效和卫生。

系统的控制方式有多种选择：预设时间模式、感应器模式、二者结合模式，满足不同状况和条件下的垃圾、污衣收运要求。自控系统还可量身设计，具有控制运行程序优化、故障诊断、远程监测、报表、历史数据记录、节假日及工作日运行转换、手动／自动转换等一系列功能，同时还有应急措施和方案，确保了系统运行的安全可靠，完全实现系统全自动、智能化运行。

（三）手术部智能无菌库房系统

系统是由软件平台集成的智能仓储装备，集中管理手术部耗材与消毒供应物资，实现手术耗用物资"智能化管理—存取—配置—追溯"及相关信息联网交互。

智能库房占地 65m²，标配两条巷道，一条存储计费耗材，一条存储无菌器械包与敷料包。每条巷道设置陈列架 16 个，预设 192 个基本储位，根据需求可扩展储位。采用物资数据库＋订单化智能拣取＋全程条码化操作的运行模式。

系统效率高、精准性高，物品库量和效期管理遵循"先进先出"原则，还可实现手术物品订单前置预处理，库存信息精确且物品信息可追溯；并自动关联到具体手术时间、内容、医患人员等信息；实现了交互式工作平台，手术配单物品信息、计价耗材术中使用量和库存实时数据与医院 HIS 的手术—麻醉、财务结算、库房管理等系统模块动态互联互动。

（四）手术室医疗行为管理系统

系统利用信息化技术从制度、执行、检查、处理等多个维度完善和实施手术室各项管理工作，并对相关数据进行统计与分析。例如，与手术排班系统挂钩，结合人脸识别等身份验证技术，控制人员进入手术室，并智能发放回收手术衣裤和手术鞋，整个过程能够全程监控与管理。系统改变了医院传统手术室人工发衣的管理模式，极大地改善了现有手术衣的使用现状，规范了医护人员的医疗行为，并有效控制了人员的流动，优化了人员进出手术室流程，提升了医院手术室管理水平和服务水平。

结语

医院建筑设计是追求形式感与空间感的过程，工艺设计是追求产品功能高效的过程。医疗工艺设计综合了医院建筑设计和工艺设计的特性，追求形式与功能的同步。

医院建筑如果不能反映医疗活动的全部内容和相互关系，建筑设计即使十分美观也是不成功的。在医院建筑设计中，医疗工艺设计就是为解决医院建筑中的安全、效率、功能、经营及发展等问题。如果不进行医疗工艺设计，在方案设计确定后进行初步设计时就可能出现各种问题：柱网、建筑纵深、电梯及楼梯的位置、各医疗单元的面积等均可能与实际要求存在较大冲突。

苏州科技城医院作为一家新建三级综合性医院，作为 2014 年苏州市政府实事工程之一，整个建设工期为两年半，提前一年竣工交付使用。在整个工程过程中，建筑团队充分征求医疗功能团队、设计团队、专业医务人员意见，始终以医疗工艺设计为主导，同时将智慧建筑理念融入设计当中；从医院整体布局到系统功能与科室设计，从全局到细节，均得到了较好体现。

功能区域划分要兼具"五化"

吴雪良　朱伟　杨斌

在实际设计中，团队尊重规范，但不拘泥于规范，始终坚持"以病人为中心"的指导思想。在外型与立面设计中，医院不仅与科技城整体建筑风格相统一，还考虑到苏州地区的气候特点，在满足医疗建筑特有功能性的同时，运用简洁、现代的设计手法，利用材料的对比，突出细节设计，形成医院鲜明特色。

建筑平面布局合理，体形简洁，比例适当，结构质量安全可靠，装饰施工精雕细镂，不仅成为科技城的标志性建筑，更以医疗工艺设计为前提，具备现代化医院的各项特点，实现"五化"，即模块化、功能化、智能化、人性化、艺术化。

模块化，标准式布局

设计采用模块化的概念，不同功能区采用不同的功能模块。其中，门诊部采用庭院式模块；诊区统一采用标准式布局，且均为尽端式，避免相互干扰；住院部采用单廊板式模块，有利于自然采光与通风，所有病房均有良好的朝向；医技部采用集中式布局，便于医技部门各功能空间的布置。

功能化，重点建设净化区域

医院的重点区域有手术部、检验科、重症监护室、烧伤中心等区域，是医院建设的重中之重。建设团队根据各区域不同特点，通过医疗功能团队、临床专业人员集思广益，以工艺设计流程为主导，注重医疗行业规范，进行深化设计。

（一）检验科采血中心：设有特殊采血单间

采血区设患者集中采血中心大厅及特殊采血单间，可同时为 8 位患者提供采血服务，完全满足日间患者采血就诊需求。患者等候区采用成品玻璃隔断，视野开阔、通透明亮，并设有"病患叫号系统"，患者根据叫号有序进入采血中心内部采血，为医患提供了较为安静舒适的工作及就诊环境。

特殊采血单间的设置，可为老、弱、病、残、孕或有特殊病情的患者优先提供采血服务，缩短等候时间，体现医院对患者的人文关怀。

（二）重症监护单元：严格划分区域

ICU 平面布局严格划分生活办公区、医疗工作区。洁净走道及污物走道的双通道布置体现了洁污分流的设计原则，即医患及洁净物品从洁净走道进入病房，污染物品从污物走道送出，最大限度减少各种干扰和交叉感染。

ICU 设单人病房 13 间、双人病房 7 间、负压隔离单人病房 2 间。患者在相对独立的空间接受护理，较好地保护了患者隐私，不同病情的患者可以严格分开治疗，避免了交叉感染；同时，单间及双人间的设计使得"医患配比"更为科学，提高了护理人员的工作效率。

为便于医护人员能直接观察到患者，面向中心护士站的墙壁采用成品玻璃隔断分隔。护士站设置在病区中心，便于护理人员快速便捷地接触患者。

（三）烧伤中心：特设专用手术室

烧伤中心设在外科护理单元的尽端，相对独立，自成一区，设 9 个单人间，空气净化等级为万级。平面布局采用双通道设置，洁污分流，设独立的家属探视走道，每间病房靠外走道设电动探视窗，在病房内遥控开启，可在规定的时间内安排家属进入病区探视患者。

在烧伤病房的一端特别设置了两间烧伤科专用手术室，危急情况的患者可就近进行手术，不必送到大楼手术中心，非常便捷。

（四）手术部：一体化综合数字手术室

洁净手术部设在住院部4层，由17间手术室、1间诊断间及相应功能房组成，包括：Ⅰ级手术室5间（其中2间为防X射线手术室，1间为术中核磁手术室，1间为心脏手术室），Ⅰ级诊断间1间，Ⅱ级手术室4间（其中2间为防X射线手术室），Ⅲ级手术室8间（其中1间为正负压转换手术室，1间为一体化综合数字复合手术室）；门诊手术室有3间Ⅲ级手术室。手术部功能齐全，不但满足日常手术所需，还满足远程手术指导等功能需求。

智能化，运用现代化信息系统

在智能化、信息化的建设方面，项目实现了办公自动化、通信网络化、物流传输自动化、气体管道化、空气洁净化、信息收集、加工、传递高速化。

在楼宇自控系统的建设方面，如供水系统、空调系统、照明系统、手术室相关配备、气体工程系统、医用物流传输系统、病房呼叫系统、住院结算系统等，均采用自动化设计。对水、电进行一级、二级测量，每月形成表单，以便后勤主管部门有效掌控全院能源使用情况；利用智能化手段，控制全院照明、新风机、排风机、冷冻站、中央空调的运行与操作；有效监控电梯、集水井、锅炉等使用情况。

人性化，注重医护感受

每栋建筑都尽可能地从医患感受出发，贴近人性，营造生活化的氛围。例如，门诊楼大厅入口采用通透的设计，扩展了视觉空间，加强了空间的立体感。大厅正面墙壁上的电子大屏幕有温馨提示，可使患者对就医信息一目了然，减少就医的焦躁感和盲目感。入口处还设有为患者服务的开放式导诊台，方便就医咨询。

另外，医院减少了大病房的设计，设置了较多方便患者生活的标准间和套间，浴厕均设在病房内，方便患者家属陪住。每间病房的装饰设计，都采用家庭装修的风格，营造出"家"的氛围。病房走廊安装扶手，方便患者活动和行走。

艺术化，打造生态景观

在景观设计上，力图将院区打造成具有艺术性的生态型医疗区，并将绿化分为带状绿化、集中绿化、屋顶绿化和庭院绿化。带状绿化种植当地生长态势良好的乔木；集中绿化设置雕塑、小品、花草、乔木、座椅、硬地铺装等；建筑内部设有若干庭院，形成庭院绿化，为患者就近提供观赏绿地；屋顶绿化以草坡为主并设置步道，医患可到达屋顶花园，以别样的视角一览城市和医院建筑风貌。

智慧医院建筑中的创新与实践

吴雪良　朱伟　杨斌

方法创新

（一）图纸接受单—：图纸的整理一目了然

为了加强对项目、施工进度的管理，苏州科技城医院筹建办强求每张修改单上附上一张表格，说明修改图纸的内容、接受单位的姓名等信息，虽然寥寥数语，却解决了施工图修改通知单杂乱的问题。此举在施工过程中避免了相互扯皮、推诿现象的产生，避免耽误施工进度，做到谁主张、谁签字、谁负责，极大地增强施工方、设计者、功能团队的责任心。

（二）因地制宜：总局布局优越

苏州科技城医院设计时顺应地形，因地制宜，在不规则的用地上，总体布局依照正东西和南北两侧斜路作为参照线划分用地，自南至北沿东西短轴方向布置功能单元，对应城市关系，把医疗功能流线压缩，同时把行政办公和公共卫生中心整合到一起，也使建筑的对位关系和整体感得以加强。

医院街明晰了医院内部功能的逻辑关系，提供了明确的导向性，使用者可产生明确的导向感和舒适的空间感受；串联组织各功能单元，各种功能均尽端式布局，避免相互影响。根据使用者的不同特点及各功能单元间的内在关联紧密度，合理安排功能布局。

强化对病人的合理分级，对危重患者与普通患者分别处置。医护人员工作区域有效划分，以及工作流线与患者流线的有效分离，也将充分改善医院总体环境，提高工作效率。

病房楼每层3个护理单元，形成"护理层"，以加强护理单元之间的支持，提高效率。3栋病房楼共用一组垂直交通核，并按使用人群和功能分组，提高电梯使用效率，方便管理，降低垂直交通压力。

（三）现场放样：对立面的节点推敲

为了保证现场的施工效果，甲方对外墙材料搭建了1:1的比例模型，研究幕墙的石材拼缝和玻璃颜色，以保证设计效果。

结合建筑效果需要，工程报告厅屋面、门诊大厅屋面以及屋顶构架、室内连廊、室外楼梯等部位采用了钢结构形式。钢结构产业化程度高，绿色环保且造型轻盈，很好地满足建筑功能的需要。

报告厅屋面跨度为31.2m×32.4m，且业主要求屋面楼板必须为混凝土楼板。报告厅屋面跨度大，荷载重。结合建筑及业主需求，工程采用两向正交正放网架结构形式。网架高度为2.6m，杆件为热轧无缝圆钢管。网架节点采用螺栓球节点。根据统计，报告厅屋面网架用钢量为112.6t。

门诊大厅屋面跨度为27.4m×23.7m。设计时采用了单向钢桁架结构形式。钢桁架高度为1.05m，上、下弦杆及腹杆均采用热轧方钢管。

屋顶飘带从南到北跨越数个建筑单体，气势宏伟，但结构设计难度很大。建筑物顶部的屋顶构架部分可以从屋面上起构架柱，但不同建筑单体之间的屋顶构架部分则只能从地面上起构架柱。从地面算起，构架柱高度为23.3m。建筑专业要求除飘带构架柱与结构主体不能有任何拉结，同时飘带包括4m的大悬挑结构。工程屋顶构架采用了钢框架结构形式，设计时严格控制构架柱长细比。

积极探索，节能优先

在全球能源供需矛盾日益紧张的现阶段，建设一家大型综合医院，节能问题不得不提上日程。苏州科技城医院在设计、建设过程中，从施工技术、材料选择、安装工艺等多方面，筹建办专家均通过大量论证、讨论。

通过采用节地、节能、节水、节材和室内环境质量控制等技术措施，建设节能高效、环境优美的绿色二星医院。庭院式布局改善了建筑的通风采光条件；屋顶绿化提供了更多的绿色视野和休憩用地，更加节能环保；室外园林喷灌技术和透水地面等技术措施的使用，达到绿色医院的标准。

（一）门诊医技楼热水系统

医院在进行生活热水系统设计时，综合比对分散型生活热水系统和集中型生活热水系统。分散型生活热水系统，是指一个生活热水用水点或几个生活热水用水点单独由一个热水供水设备供给，如电热水器、快速水加热器等。集中型生活热水系统，是指所有生活热水用水点或大部分生活热水用水点均由一套或几套热水供水设备供给，如热水锅炉、热交换器等。分散型生活热水系统具有系统简单、控制方便等优点，但耗电量高。通过建设团队与医疗功能团队大量走访及苏州地区实际情况，最终选择集中型生活热水系统。

热媒：热媒由锅炉房提供75℃～90℃的高温热水，同时在楼面布置约1500m² 太阳能集热器，预加热生活热水。生活热水设计温度为60℃，设计日用水量为390m²，最大时用量为55m²/h，设计耗热量约4000kW。

热水系统的分区同给水系统，换热设备在地下一层生活水泵房内，高中低区生活热水均有容积式水—水热交换器供应，各区均设5台BFGVL1600型半容积式水—水换热设备，其中2台用于太阳能和冷却水热回收预加热生活热水，3台用于锅炉热媒加热生活热水，每台直径1.6m，容积5m²，换热面积14m²，供应高中低区热水交换。生活热水24小时运行，热水系统的给水由各区供水设备供应，中、低区设备壳程压力0.6MPa，高区设备壳程压力0.75MPa，热水系统采用机械式同程循环系统，淋浴热水不循环，热水支管长度不超过8m。

（二）锅炉

原设计安装3台5.6MW燃气热水锅炉及辅助设备，锅炉房提供高温热水，供采暖及生活热水负荷使用。其中采暖负荷最大10.83MW，生活热水负荷最大0.4MW，锅炉房基础建设均按照3台锅炉安装设计，一次循环管道等均按照0.4MPa压力进行施工。

2015年，根据苏州市高新区统一规划，新建项目实施集中供热，解决华能电厂热能过剩问题；消息传至医院筹建办公室，办公室组长立即组织协调相关人员进行问题分析：

- 锅炉房原设计3台4MW锅炉，设计规划已经完成，厂家已上门测绘；
- 华能热电公司提供蒸汽能否适应医院需求；
- 供热时间能否确定；
- 图纸修改，是否保存锅炉；
- 安装单位是否具备资质。

筹建办公室根据原设计图纸，经设计单位精心计算，考虑到各类因素；然后将方案发给设计单位，进行图纸调整；联系华能热电公司，了解蒸汽管道传送蒸汽相关数据，以及能提供的相关材料，转交给设计单位。

（三）暖通

1. 空调冷热源系统设计

（1）工程冷冻机房设在门诊医技病房综合楼地下一层，采用大温差变流量一级泵系统，共设5台电制冷冷水机组。其中，4台制冷量为4220kW的离心式冷水机组和1台制冷量为1320kW的磁悬浮离心式冷水机组，冷冻水供回水温度为6/13℃，冷却水供回水温度为32/37℃。过渡季或冬季时，手术部等净化区域仍有余热产生。为了充分使用室外冷空气的自然冷却作用，利用冷却塔作为空调冷源，设置1台板式热交换器。冷却塔供冷时，空调供水温度11/16℃，冷却塔冷却水温10/15℃；过渡季或冬季时，也可开启磁悬浮离心式冷水机组制冷。

（2）空调热媒为60/50℃热水，接自地下一层换热站，冬夏空调补水均采用气压罐定压补水系统。

2. 冷冻水系统设计

（1）为满足手术部等净化空调系统可靠性要求，设计专用立管供空调用水，与普通区域中央空调立管分开控制。

（2）风机盘管采用二管竖向异程水平同程式，立管均敷设在管井和空调机房内。地下一层至地下四层风机盘管及地上内区部分单设立管，满足提前和延后供冷的要求。

（3）新风（空调）机组采用竖向异程式，新风机组为二管制，立管敷设在新风机房，每个新风机房供回水均增加止回阀和旁通装置，主供阀门设电动执行器，远程智能控制。

3. 空调风系统设计

（1）医疗综合楼的门诊大厅、住院大厅、报告厅设计低速单风道全空气系统。气流组织为上送上回。过渡季时，加大新风量运行，最大新风比不低于70%。

（2）医技、诊室、放射科及护理单元等设计风机盘管加新风系统，新风系统按防火分区设置。新、排风口均单独设置。风机盘管暗装在吊顶内，气流组织为上送上回。护理单元的新风机组采用热回收式新风机组，冬夏季可以回收房间的排风热量。

（3）感染楼设计多联机空调＋新风系统＋排风系统。每个房间均设新风口和排风口。新、排风口均单独设置。多联机空调暗装在吊顶内，气流组织为上送上回。

（4）后勤楼、液氧站、宿舍等设置分体空调。

4. 净化空调系统设计

（1）地下一层DSA按Ⅲ级手术室设计。气流组织为手术室专用送风单元集中上送，单层竖向百叶下回。

（2）二层急诊手术室按Ⅲ级手术室设计。气流组织为手术室专用送风单元集中上送，单层竖向百叶下回。

（3）二层配液中心按10000级医药洁净室设计。气流组织为高效送风口均匀上送，单层竖向百叶均匀下回。

（4）手术部设置在四层，共17间手术室，包括1间Ⅰ级术中核磁洁净手术室，1间Ⅰ级术中放疗洁净手术室，3间Ⅰ级骨科洁净手术室；10间Ⅲ级洁净手术室、1间Ⅲ级DSA手术室、1间Ⅲ级正负压转换手术室。每间手术室设一个净化空调系统，系统采用智能控制，湿度优先控制，机组设置加湿装置，保证手术室恒温恒湿。

（5）五层ICU、九层心内CCU、十层呼吸科ICU按Ⅲ级洁净辅助用房设计。气流组织为高效送风口均匀上送，单层竖向百叶下回。

（6）十一层烧伤病房按百级洁净用房设计，每间烧伤病房设一个全新风净化空调系统。气流组织为高效风口上送，双侧连续单层竖向百叶下排。

5.暖通专业节能措施

（1）风机盘管回水管设置电动二通阀、新风/空调机组回水管设置动态平衡电动调节阀，按需供冷/热。

（2）空调冷源采用可变水流量制冷机，制冷机最低流量为额定流量的40%，冷冻水泵变频运行，节约运行能耗。

（3）选用制冷机COP值（国标工况下）分别为：离心机6.10，磁悬浮离心式冷水机组6.12，均达到能效等级1级。采用环保冷媒R134A。

（4）空调水系统采用大温差系统，供回水温度为6/13℃，节约水泵运行费用，减小管道尺寸。

（5）车库通风用的风机均配车库通风机节能控制单元，根据地下车库一氧化碳浓度自动调节送排风风机风量。

（6）病房的新风与排风在屋顶设置三维热回收热管式新风换气机，行政办公部分设置三维热管式新排风换热机组，热回收效率大于60%。

（7）过渡季或冬季时，手术部等净化区域仍有余热产生，为了充分使用室外冷空气的自然冷却作用，利用冷却塔作为空调冷源。

（8）空调水系统中，在干管上设置冷热计量表装置，具有检测和计量累计的功能，具有远传功能和modbus通信协议，计量精度不应低于2.0级。

（四）建筑专业节能

建筑物所处气候分区为夏热冬冷地区，门诊医技病房综合楼、公共卫生中心属于甲类建筑，节能65%；其余建筑属于乙类建筑，节能50%。

（1）建筑采用集中式布局，节约土地资源。庭院式布局有利于自然通风采光，降低能耗。

（2）建筑采用外墙外保温体系，外墙保温材料采用A级岩棉板，low-e镀膜中空玻璃。外墙凸出部位采用隔断热桥和保温措施；门窗洞外侧四周墙面应进行保温处理；门、窗框与墙体之间的缝隙采用高效保温材料，如发泡聚氨酯封堵；幕墙与隔墙、梁、楼板之间的缝隙填充保温材料；人员出入频繁的外门设置门斗或热风幕，以减少能量的损耗。

（3）建筑造型要素简约，无大量装饰性构件。

（4）采光天窗与中庭设计，明显改善室内自然采光效果。

（5）绿地、透水铺装，以增加地面透水性能及水土涵养。

（五）电气专业节能措施

（1）选用节能变压器，变电所、电气竖井靠近负荷中心设置。

（2）装设低压电力电容器补偿无功功率，采用有源滤波器集中治理谐波。

（3）采用高效低耗节能灯具。

（4）公共区域照明采用楼宇自控集中控制管理。

（5）采用电力监控能源管理系统，用电数据远传至中控室能源管理系统，统一计量分析。

积极探索，优化功能

（一）弱电专业：打造智慧型医院

医院投资有限，但根据筹建办要求，对弱电系统的设置标准要求较高，要采用具有国内先进、一流、成熟等特点的系统构架。经过专家组反复的讨论及对各弱电系统构架进行推敲，最终结合医疗建筑的智能化理论，通过信息化应用系统、建筑设备管理系统、公共安全系统等先进技术，结合医疗建筑的功能和特点，以建筑为平台，兼顾上述各项技术，集系统结构、服务、管理及其之间的最优化组合，使建成的医院成为国内一流的智能型医疗建筑。

工程共设置十余个弱电系统，其中综合布线系统是医院信息网络建设的基础，为医院 HIS 系统、胃窥镜 PACS 系统、放射科 RIS 系统、病理科 PIS 系统、OA 系统等接入提供了服务平台，使医院信息化管理水平在国内处于领先地位。

工程建筑规模大、功能复杂、标准高，楼内的机电设备数量很多，技术性能复杂，且设备分散在大楼内的各个楼层和角落，若采用分散管理，就地监测和操作，将占用大量人力。通过设置计算机控制和网络技术，实现了在中央控制室对机电设备进行实时自动监测和节能控制，为大楼提供一个舒适、绿色、节能的物理环境，节省了大量的人力资源。手术室洁净空调自动控制系统，可通过手术室综合信息面板实现手术室就地显示，控制室内温湿度，方便快捷地为病人及医生提供适宜、洁净的空间环境。

此外，根据建筑医疗功能需求，设置了医疗专用弱电系统、电子叫号系统、医护对讲系统、ICU 视频探视系统、手术室视频管理及示教系统等，均采用国际最先进的数字化技术，把看似分散的各医疗专用弱电系统，统一在医院的内网平台上，使医院能在一个平台上办公、管理、维护，真正实现无纸化办公。

智能化系统的合理设置，不仅优化了工作环境，提高了服务效率和质量，而且有利于提高医院的经济效益和社会效益。基于工程的特点及行业技术的发展，各智能化系统会面临系统扩容和技术升级的局面，因此在工程中，均选择具备发展潜力的技术和扩展性能好的设备，保证系统结构与前端设备的先进性、灵活性和可扩性。

（二）加强医用气体建设

医用气体系统是维持生命健康的关键系统，氧气、医疗真空吸引系统及医疗压缩空气系统的气体管网采用双路供给，保证生命支持系统使用的可靠性。筹建团队针对医疗、非医疗及高压氧舱都分别设置独立的压缩空气系统。针对口腔科医疗器械压缩空气及真空吸引，均单独设置机房，真空吸引系统采用湿式抽吸泵供给，可满足干式、湿式等多种牙椅使用。所有压缩空气及真空吸引系统设备在楼内分开独立机房设置，每套系统均设有备用机组，采用分时间循环交替启动机组的方式供给，在保证可靠使用的前提下节能环保。针对洁净手术部的笑气、二氧化碳、氮气均在设备层单独设汇流排间，通过管道供手术室使用。麻醉废气采用气环真空泵形式排放。

智能化的医院安防体系规划与管理

吴雪良　赵鑫　钱佳静

国家对三级甲等医院的规定标准非常严格，安全保卫部门作为行政部分的重要组成部分，是维护医院日常医疗秩序，保障人民群众安全的重要部门，在维护医院日常医疗活动中有着重要的地位。苏州科技城医院保卫处在开院至今不到三年的时间里，从无到有，从有到优，从优到精，在不断的学习中逐渐壮大。

从消防工程设计到消防安全管理

（一）消防设计依据

表1　消防设计相关标准表

国家标准、行业规范等	文件编号
《民用建筑电气设计规范》	JGJ 16-2008
《智能建筑设计标准》	GB/T 50314-2006
《火灾自动报警系统设计规范》	GB 50116-98
《公共广播系统工程技术规范》	GB 50526-2010
《有线电视工程技术规范》	GB 50200-94

表1（续）

国家标准、行业规范等	文件编号
《综合布线系统工程设计规范》	GB 50311-2007
《入侵报警系统工程设计规范》	GB 50394-2007
《视频安防监控系统工程设计规范》	GB 50395-2007
《出入口控制系统工程设计规范》	GB 50396-2007
《电子计算机房设计规范》	GB 50174-2008
《建筑物电子信息系统防雷技术规范》	GB 50343-2012
《高层民用建筑设计防火规范》	GB 50045-95（2005年版）
《人民防空工程设计防火规范》	GB 50098-2009
《人民防空地下室设计规范》	GB 50038-2005

（二）工程概况及设计范围

医院火灾自动报警保护等级为一级，火灾自动报警系统为全面保护方式。火灾探测器的设置如下：诊室、药房、病房等房间设置感烟探测器；发电机房设感温探测器；车库设置编码感烟探测器；在电缆夹层、病案室、大型医疗设备用房、交电所、信息中心等重要房间设置感烟及感湿探测器组合；在防火卷帘门两侧设置感烟及感温探测器组合；在常开防火门两侧设置感烟探测器；在发电机房、主要通风机房设置消防专用电话分机；在各楼梯口设置识别着火层的灯光显示装置。

每个防火分区设置手动报警按钮和联动控制设备。从任何位置到最邻近的手动报警按钮的步行距离不应大于30m。手动报警按钮的安装高度为距地1.4m，安装在公共走廊的出入口等明显位置，同时带有消防专用电话插孔。

消防控制室的控制设备具有以下功能：控制消防设备的启、停，并显示其工作状态；消防水泵、防烟和排烟风机的启、停。除自动控制外，还能手动直接控制；显示火灾报警、故障报警部位；显示保护对象的重点部位、疏散通道及消防设备所在位置的平面图或模拟图；显示系统供电电源的工作状态；屋顶消防水箱低水位报警等。

此外，还包括气体灭火系统。根据火灾探测器信号手动／自动启动气体灭火系统，并在延时时间内发出声光报警讯号。关闭有关部门的防火阀。显示系统的手动、自动工作状态，显示气体灭火系统防护区的报警、启瓶、放气及防火阀等设备状态；在延时阶段，应自动关闭防火门、窗，停止通风空调系统。气体灭火系统防护区内排风管上设电动密闭阀，灭火后打开排风机排走气体。

火灾自动报警和联动控制系统采用单独的消防专用电源，双回路末端自动切换，容量50kW，直流备用电源采用火灾报警控制器专用蓄电池，消防联动控制装置的直流操作电源电压为24V。

（三）先期介入把好源头关

在建筑工程施工过程中，与建设、施工单位共同管理施工现场的消防安全工作。建筑工程按照消防设计及说明开展，竣工后医院向公安机关消防机构申请消防验收。经公安机关消防机构消防验收合格后方可投入使用，以确保医院的建筑工程不出现先天性的火灾隐患，在源头上保证消防安全的要求。

（四）投用前的准备工作

在投入使用前，保卫处制定消防安全制度和各岗位安全操作规程，对全体员工进行岗前的安全培训，经考试合格后上岗。建立健全消防工作的各级组织机构，落实各级各类人员的岗位职责，制定灭火和应急疏散预案并组织演练。确定单位内部的重点部位，配备培训消防控制室值班人员，建立专、兼职的消防工作队伍。

（五）投入使用后消防工作的重点

认真安排部署，强化组织领导。医院应成立消防工作领导组织机构，定期召开消防工作会议，安排部署消防工作，传达上级领导指示及会议精神。每周召开科室例会，传达学习近期上级下发的有关文件精神，近期各人员分管工作汇报，并对医院下一步的消防安全工作进行安排部署，提出具体要求。对近期检查发现的火灾隐患和不安全因素进行分析，提出解决方案并落实到具体的整改部门。

细化各项制度，落实各级各项消防安全责任。保卫处从医院整体到各部门各科室，结合实际制定安全制度和安全责任。对各部门各科室的重点部位、用火用电较多的部位设备进行全面细致的检查，除每日医院整体防火巡查外，要定期开展各部门科室的自查、自检工作，并不定时通过不打招呼形式手动触发某处消防报警按钮，测试消控室值班人员和院卫队应急速度。不定时抽查安保人员履职尽责情况，使安保人员遇到突发事件后能够第一时间冷静果断处置。

增强消防安全意识，提高消防安全素质。医院是人员聚集场所，保卫处针对用火、用电、用油、用气等重点部位定期开展全方位的消防安全检查。每日对医院内部的消防设施、消防通道、消防通信、消防水源等重点检查并保证数量充足，完整好用。定期对全体员工进行消防培训，包括两方面的培训，一是日常的安全培训，二是对新上岗的和换岗员工进行上岗前的、有针对性的安全培训。必须掌握本岗位的火灾危险性，消防器材设施必须熟练使用，会组织人员疏散，经考试合格后方可上岗。定期开展安全疏散演练和灭火演练，尤其是在病房楼这样的人员密集场所，部分人员行动不便、无法自理，多次医院火灾中造成人员重大伤亡的主要原因都是人员疏散困难，职工不会疏散。保卫处在不影响正常医疗工作的前提下定期组织演练，让每名职工都熟知自己的疏散义务和职责。同时要求各部门各科室利用业余学习时间，将消防安全纳入日常学习范围，使职工掌握扑灭一般火灾的知识，了解医院消防设施和器材的相关知识，使全院职工都能掌握基本的消防常识。学习用电常识，按规定使用电器设备，不能私自拉设临时电线，确保用电安全。

（六）持续改进

1. 改变消防培训模式，从大讲座变为小课堂

制定全年培训计划，将消防安全培训工作纳入绩效考核。组织各科室、病区对接培训时间点，有针对性地进行消防安全知识培训，时间控制在半小时以内，由"大而宽"变成"小而全"。通过减少单次培训人数，缩短单次培训时间，增强培训效果和质量；同时，最大限度降低对医疗工作的影响，保障医疗服务的正常进行。

2. 采用无预案消防演练模式

摒弃目前流程化、电影化的消防演练，采用无预案式演练方法。所谓

无预案消防演练，就是不提前通知演练科室、不制订演练流程，随机指定一处可控火灾情报，查看起火附近人员的反应和应急处置情况。目前，无预案消防演练已经成为医院每年消防应急培训的常规项目，取得了良好的效果。

3. 定期举行消防安全知识竞赛、消防运动会

每两年举行一次全院消防知识竞赛及消防运动会。以工会小组为单位，选取5名选手参与。消防安全知识竞赛以初赛、决赛形式体现。消防运动会根据院区内所配置的常用消防器械来设立，如水带接驳、消防报警、佩戴防毒面具以及规定时间内使用灭火器扑灭初期火灾等。对于表现良好的队伍给予适当奖励，同时在年终考评时给优胜科室加分。目前，全院安全知识竞赛及消防运动会都已完成，在取得了良好成效的同时引起了区卫生系统的重视，举办开展了全区性的消防安全知识竞赛。

4. 邀请专业消防队伍进行病区火灾联合演练

区消防大队专业人员来院内进行联合演练，不但能提高医护人员的消防应急处置能力，检验消防技能培训的成果，对于医院保卫处来说，也是一次难得的学习机会，可以接触最新的消防安全技术，这对于做好下一阶段医院的消防保障工作，提升全院消防安全效能具有重要意义。

联合演习主要把握好三个要点：第一，重视生命，把快速、有效、安全救助患者逃生视为首要任务；第二，充分发挥本院医护人员熟悉医院情况、便于提供救助的优势，积极开展义务消防队员救助活动；第三，大规模演习自始至终在消防支队的指导下进行，以保障自救、灭火工作的科学性和安全性。演练不仅能提高医院整体的消防安全建设；对于职工而言，一旦遇到突发状况，这些能力和知识都将成为救命的绳索，在危难关头，大大提高生存率，保障生命和财产安全。

5. 制定科室消防应急编组任务分配表，完善院内各消防指示标贴

通过设置科室消防应急编组任务分配表，确保每一名职工在遇到突发情况时都知道自己的责任，按照职责划分内容进行疏散救援，避免慌乱导致严重后果。在日常巡检工作中，完善各疏散通道的疏散指示，明确紧急疏散逃生路线以及安全出口提醒等标识。

6. 局部工程改造验收

（1）按照国家相关法律法规，医院放射治疗中心、口腔中心、康复中心在总体改造工程完工后，消防验收圆满完成。在消防验收前，保卫处与维保单位及施工人员按照消防验收标准对三大中心进行先期的检查验收。对安全疏散、消防电梯、防排烟、防火防烟分区等进行先期检查验收，并现场联动测试。

（2）南七病区（临床药物研究中心）在档案室自建消防设施，保卫处在巡查检查中发现后，指导南七病区按照国家相关法律法规内容设置建立气体灭火装置并接入消控中心，现已正常投入使用。

（3）北八病区为方便糖尿病患者特设立糖尿病厨房，但保卫处在检查中发现糖尿病厨房在炒菜过程中动用了明火，不符合院内消防安全管理规定，要求立即整改。由于未找到更为合适的加热器具，暂时使用电磁炉（大功率电器），并加强使用过程中的管理。

（4）预想门诊中庭休息区域引进外来餐饮公司，设立消防安全知识小屋，邀请消防部门现场查看后，该区域不符合消防新规要求，无法进行局部改造，未能实施。

内部治安管理

（一）医院安防视频监控与入侵报警

医院的安防监控系统在保证自身功能实现的同时，实现与入侵报警系统的联动，在探测到报警信号后，可立即联动闭路电视监控系统调用报警点附近的相关图像，同时图像记录设备启动录像，并即时联动应急灯光等设备进行报警处理，便于监控中心有效进行报警点查看及警情预览，在人防、技防方面发挥更强大的作用。

目前医院设置安防视频监控点位 1415 个，监控摄像机均使 1080P 网络摄像机，监控中心分三班制对医院内重点区域进行 24 小时不间断监控，包括停车场、门 / 急诊大厅、候诊区域、住院部、病区、楼梯、出入口、行政办公区、餐厅、门卫值班室、手术室、取药处、配液中心、分区监控中心等地方。不仅能在第一时间对异常事件作出快速反应，还能提供事件发生前后一定时间内的查证资料，为医院的管理工作提供更有效的管理手段，大大减轻了安保工作的压力，提高管理的效率和质量。满足医院实时监控、高清监控、系统联动、集中存储、系统稳定的需求。

医院在金库、药库等重要部位设置红外入侵报警系统，可以实现布防与撤防、布防后的延时、防破坏、微机联网功能、电子地图识别功能、报警联动等基本功能，当探测到人员的非法入侵，亦能在屏幕墙上自动显示出目标地点拍摄到的场景，真正做到实时监控。

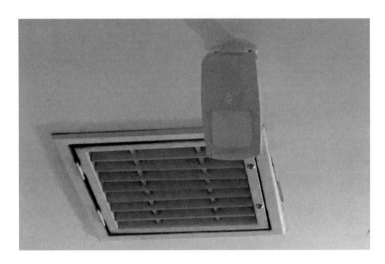

图1　红外入侵报警装置

医院门诊、急诊、住院部的各出入口及院内人员密集场所共设置12个人脸识别监控，可进行人脸检测、人脸跟踪与人脸对比，并且与当地公安系统联网，提升医院安全防范水平，达到维护院区稳定，保障医务人员、患者及家属安全的目的。

医院内监控摄像头上贴有与监控系统内同命名的监控标贴，一是确保监控中心值班人员能够快速调取相应位置的监控；二是在发生突发性事件监控中心未能反应时，区域管辖范围内的院卫队能快速辨别当前位置的监控摄像头，以便通知监控中心实时监控事件动向。

医院监控系统也在两年多的实际运作中查找问题，如部分位置出现监控不足，存在监控盲区等，在经过检查统计后，申请增加视频监控点位240多个，确保医院无监控死角。

（二）医院智能巡更

医院安全分基础安全与医疗安全，安全保卫工作就是为医院提供基础安全，为医院发展起到保驾护航的作用。

医院安全保卫工作具有管理难度大，突发事件多，就医患者防范意识弱，医院建筑面积大，进出口多，大型设备多，危化物品多，行动不便的弱势群体多等特点，为了适应形势发展需要，医院利用物联网技术，对医院巡更系统改革创新，有效利用信息化、现代化的管理模式，把医院管理工作推上一个新台阶。

智能巡更系统通过在巡更点位部署 RFID 标签，安保人员使用 PDA 进行巡更操作，并通过蓝牙信标进行远距离、非接触式采集报警工牌的信息，实现人员在移动状态下的自动识别，从而实现目标的自动化管理。运用信息化技术有助于提高医院的安保管理水平，通过运用各种计算机管理软件，有助于使安保管理工作更加便捷、安全，有助于促进医院的发展，实现以信息化建设为动力，推动管理创新。

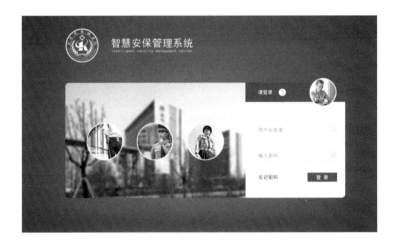

图 2　智能巡更系统 - 管理后台 WEB

医院建设智能巡更系统，促使安保人员按医院规定的巡更巡逻管理办法对各楼层进行定时定点的巡逻，并能实时监测安保人员位置，以便发现紧急情况能够及时解决。系统能大大加强医院的安全工作，并且对安保人员的工作进行有效监督和管理，提高了医院安全保障工作效率，更有效利用信息化、现代化的管理模式。智能巡更系统管理人员可以清楚查询每个安保人员的当前位置和巡更记录，遇到紧急情况立即处理。

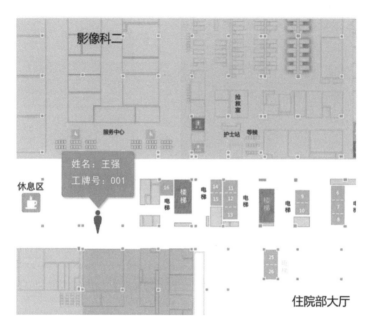

图3　实时监控界面

（三）一键式手动报警系统

医院在服务台、分诊台、护士站、谈话间等区域共安装一键式手动报警按钮177个，当触动一键式报警装置，监控中心系统电脑的电子地图会立刻显示出手报位置，监控中心会根据报警位置调动附近多名院卫队，快速到达现场处置。

（四）安全应急管理

医院在突发事件紧急联动方面，充分利用人防、技防、设施防、制度防相结合，建立健全医院的各类应急预案、应急流程图及规章制度。在日常管理中，会不定时在某处通过突然性触发手动报警的方式，测试医院院卫队应急反应，使医院安保力量时刻处于紧张状态，不松懈、不含糊。

医院道路交通与车辆管理

（一）停车场管理

车辆进入院区，通过车牌识别感应器记录进场时间，并记录车牌号码。在车辆驶入医院地下停车场，车辆停好后，患者可在医院院内导航中设置"我的车位"，以方便导航停车位置。

随着苏州市居民机动车保有量的不断增加，给医院造成不小的停车压力，为减缓停车问题，医院投资建设机械式立体车库，在原有车位基数上增加 100 个左右的停车位。在机械式立体车位的管理上，建立相关的规章制度与岗位职责，合理安排人员操作分管区，按照机械车位的停放规定，有序指挥车辆停放，并做到操作人员持证上岗。

按照《城市道路路内停车泊位设置规范》（GA/T 850-2009）要求设置足够的残疾人车位，并且位置均位于门/急诊大厅、住院部、电梯附近，方便残疾人就医。

（二）道路行驶规划与管理

由于医院车位数紧张，在车辆管理过程中不得不占用一部分院内道路用来停放机动车，这就增加了车辆行驶的压力，所以医院部分道路采用单向行驶，由东向西呈逆时针的交通走向，减少因车辆交会产生的拥堵。为防止院内车辆行驶过快导致交通事故，医院在院内道路铺设减速带 80 条。医院地下停车场地面为环氧地面。环氧地坪是一种高强度、耐磨损、外形美观的地板，具有无接缝、质地坚实、耐药性佳、防腐、防尘、保养方便、维护费用低廉等优点；但在使用过程中也暴露出了其缺点：雨天容易路滑，所以在后期管理中，医院在地下停车场铺设了震荡标线，以减少雨天车辆出现的轮胎打滑现象。

（三）未来医院的智能停车

未来医院将引入智慧停车全生态链（SPS）系统，为停车场增益堵漏、提升管理效率，实现停车场无人值守，运营智能化、电子化、人性化。其具有车位引导、车位预约、反向寻车、无障碍驶离、在线支付等功能，能够有效减少医院在车辆管理方面的人力资源投入，为就医患者提供更便捷的停车环境。

科室建设与人才培养

（一）科室安全工作会议

为了更好地贯彻上级有关安全生产的方针政策，解决医院安全管理问题，及时总结安全管理工作的经验和教训，使安全管理工作在健康、有序、高效的轨道上运行，医院建立科室安全例会制度，每周定期召开部门工作例会。

（二）重点部位安全检查

医院有液氧站、锅炉房、手术室、配电间、核医学科、影像科、住院部、门/急诊等 18 处重点要害部位，每月定期检查重点部位的制度职责、台账记录、消防设施、安防设施、危险化学品管理、麻毒精神药品管理、资金管理等，保证医院正常运行。

（三）队员培养

医院着重培训安保人员防爆、防盗抢、突发事件处置等专项业务技能和理论知识，并且每月进行专项业务技能考核，年底根据队员每月考核情况，每季度或每半年组织一次院内反恐防爆演习，使安保人员遇到突发事件后能够第一时间冷静果断处置。

（四）绩效考核

安全保卫绩效考核方面：从治安消防安全管理、落实防范措施、火灾隐患、治安消防安全教育学习、安全防范意识、治安消防安全管理、车辆管理、门禁管理等多个方面进行考核。

（五）科室展望

苏州市已成立市卫生计生系统后勤研究学会，高新区也计划成立区卫生计生系统后勤研究学会，制订相关制度，引领区内后勤、安全保卫管理潮流，不断学习其他单位的成功经验，努力与医院现有管理方式相结合，不断提高医院管理水平。

实用高效的物流体系　创造洁净医疗环境

金燕

物流体系设计理念的形成和实现

苏州科技城医院的建筑设计以医技为核心向南、北、东三个方向展开，平面采用鱼骨式布局，沿南北贯通的医疗主街将各功能单元联系在一起。南侧是门诊、医技各科室，北侧为"品字形"病房楼；医疗功能单元压缩在用地北侧南北 230m 的范围内，门诊部、住院部、急诊部三者与医技部之间的联系方便快捷，大大缩短了就医流线。但是，如何在现有建筑设计的基础上利用先进的物流体系将临床与医技、辅助科室有机结合起来；如何高效转运检验标本、药品、耗材等医疗物资；如何杜绝垃圾和污衣、被服在医疗场所的堆放；如何减少医疗场所"人推车运输"的传统物品运送方式，减少医院电梯垂直运输的压力；如何做到"人物分流"，优化医院内部物流管理，改善就医环境，成为筹建后期最为关注的一些问题。医院建成后的整个物流体系由物流小车、气动物流、气力垃圾 / 污衣智能收集系统等组成，然而这个构想并不是在建筑设计阶段就形成的，而是在后期不断的参观学习中、在无数次的会议讨论后慢慢变得清晰和明确的。

整个体系中只有物流小车有前期规划，在设计时预留了物流小车的控制机房和大致的规划路径。2014 年年底，医院建筑即将封顶，内装中标方开始启动内装设计，与内装密切相关的物流小车也进入紧张的调研论证阶段。此阶段，筹建组发现了两个主要问题。

一是筹建组人员发现物流小车速度有限，抢救物资送达不够及时的问题。为此，院方坚持要求出资方增加气动物流系统的建设作为物流小车的补充。好在气动物流对基建改造要求不高，项目得以高效、顺利实施。

二是将气力垃圾／污衣智能收集系统纳入医院物流体系，筹建组操作难度较大。为打造舒适洁净的诊疗环境，在出资方的大力支持下，医院决定引入气力垃圾／污衣智能收集系统。至此，科技城医院完整的物流体系方案才得以最终明确。所以，完整的物流体系确定下来已是在整个楼房基建封顶后，延迟的决策使得后期基建的修整过程耗时、耗力。

由于气力垃圾／污衣智能收集系统在前期设计中没有规划，图纸上既没有预留投放口和作业井，也没有设计污物中央收集站，更重要的是没有管路敷设通道。项目已接近尾声，各公司都在赶工期，抓紧完成各自管路安装，

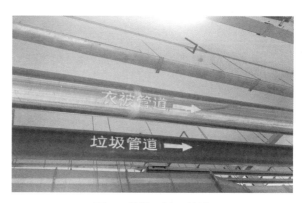

图 1　垃圾／被服管道

在已事先规划好的供水管路、污水管道、空调排风管道等密密麻麻的管道敷设路线中让出两条直径 50cm 的、独立的垃圾／污衣回收管道，绝非易事，可谓牵一发动全身。为此，筹备组人员紧急联系设计方，提要求、改图纸，经过无数次会议讨论、起草方案、出效果图、设计图纸反复修改、现场协调等过程后，医院物流体系最终才得以如期建成。

建成后的"高铁系统"实用而有效

现在，在医院部分楼层走廊的天花板上，能看见一列列的小车轨道，小车在轨道上匀速运行，就像是医院内部的"高铁系统"。院内共架设轨道长度约 2000m，设有轨道小车物流站点 42 个，运输小车 60 余辆，15kg

以内的物品均可进行传输。

作为物流小车的补充，气动物流系统是以空气压缩机抽取及压送空气为动力，在密闭的网管中实现任意两点之间物品的传输，并能消除静电，由电脑进行实时监控的自动控制系统。院内共设置 48 个站点，适用于传输体积小、重量轻、时效性强的标本、物品，5m/s 的时速开辟了院内物流的"高速公路"。

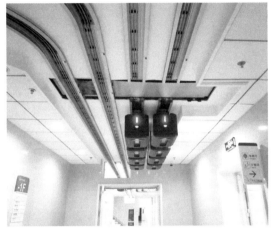

| 图 2　物流小车实景 | 图 3　气动物流实景 |

智能回收，洁净医疗环境

在很多老旧医院，工人有时在回收垃圾、转运垃圾时可能产生异味，或污水洒落。这些感观不仅严重影响患者的就医体验，更严重的可能会造成二次污染和疾病传播。

气力垃圾 / 污衣智能收集系统正是为了解决以上问题而被科技城医院筹建方接受，并不惜重金引入的智能回收系统。该系统的启用使苏州科技城医院成为江苏省首家使用气力垃圾 / 污衣智能收集系统的现代化医院。

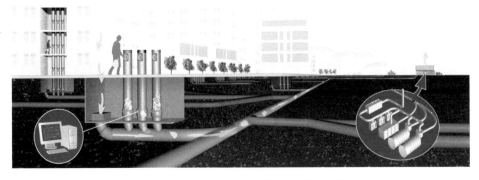

图 4　气力垃圾 / 污衣智能收集系统原理图

垃圾／污衣智能收集系统的工作原理为：

● 垃圾／污衣分别投入投放口，进入储存节；

● 当储存节的垃圾／污衣达到限定容量时，传感器向控制室发送信号；

● 启动抽风机，在输送管道内产生负压，强大的气流将垃圾／污衣抽送至中央收集站；

● 在整个收集过程中，同一时间只打开一个排放阀，确保顺序排放各个垃圾／污衣竖槽的垃圾。

● 垃圾输送至垃圾收集站，固体分离装置将垃圾和气体分开，垃圾进入集装箱，气体经由除尘、除臭系统处理后达标排放；污衣经污衣管道输送至污衣收集站，进入污衣收集器；

● 垃圾集装箱载满后，由垃圾车外运处理；污衣由污衣收集器倾倒后，可通过车辆外运，集中消毒和清洗。

由于现场改造条件的限制以及对成本的考虑，最终确定只在住院部安装垃圾／污衣智能收集系统。每个病区的清洗间内分别设置一组垃圾和污衣投放口；使用时，为防止误操作，投放人员需要有授权才能开启投放口；系统自带的负压吸引装置使得投递口无异味溢出。垃圾／污衣在管道中以70km/h的速度被抽至中央收集站，系统充分利用气力管道系统的自动化、全封闭优势，使得整个垃圾回收过程洁净而智能，不仅能有效防止气味的二次污染及疾病传播的可能，更减轻了医院物流运输的压力。系统在科技城医院的成功启用让前往医院就诊的患者们真正体验到了舒适、整洁的医疗环境。

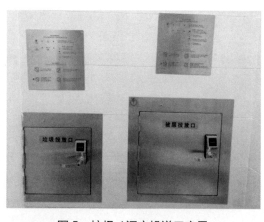

图5 垃圾／污衣投递口实景

参考文献

许军雄.医院安全保卫工作要点及重要性阐述[J].管理观察，2017（22）.

第二章

基于智能化的医疗质量管理

人工智能医疗平台　实现肿瘤治疗规范化

徐府奇

相关行业及政策背景

（一）人工智能的发展

人工智能在医疗领域的应用已非常广泛，包括医学影像、临床决策支持、语音识别、药物挖掘、健康管理、病理学等众多领域。人工智能技术呈现出与医疗领域不断融合的趋势，其中，数据资源、计算能力、算法模型等基础条件的日臻成熟成为行业技术发展的重要力量。

人工智能已上升为我国的国家战略。2017 年 7 月 20 日，国务院正式印发《新一代人工智能发展规划》，提出了面向 2030 年我国新一代人工智能发展的指导思想、战略目标、重点任务和保障措施，部署构筑我国人工智能发展的先发优势。规划指出，以人工智能研发攻关、产品应用和产业培育"三位一体"推进。其中强调在医疗、养老等方面应加快人工智能创新应用，为公众提供个性化、多元化、高品质服务，包括：推广应用人工智能治疗新模式、新手段，建立快速精准的智能医疗体系；探索智慧医院建设，开发人机协同的手术机器人、智能诊疗助手，研发柔性可穿戴、生物兼容的生理监测系统，研发人机协同临床智能诊疗方案，实现智能影像识别、病理分型和智能多学科会诊；基于人工智能开展大规模基因组识别、蛋白组学、代谢组学等研究和新药研发，推进医药监管智能化；加强流行病智能监测和防控。同时，国家也从重大科技专项角度支持医疗人工智能的发展，医学人工智能成为 2018 年科技部重大专项课题的重点。

2017 年 5 月，国家科技部发布《"十三五"卫生与健康科技创新专项规划》，对推进医学人工智能的技术发展指明了具体方向：开展医学大数据分析和机器学习等技术研究，开发集中式智能和分布式智能等多种技术方案，重点支持机器智能辅助个性化诊断、精准治疗辅助决策支持系统、辅助康复和照看等研究，支持智慧医疗发展。

（二）我国肿瘤医疗的现状和挑战

1. 肿瘤疾病负担

2017 年 2 月，国家癌症中心发布的中国最新癌症数据显示，每天约 1 万人确诊癌症，平均每分钟就有 7 人。根据世界卫生组织的最新数据，全世界 22% 的新发癌症病人在中国，却有 27% 的癌症死亡病人在中国；而发达国家的癌症病死率已经下降到 40% 左右，但在我国癌症的病死率仍高达 80% 以上。

肿瘤发病机制复杂、高危因素难控制等原因导致我国肿瘤预防难；有效筛查技术少、早期诊断技术水平低等因素导致肿瘤发现时间普遍偏晚；肿瘤治疗效果差、复发转移率高且肿瘤治疗副作用大、精准性差等原因导致肿瘤治疗难度大；我国肿瘤自主规范少、基层医院诊疗水平参差不齐、诊疗均质化程度低，因此，提高我国肿瘤防治的规范化水平迫在眉睫。

2. 我国肿瘤医疗服务的现状与挑战

肿瘤医疗服务的需求供不应求。我国肿瘤病人数量的增长快于床位数增长，从病床使用率来看，肿瘤医院病床使用率超过 100%。这说明在较长一段时间内，我国都面临着肿瘤医疗服务资源总量不足的问题。

肿瘤疾病治疗的特点决定了对医学人才和设备要求较高。专科化是肿瘤医疗发展的未来趋势。肿瘤综合治疗模式复杂，往往是多种治疗方式（手术治疗、放射治疗、化学治疗、生物治疗、基因治疗、物理治疗等）相结合，因此对医学人才、诊疗设备的要求都很高。

我国肿瘤医疗服务机构的服务技术和治疗水平参差不齐，人才分布不均衡是其关键原因。一方面，大型公立专科医院掌握整个体系内最高水平的技术和医生资源；另一方面，下级医院的肿瘤科和民营专科肿瘤医院的资源略显单薄。国内排名靠前的肿瘤医院几乎全部是公立专科肿瘤医院，其次是综合性医院，主要集中在北上广等大城市，医生队伍强大、门诊量和手术量大，代表了我国肿瘤治疗的最高水平。各省、市、地级、县级综合医院的肿瘤科是肿瘤医疗服务的中坚力量，在医疗服务技术和质量上与大型公立专科肿瘤医院相比还存在差距。

3. 肿瘤患者的特点和需求

一方面，患者一旦被诊断为恶性肿瘤，无论是患者本人还是家属，都尽全力寻求放心的诊断和治疗方案，患者多方求医，寻求多家医院和多位医生；另一方面，患者流失也是很多医院存在的问题。

百洋智能医生云平台（BSmartD）

百洋智能医生云平台（BSmartD）是中国市场上唯一完整汇集了世界顶级落地应用的人工智能综合解决方案平台，包括智能临床决策（Watson肿瘤解决方案，IBM Watson for Oncology）、NGS智能临床解读（Watson基因解决方案，IBM Watson for Genomics）、智能影像（飞利浦星云影像3D智能后处理工作站）等，以此赋能医生，提高医生的诊疗能力和效率，更好地服务患者；全面助力医生成为智能医生，医院成为智慧医院，用人工智能技术助力医院和国内外顶级医院同步。

BSmartD是集成多个全球知名公司AI医疗工具的智能医生云平台，是世界上最先进、最优秀的AI医疗平台，最成熟化应用级别的AI医疗产品模块。医院可以根据病人的情况持续追踪病人的诊疗方案。

沃森肿瘤会诊（IBM Watson for Oncology）：沃森肿瘤会诊系统是由全球公认的权威肿瘤机构——美国纪念斯隆凯特琳肿瘤中心（MSKCC）经过4年训练而成的，学习MSK最佳临床实践，大量历史肿瘤治疗案例以及MSK专家一直在培训沃森学习患者数据。通过提供个性化、有优先顺序的治疗方案或建议来帮助肿瘤医生或临床团队作出治疗决策。由于肿瘤专科医院一般建在大中城市，肿瘤专家收治病人人满为患，肿瘤医疗服务费用高昂，中美肿瘤诊断和治疗水平差距较大等原因，很多患者在诊断和治疗方案的选择上具有局限性，而美国 IBM 沃森肿瘤会诊系统则突破了传统肿瘤治疗的局限性。

沃森肿瘤智能会诊以其专业的肿瘤知识、海量的公开数据、高效的阅读能力以及人类无法洞察的关系和模型，使医生可以借助沃森肿瘤智能会诊的能力，高效、准确地制定以循证为基础的、实时先进的、以患者为中心的个性化治疗方案，从而有更多的精力关注患者的治疗和沟通，有更充裕的时间进行临床研究等工作。系统掌握 300 种以上的医学期刊，250 部以上的医学专著，1500 万页论文数据研究，学习 MSK 最佳临床实践及大量的历史肿瘤治疗案例，并与 MSK 专家的培训学习患者数据，同时与瞬息万变的肿瘤治疗方案和研究结果共同发展（每 1~2 个月更新一次）。目前支持乳腺癌、肺癌、结肠癌、直肠癌、胃癌、宫颈癌、卵巢癌、前列腺癌、膀胱癌、肝癌和甲状腺癌等 13 种癌种（且在不断增加新的癌种）。目前的 Watson 肿瘤解决方案给出的治疗方案和 MSK 专家给出的方案有 90% 以上的符合度。

医院通过引入百洋智能医生云平台，提升医院智慧医疗形象，同时树立肿瘤高端治疗形象，提升肿瘤治疗规范化水平，提高肿瘤治疗的效率与效益，加强年轻医生的培养与教学，促进多学科协作，促进医联体合作，使患者足不出户就可以享受世界级专家的肿瘤治疗方案，留住当地患者，积极从行动上响应国家分级诊疗政策。结合百洋智能科技的集成开发平台，共同推动中国医疗体制的改革、整合医疗资源、优化诊疗效率，最终帮助政府、医院实现资源利用的最大化，帮助医生成为新时代优秀的智能医生，帮助患者更好地享受"足不出户，与世界同步"的诊疗服务。

三基考核信息化　助力医疗质量提升

徐府奇　陈勇

临床医生熟练掌握三基三严的培训内容，包括基本理论、基本知识及基本技能，对规范临床医疗行为，减少医疗事故及纠纷的发生等医务管理工作起到了重要作用。

苏州市卫计委每年举办的全市三基考核和科技城医院（以下简称"科医"）自身定期组织的月度三基考核，都是以提高医生对三基三严知识熟悉程度和重视程度为目的而发起的训练形式。

如何使医生在繁忙的工作之余减轻三基训练带来的工作强度，有效提高训练效率、效果，减少无效的重复训练；如何帮助管理部门和医生自身找出训练中的主要问题，及时统计和纠错，都成为抓好这一工作的重点。

建设历程

作为一家新兴的现代化综合公立医院，用信息化的手段完善和支持三基三严培训工作成为科技城医院各级领导的一致共识。在院长的支持下，经分管院长、医务处、信息处协商讨论后，引进一套较成熟的在线考核学习软件，并在其基础上根据科医的自身情况加以开发完善。秉承科医人雷厉风行的一贯作风，碰头后一个月内，就完成了从调研、采购到安装、调试的全部工作，其间，加入了南京庞培软件医教科技公司。

研发伊始，信息处加班加点为三基考核训练准备了专门的训练机房，培训人员可以在工作之余前往机房进行日常练习和定期考核。在与软件公司协调后，首先上线了学习和考核功能，建设目标以考核结果为导向，达到参考人员自觉学习三基知识的目的，实现对三基知识"知其然而又知其所以然"的目标。

系统上线后，科医实现了先学习、后考核的管理模式，充分发挥了培训人员的主观能动性，根据考核要求自主建立学习方案，并利用空余时间进行在线学习。先进的学考功能，不仅使培训人员提高了学习效率，而且帮助他们更加深刻地掌握了各个知识点的内容，提高了学习质量。学习结束后，管理部门通过在线考核检验每位培训人员的学习效果，找出他们在学习中的不足之处并加以强化练习，使之能够真正掌握三基三严的具体内容。这种先学后考，通过结果狠抓过程的管理方式完全符合科医在教学工作中的管理理念，充分利用信息化手段不断提高、优化管理过程，真正提高医务人员的医学水平。

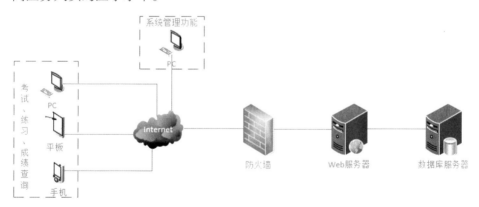

图1　在线考核学习系统硬件构成图

在系统的使用过程中，医务处工作人员和临床医生们发现，训练中的碎片时间没有得到有效利用，考核时受到机房电脑数量限制等种种问题。此时，科医人秉承一贯严谨、求精的作风，不断对系统提出新的要求、新的建议，在软件公司的协助下进一步完善了信息化管理模式，手机应用应运而生。系统实现了移动端与电脑端的数据同步，真正做到了手机、电脑数据的无缝对接。利用移动互联网的优势，医生们能够充分有效地利用自

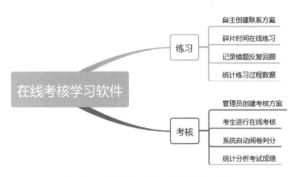

己的碎片化时间，真正做到随时随地打开手机或电脑进行学习。除了学习外，考核也接入了移动互联网，解决了医院机房电脑数量有限的问题，帮助管理部门更加便捷地组织院内考核工作。

图2　在线考核学习软件构成图

通过院方和软件企业的共同努力，科医建院第一年参加全市三基考核就拿到第一名的好成绩。之后，科医再接再厉：一是系统新加入了防作弊监控功能，可帮助监考人员实时了解每位考生的答题情况，如答题进度、屏幕切换次数、锁屏等功能，进一步提升了考核工作的严谨性；二是新加入了学业进度、练习进度的统计，帮助管理部门了解医生们真实的学习现状，为管理工作提供数据依据。通过科医人的不断努力以及对系统的精益求精，次年再次蝉联全市三基考核第一名。

目前，科医三基考核培训信息化建设主要包含在线学习、在线考核、试卷管理、题库管理以及数据统计五大模块。结合移动互联与传统电脑的优势，实现应用上的互补，使系统在院内得到充分的应用。

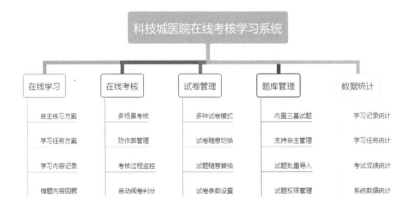

图3　在线考核学习系统架构图

思考与总结

展望未来的培训工作，下一步计划是将三基培训从书面知识训练转向临床的技能操作训练，思考在培训软件上添加技能培训的信息化管理功能，加强如无菌术、体格检查操作、心肺复苏、心电图读取、抗生素的合理应用等技能的实际操作和授课学习，完善培训计划，提升能动脑分析并能动手解决问题的综合能力。以此为发展方向，建立完整的三基培训信息化体系结构，将学与考有效结合。

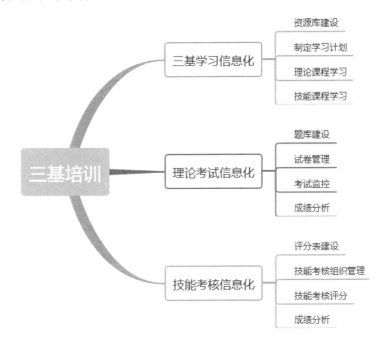

图4 三基培训构成图

完善后的在线学习系统，通过自主学习和课程学习两种模式，从主动与被动两方面入手，激发医生们学习三基理论知识和技能操作的热情，提高学习效率与学习质量。理论考试信息化将保持现有的运行状态，并进一步提升系统的稳定性、可用性，以适应不断发展的科医。技能考核信息化的建设将在三基培训方面给科医带来质的改变，将理论、技能两方面的内容全面实现信息化管理，利用互联网教学与考核模式逐步完善三基训练管理工作，建立科学的、标准的、具有科医特色的管理模式。

基于物联网的病区护理耗材智能化管理

李惠芬　周立辉

在高效率、低成本的运营理念下，科医病区耗材库房基于物联网、利用重量传感智能货架系统，对病区护理耗材进行信息化智能管理，实现实时监控各类耗材的实际使用情况；对护理耗材进行精益化管理，从而达到优化库存、减少积压、控制成本的目的，在节约护理资源及保障深化优质护理方面效果显著。

现在，大部分医院的一次性护理耗材都是科室管理人员根据住院人数和人均使用量笼统核算，基本上以手工领用、登记记录和分发的方式进行管理，不够科学和准确，而实际用量和计算值的差异会给成本核算带来影响；如果一次性护理耗材未在有效期内被使用，还会造成库存积压和资源浪费。

传统病区护理耗材管理模式的弊端

● 缺乏科学管控机制，部门成本考核机制在逼迫精益化管控的实现。

● 临床科室在领用耗材后，无从监管。管理部门不了解可收费耗材的实际消耗与收入是否相符，不可收费耗材的消耗量是否合理。

● 临床科室在每周制订领用计划前，需要人工盘点库存以确定领用量，由护士兼顾库管工作，浪费医疗资源。

- 人工管理，科室领用耗材无标准，补库计划难以精准统计，易导致积压、短缺等现象。

- 病区库房（二级库房）存在"信息孤岛"，与医工处库房（一级库房）的联动性较差。

传统方式严重受到人为因素的影响，存在便利性弱、实时性差等缺点。即使医院物资管理系统具备二级库管理功能，也仅能实现理论值的监管，并不能实时掌控临床实际库存，无法提供真实、有效的数据供管理部门参考。

智能重量传感货架系统

针对以上病区护理耗材的管理难点，智能重量传感货架系统为病区耗材库房管理提供了有效的解决方案。

- 系统基于智能称重模块和先进的通信模块，耗材智能称重计数管理软件通过专门的接口和医院 HIS 系统连接，实现数据的实时联动交互。

- 根据病区使用的耗材品规设计库位的数量及大小，称重盘的误差精度可达 ±0.1g，可用称重实现对耗材数量的换算，并实时显示。系统智能计数、实时盘库，运行无须人工介入。

- 提供各类数据统计报表，实现精细化管理。

- 解放护士，使其专注于临床护理工作。

- 系统预设临界库存数，自动生成补货订单。

病区耗材库房信息化智能管理具有免人工操作、智能盘点统计等特点，可实时监测耗材使用情况，并解析出物资实时数量。系统与上级管理系统实时交互数据信息，管理部门可实时掌握临床科室耗材的过程消耗与当前库量情况。

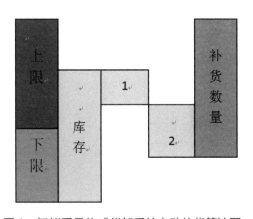

图1 智能重量传感货架系统自动补货算法图

　　智能库房管理采用了网上自动生成订单申领和审核，并直接配送到科室的后勤保障模式，节约了人力资源，在科室护理人员相对固定的情况下，增加了护士回归病房的时间。责任护士有更多的时间巡视病房，与患者沟通交流，及时满足患者的需求，使患者对护士更加信赖，同时也赢得了家属的肯定，从而使护士更加有成就感，也更加激发了护士的工作责任感，提高了护士的工作积极性。床位护士有更多的时间合理安排患者的健康教育、操作治疗、病情观察以及生活护理等，以便为患者提供更优质的护理服务。

智能化护理管理的常用工具

李惠芬　夏艺

面对患者对优质护理服务与日俱增的需求，护理管理智能化已成为必然发展趋势。苏州科技城医院作为一家新型智慧化医院，在护理管理的多个环节均已实现智能化。

PDA：真正实现"将护士还给患者"

PDA又称掌上电脑，而科医护士使用的PDA是专为医疗行业定制研发的工具，可快速精准地读取患者腕带、输液袋、化验单等条形码信息。护士通过PDA对患者腕带进行扫码，确认身份后扫描采血管、治疗单等条形码，二者信息相匹配时方可继续实施治疗；当信息不匹配时，PDA将发出警报，对执行者进行提示，极大地降低了差错发生率。同时，护士在巡房时可以通过PDA随时查看患者情况，并及时记录患者各项生命体征和病情变化，将患者各类数据自动传入PC端，并转到护理记录中，节约了文书书写时间，提高了护士的工作效率，真正实现了将护士还给患者。从医嘱下达到医嘱完成，整个过程都实现了人机监控，提高了治疗的准确性，增加了治疗过程的严谨性，有效避免了身份识别错误等不良事件的发生。

东华 HIS 系统：让护理更加智能

护理工作在日常运行中会产生大量数据，如何有效利用这些沉睡的大数据，更好地指导科医未来的护理工作至关重要。因此，我院引进东华 HIS 系统，实时汇总临床护理和护理管理大数据，及时进行有效分析，提示各类护理措施的使用频率，自动描绘分析图表，为护理管理人员在护理安全管理、人力资源管理、排班管理、绩效考核管理四个方面做智能辅助决策，找出护理管理环节的薄弱点，为护理工作持续改进指明方向。

（1）在护理安全管理方面，HIS 系统可统计各类不良事件及高风险事件发生率，自动与以往同期数据进行对比，自动绘制图表，多角度分析发生原因，并提示与事件相对应的有效干预措施，帮助管理者实时掌握临床动态，对症下药，及时整改。除不良事件自动分析以外，HIS 系统可实现对临床护理质量的实时监控，对护理质量问题、各类敏感指标及质控数据汇总分析，给予管理重点提示，方便管理层有针对性地干预和解决。对各护理单元的护理质量进行排名、分析，对排名落后的科室持续跟踪整改落实情况，方便管理者随时随地掌握各病区的护理质量及整改情况。

（2）在人力资源管理系统中，HIS 系统可建立全院护理人员电子档案，将护理人力资源信息由分散管理转变为集中管理，实现查询、统计、花名册和登记表自动化应用，解决日常突发性工作。利用信息系统，可最大限度地提高工作效率和质量，降低出错率。根据等级医院评审要求，保证护理人员配备比例适当，整体结构优化，为医院各项任务的顺利完成奠定基础。

（3）在排班管理系统中，HIS 系统可根据人员信息与管床情况进行匹配，自动计算床护比，提示护士资质与分管患者性质的匹配程度，对不合理的床位分配及时预警提示，助力管理层一键排班优化及人事调整。系统还可以自动核定人员中夜班数，自动计算病产假，减少人工核算造成的误差，提高工作效率。

（4）在绩效考核管理中，HIS 系统可以根据病区病种、床护比和工作量自动核算各病区绩效所得，再由病区根据各人职称、工作年限、工作量核算出各人所得，真正实现公平公正、科学合理、多劳多得、优绩优酬、向临床一线倾斜的科学宗旨。

智能 HIS 系统，虽然只是为护理工作提供辅助信息，但却大大提高了护士的工作效率，提高了数据的准确性和说服力，为科医未来的护理重点指明了方向。

输液宝：减少护患纠纷，提高满意度

在护士的日常工作中，输液是一件看似简单却耗费精力的事情，除了需要不时地观察患者有无不良反应，还需要随时注意液体余量的变化，在病房中因为输液结束未及时拔针引发的护患纠纷时有发生，因此，科医全面应用辅助智能工具输液宝对输液情况进行监控，有效监测输液剩余量。当液体少于规定最少量时，感应器将发出警报，提醒护士换液。应用此项装置后，大大减少了因没有及时拔针而引发的医患纠纷，有效提高了科医输液患者的满意度。

静脉用药配置中心：有效规避高危药品危害风险

在患者的所有用药类型中，有一部分药品需要调配人员进行调配，且具有一定的危害性。为确保配置人员的绝对安全，又能调配出符合规范的药物，科医设立了静脉用药配置中心，并部署了多个防护网，提供安全规范的配置环境。当医生开出医嘱传送至静配中心，药师审核处方无误后，将药品信息传送至智能试剂库，操作人员从试剂库取药并经由智能排药小车到达智能贴签系统。智能贴签机将完成试剂扫描、确认、打印、贴签。最后，由静脉配液机器人进行高危药品配置，有效规避高危药品危害风险，不仅节约了大量的人力资源，减少了药品对配置者健康的影响，也提高了临床护士的工作效率，保证患者及时用药和得到有效治疗。

护理助手教学系统：培训考核好帮手

为应对科医护理团队年轻化，专科知识匮乏，临床经验不足等现状，科医引进"护理助手"线上教学管理系统。此系统包含学习、培训和考核三大主要模块，并形成了由计划、实施、分析、反馈四个步骤构成的完整的 PDCA 管理模式，可及时发现现存问题，及时提出解决方案，实现常态化管理。

（1）对于培训，从制订计划到实施，通过通知、签到、查看课件、现场答题、满意度调查形成全程管理数据，杜绝了"信息孤岛"，大幅度缩短了培训工作的实施周期，及时提供完整、全面的培训总结数据。护理部可快速全面地评估每场培训所取得的效果，发现存在的不足，便于对培训进行有效的优化调整。

（2）对于考核，系统可以快速配置考卷，节约大量时间和人力资源，实现无纸化考试，随机分配试题，扩大考试范围，提高考核质量。考后自动分析试卷，对错误率高的知识点进行统计，便于护理部制订对后续学习更有效的培训方案。

"护理助手"平台打破了传统医院集中学习的教学模式，让护士充分利用碎片化时间进行有效学习，不断提升理论知识的掌握度，提高实操技能。该系统自动按照不同时间周期进行学习排名，学员可以在手机端看到本人答题数量和正确率，以及院内积分排行榜；不仅便于护理部随时掌握学员的学习进度、程度等反馈情况，更可贵的是，可以激发学员的学习热情，形成你追我赶的学习氛围。

临床护理信息化模块解析

杨琰

护理工作是医疗卫生工作的重要组成部分，为患者提供优质的护理服务是医院发展的基础。因此，苏州科技城医院自建院以来重点加强护理工作管理，以不断提高护理工作质量。随着数字化时代的到来，医院将信息技术广泛应用于护理领域，为护理管理者提供了更加科学的管理手段。目前，科医临床护理信息系统主要从临床护理以及护理管理两个方面改善护理工作质量。本章重点介绍信息化建设在临床护理中的应用。

以信息化为载体的护理安全核对系统

患者身份确认是指医护人员在医疗活动中对患者的身份进行查对、核实，以确保正确的治疗用于确定患者的过程。苏州科技城医院是新建医院，护理人员的业务水平参差不齐，控制护理差错的主要方法在于优化工作流程，进行环节控制。电子信息化在优化流程、环节控制、防止护理差错方面具有明显优势。患者身份的准确识别是保证护理安全的前提，有效的患者身份识别是护理安全的保障。

（一）输液管理信息系统

在输液管理信息系统中，引入二维条形码技术对患者身份进行识别，核对医嘱，实现了患者与静脉滴注药物的匹配功能；实现了以数据库为中心的患者信息管理，省时高效地落实查对制度；进一步缓解了医院内部不同部门之间存在的"信息孤岛"问题。全面实施临床无线信息系统，采用移动计算机、网络和条形码识别技术，实现临床信息系统真正的移动化、数字化、条形码化的管理。区别于静脉滴注的传统管理系统，输液条形码管理系统明显减轻了护士的工作压力，减少了护理差错。

（二）标本采集医嘱的闭环管理

标本采集质量是衡量护理人员规范执行医嘱的重要评价指标。传统的标本采集流程从医嘱开具、审核执行、床旁采集标本、运送到接收，整个采集流程环节多，可能产生容器错误、患者身份错误、执行时间错误及重复执行等问题，安全隐患多。科医采用标本采集医嘱的闭环管理，即围绕整个电子医嘱系统，将标本采集医嘱从下达核对到标本检验结果显示的每个环节，通过移动护理信息系统自动客观地记录数据，提高标本采集的执行率及正确率。

病区移动护理信息化

在传统的护理工作中，护士要"三查七对"，进行繁杂的护理文书书写，要不停地在各病房间巡视。在护士人力资源不足的情况下，应付繁杂的常规事务性工作，不仅身体疲劳感强，而且面临着极大的精神和心理压力。苏州科技城医院建成之初，也为临床科室配备了移动护理信息系统。

（一）科室配备移动护士工作站

移动护士工作站（Personal Digital Assistant，PDA），体积小，携带方便，通过区域网络与医院信息系统连接，是一种较为理想的病人床旁信息采集设备。PDA 的基本功能主要有：

- 床位管理—病区床位使用情况等；
- 医嘱处理—护士在电脑终端经审核无误后签收各种执行单、医嘱变更单、医嘱明细表；
- 护理管理—护理记录、护理计划书写、护士排班，护理质量控制等；
- 费用管理—相关材料和治疗等收费管理、住院费用清单查询和打印、病区欠费病人查询和缴费通知单打印等。

住院病人手上携带身份识别的二维码腕带，通过 PDA 扫描患者腕带确认身份的方式，可准确执行发放口服药、注射、输液、标本采集等医嘱，使"三查七对"全部实现智能化。这些信息设备的应用不仅减轻了护士的工作负担，而且缓解了护士的精神与心理压力。

（二）科室配备无线移动护理车

无线移动护理车集发药车、治疗车、护理车、移动信息化系统工作站于一体。无线移动护理车载有宽屏液晶显示器，在查房时可通过电子病历系统调阅患者的病历和各种检验数据、检查结果及护理信息等。在无线覆盖区域可方便接入医院内网，以 HIS 为支撑平台，以无线局域网为网络平台，充分利用 HIS 的数据资源，实现 HIS 向病房的扩展和延伸。通过移动护理车可随时通过电子病历系统调阅患者的检查、化验、护理等信息；可直接输入患者生命体征信息，随时在床边记录患者病情变化；可及时将相关信息传输至管理终端；可脱离固定护士站，独立完成各种治疗护理工作。以移动护理车和 PDA 为依托形成的"移动护士工作站"与过去的"固定护士工作站"相比，护士的分工、职责和工作流程并未发生很大改变，新的工作模式主要影响了护理人员间相互协作的工作关系，形成较为独立、工作范围更加集中的护理单元。

通过对病房的信息化建设，苏州科技城医院在开业之初就建成了一所护理服务满意度较高的护理服务品牌，践行把护士还给患者的理念，最大限度地拉近了护士与患者的距离。

两大系统实现手术室智能化管理

李惠芬　阙峰玉

　　数字化手术室是当前手术室建设的发展趋势，它提高了手术的安全性、便利性和高效性。随着医学技术的发展和医疗行业对手术室质量要求的不断提升，对手术人员、手术环境以及手术室的耗材等均提出了更高的标准，现一一陈述。

手术室行为管理系统

　　● 进入手术室。手术室入口大门安装信息识别系统，医护人员只需刷卡，系统会根据 HIS 系统接收到的手术通知单上的人员名单，自动识别并打开大门，无须人为控制人员的进入。

　　● 智能分配鞋柜。每个鞋柜分上下两层，上层放置手术用拖鞋，下层放置外出鞋。医护人员根据自身穿的鞋码，在相对应的鞋柜上，任意刷开有手术用拖鞋的柜子，完成换鞋、捆绑信息的流程。

　　● 手术衣智能发放。洗手衣裤根据不同的尺码，成套卷起放置在衣柜内。医护人员只需刷卡，发衣机自动识别本卡的洗手衣裤大小，获取衣裤，完成自动取衣、捆绑信息的流程。

　　● 智能分配衣柜。手术室人员均使用固定柜模式，有固定的更衣柜。

手术医生及其他人员均采用临时柜模式，随意刷卡，自动打开更衣柜门，完成更衣、捆绑信息的流程。

● 智能回收洗手衣裤。手术结束，医护人员必须自己将污衣裤分别归还至"智能污衣回收机"内，完成还衣、解绑信息的流程。

● 智能回收手术拖鞋。医护人员打开鞋柜，取出外出鞋，将手术用拖鞋归还至"智能污鞋回收机"内，完成还鞋、解绑信息的流程。

以上整个流程，严禁"跨流程"操作，实现了从"人管人"模式，转变为"制度管人""机器管人"的智能化信息管理，有效提高了工作效率和医护满意度。

智能化仓储耗材管理系统

（一）系统构造与平面设计

科医采用水平回转式仓储系统，占地约 65m^2，标配两条巷道，共设有752 个储位。设备高度介于 2.2 ～ 4.1m 之间，设备内部的发动机能够多层工作，犹如一个缩小版的立体操场。托架具有自润滑功能，因此设备运行强劲、维护成本低。托架能载重 900kg，系统的储物高度介于 1.8 ～ 3.65m 之间，输送速度达 24m/s，大大缩短等待时间。

（二）信息对接

● 取用耗材联动。院内 HIS 系统接收到手术通知单，经过审批进入手麻系统，手术室安排完毕，智能仓储系统自动接收到手术患者的信息，护士通过显示屏下单取耗材。术中，手术间的电脑系统安装联动快捷方式，便于临时添加耗材，系统会接收并计算耗材类型及数量。术毕，对未曾使用的耗材可执行退库，退库完成后系统自动结算并同时完成收费。HIS 系统能接收已计费的耗材信息，耗材库直接进行出库处理，并显示实时数据。

● 最低库存量、近效期预警系统。每一规格耗材，依据入库周期、使用的时间周期，设置最低库存量。系统每日对库存量、所有效期进行实时管控，低于库存量、3 个月的耗材规格进行定时语音播报，提示管理员进行审核处理。医工处接收到耗材需求的基本信息后，在相关平台上直接呼叫配送，管理员进行补库管理。

● 权限对接。手术室耗材是重点管控项目，控制人员进出须设置权限。将手术行为管理系统的入室权限与智能仓储的信息进行筛选对接，实现取用权限的功能。

（三）日常取用

护士在显示屏上找到手术患者信息，刷卡系统识别进行耗材下单，提示下单成功，打印订单。在各巷道显示器上点击取用，巷道的托架自动识别最近的耗材，进行逆行或顺行转动到取用窗口，在指示灯的托架处取用对应数量的耗材，扫描系统条码，确认取用正确，系统则转动下一个耗材库位。

（四）耗材管理

智能补库、效期管理、定制数据报表等功能，可以起到及时处理近效期的耗材，提供查阅库存量、有效期，数据精准，导出方便，并制成报表。引进智能化仓储管理系统用于管理耗材等物资，该系统的开发运作，避免了国内高值耗材传统管理模式的弊端，真正实现了手术耗材用物资的"智能化管理—存取—配置—追溯"及相关信息的联网交互，使医院设备、财务、临床三方网络管控，实现一体化智能管理。

智能化血糖管理系统：
实现全院血糖同质化管理

李惠芬　曹海红

　　随着我国经济的高速发展，人民生活方式的改变及社会老龄化进程的
加速，我国糖尿病的患病率呈快速上升趋势。在住院患者血糖管理中，其
中仅 3% 达到规范管理。护士是住院患者血糖管理的枢纽，护理质量将直接
影响患者预后。

引进智能化血糖管理系统

　　为改善住院患者血糖管理不规范的现状，我院引进了强生 Nova 血糖管
理系统，构建以内分泌科为中心，对全院进行信息化血糖管理的模式。它
是一种糖尿病临床检测的子系统，集血糖检测、数据传输、数据分析管理
于一体，便于医护人员对糖尿病患者进行长期的跟踪治疗。

连接 HIS 系统，实现全院血糖同质化管理

　　全院信息化血糖管理系统除了在患者血糖监测和治疗方面发挥了卓越
效果，还实现了与科医 HIS 系统的有效连接，真正实现院内血糖同质化管理。
　　糖尿病患者无论是否在内分泌科，仅需申请加入全院血糖管理，即可

成功实现由内分泌科医生和糖尿病专科护士直接对患者血糖进行管理、执行血糖监管、医嘱下达及调整治疗方案等任务。

床位护士使用与 HIS 系统相连接的智能血糖仪检测患者血糖，血糖仪自动将检测结果传入 PC 端，并在血糖监测单中记录，提高护士的工作效率，便于护士动态观察患者血糖结果。实时上传数据的功能也可督促护理人员按时检测血糖，便于管理者有效掌控护士的工作质量。当患者血糖异常时，系统将自动提示，便于床位护士和管床医生及时对症处理；再由内分泌科医生调整治疗方案，糖尿病专科护士执行胰岛素泵剂量调整等医嘱，对症处理，避免了因人工测量记录不及时、处理不及时而耽误患者治疗的弊端。

向医联体延伸，实现优质资源下沉

开院以来，科医与多家基层医疗机构形成对口帮扶关系。随着分级诊疗的持续推进，各个医疗机构之间协同会更加明显。为应对基层医疗机构信息系统不健全、医疗资源不丰富的现状，科医与帮扶单位进行资源共享，实现优质资源下沉，将基层单位糖尿病患者纳入血糖管理体系，对患者进行血糖监控。定期派遣专科护士至社区对患者进行健康宣教和血糖管理讲座，对基层护士进行专科培训及异常血糖的应急处理，提高专科内涵。与血糖异常的患者及时取得联系，帮助患者在最佳时间得到医治，及时调整治疗方案，避免病情加重。

医院信息化建设是未来发展的必然趋势，只有不断建立、完善信息化系统，实现多元化信息化管理，才能在未来的医疗行业占据一席之地，为患者、医院和社会带来更多便利与保障。

医院开展信息化血糖管理实践

徐府奇

　　随着经济的高速发展，人们生活方式的改变和老龄化进程的加速，我国糖尿病的患病率呈快速上升趋势，从 1980 年的 0.67% 飙升至 2013 年的10.4%。据 2016 年国际糖尿病联盟统计，全球糖尿病患病人数已达到 4.15 亿，我国占 1.09 亿。其中，2 型糖尿病（Type 2 Diabetes，T2DM）占 90% 左右。有数据显示，全球 21% 的心血管疾病的致死原因是 DM，13% 的脑卒中所致死亡由 DM 引起。此外，DM 还给社会带来了沉重的经济负担。2007 年至 2008 年开展的糖尿病经济负担调查发现，与正常血糖人群相比，糖尿病住院天数增加 1 倍，就诊次数增加 2.5 倍，医疗花费增加 2.4 倍。新近一项全国慢病研究数据显示，我国糖尿病患者具有低知晓率（36.5%）、低治疗率（32.2%）、低控制率（49.2%）的特点。因此，大力探索有效的糖尿病血糖管理方法迫在眉睫。糖尿病的治疗是一个长期综合性的过程，苏州科技城医院在高新区卫计局的支持下，开展了"一个中心、两个基本点"的管理模式，即以国家标准化代谢性疾病管理中心，以全院信息化管理和居家医嘱模式远程信息化管理为两个基本点，采取了一系列血糖管理措施。

建立国家标准化代谢性疾病管理中心（MMC）

目前，内分泌科为了提高代谢性疾病方面的临床研究和治疗水平，积极构建 MMC，将严格践行"一个中心、一站式服务、一个标准"服务模式，实现对患者宣教、快速检测、数据分析、疾病诊疗的一站式疾病诊疗管理，让三级医院和社区上下联动，使社区患者在社区也能享受和三甲医院统一的诊疗和管理，让患者得到更好的看护，让医生对病人的管理更便捷，节省更多时间，让慢病的管理成为可复制、可推广的经验，为更多人民带来福祉。

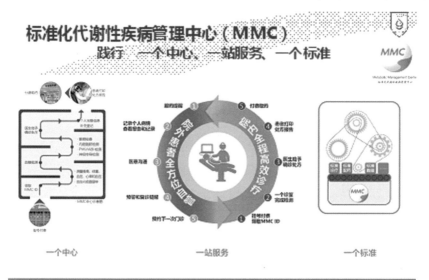

图 1　MMC 服务模式示意图

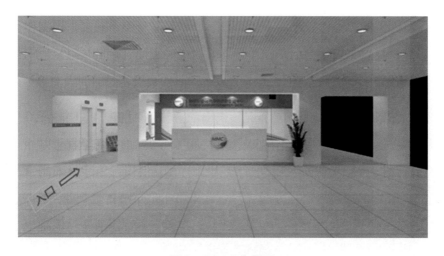

图 2　MMC 实景图

针对住院患者，开展全院信息化血糖管理

内分泌科采用强生 Nova 血糖管理系统，这是被美国 FDA 认可的可以用于全院患者（包括重症病人）的血糖监测系统，构建了以内分泌科为中心，对全院进行信息化的血糖管理模式。在实现了对全院患者的有效血糖监控后，血糖管理系统与 HIS 系统进行有效连接，扩大内分泌科医生的权限，使其能够独立地对非内分泌科住院患者进行诊断和治疗，与非内分泌专科医护人员进行实时沟通，实现了多学科团队诊治模式，循序渐进地提高院内血糖管理质量。该项工作在国内处于先进水平。

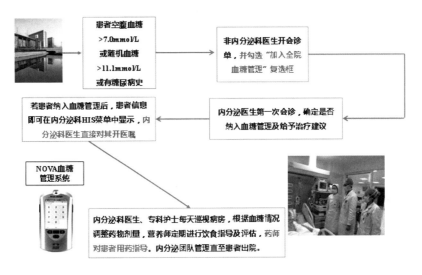

图 3　苏州科技城医院全院血糖管理模式示意图

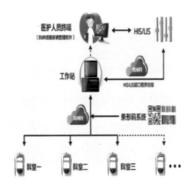

院内血糖管理系统是一种在医院范围内开展的计算机管理的数字化血糖网上传输系统，整个医院内部所有科室的医务人员均可以利用该系统为住院高血糖患者实现及时、准确的血糖监测，并通过院内糖尿病专科医师来进行规范的血糖管理

图 4　信息化血糖管理系统

针对非住院患者，开展信息化远程管理

在苏州市高新区卫计局的支持下，科医已经与辖区内的通安卫生服务中心成功构建了紧密型医联体，以苏州科技城医院内分泌科的中级及以上医护人员作为专科管理人员，以苏州通安卫生服务中心的医护人员作为社区管理人员，构建血糖管理团队，开展针对 DM 患者信息化远程管理，并对社区 DM 人群进行分层分类管理，提高血糖管理效率，对社区服务中心糖尿病患者实现区域医疗质量同质化。目前，医联体网络管理模式在国内仍处于探索阶段，科医也在积极探索，期望能够通过客观评价，为慢病管理模式提供经验。

内分泌科充分利用信息化和标准化管理的特点和优势，积极构建高效的慢病管理模式，为患者、医院和社会带来更多便利与保障。

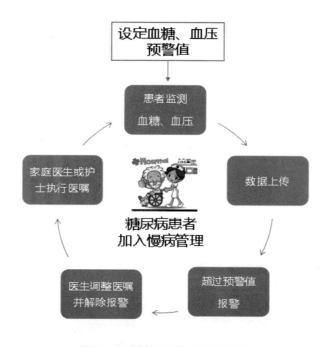

图 5　慢病管理系统工作流程图

第三章

信息技术开启医院运营新篇章

智慧医院　舒适就诊

孙小刚

苏州科技城医院坐落于太湖之滨，由苏州高新区政府投资新建，是一家集医疗、教学、科研、康复、预防于一体的三级综合性公立医院。

医院坚持全方位、多领域、多学科、多形式的交流合作理念，以北京、上海、南京等知名大学附属的综合性三级甲等医院及特色专科医院为技术支撑，吸纳整合国内外优质医疗资源与诊疗技术，按照综合建院、重点建科、错位发展原则，打造肿瘤、口腔、妇产、康复等为特色重点专科，建立肿瘤中心、口腔医学中心、不孕不育中心、康复医学中心在内的四大医学中心，同时畅通各大知名医院的绿色通道，以一流的专家团队、一流的诊疗技术、一流的设施设备、一流的就医环境、一流的就诊体验，为患者提供优质的医疗保障服务。

概述

医院作为特殊的医疗场所，为患者就诊带来安静、整洁的环境感受非常重要。然而事实上，随着患者流动量的增大、医疗设备的更新换代、周边环境的变化，导致医院声环境问题日益加剧。

人员活动产生的噪声是医院噪声的主要来源之一。门诊挂号大厅的喧哗声、护士站患者寻求帮助或咨询的呼唤声、交谈声等都使医院不再安静。

为解决医院环境嘈杂这一问题，科技城医院全面引入清听声学定向声技术解决方案，利用定向声开创性的音频解决方案，"在开放空间中创造独立的、安静的音频区域"的特性，全面提升医院声环境，助力改善医院整体医疗环境和氛围，提升医院服务水平。

应用范围

目前，科技城医院在叫号系统、门诊挂号收费区、门诊大厅 LED 屏、病房、指示指引、康复区等多处集成了聚音宝定向声系统，收效甚佳。

在护士站、等候区、候诊区的叫号系统中集成聚音宝定向声系统，让叫号声音只在等候区域传播，只让等候区的病患和家属听到，使其他空间能够保持安静，助力医院整体环境的提升。

（一）门诊挂号收费区

在挂号收费区集成聚音宝定向声系统，让工作人员和病患及家属的对话，只有双方能够听到，后排等候的其他人听不到谈话内容，既保护了病患的个人隐私，也让整个门诊大厅更加安静，一改传统医院大厅喧闹嘈杂的氛围，提升医院的环境和服务水平，为病患营造更好的诊疗环境。

（二）医院门诊大厅 LED 屏

在医院门诊大厅通常配有大尺寸 LED 屏，显示医院最近活动及门诊专家信息，一般多为无声信息。可以通过集成聚音宝，用声音将信息传播出去，在提高信息传播效率的同时，不产生额外噪声，保持医院门诊大厅安静有序。

（三）病房

在医院病房多人间，病人在康复疗养时，一般看电视或收听广播，有时声音过大会干扰到隔壁病床病友的休息。通过集成聚音宝定向声，让电视的声音只传播到某个床位，隔壁床位听不到声音或者声音非常微弱，不影响其他病友正常休息。

（四）医院指示指引

在医院走廊、扶梯出入口、问询台等区域集成聚音宝，播放预录制的讲解和介绍音频，告知病人医院不同科室的楼层和位置、上下班时间、一般就医流程等基础信息，使病人可以自动获得各类基础信息，避免重复问询，提高服务效率和水平；同时，也能利用聚音宝定向声播放轻柔的背景音乐，营造更为良好的就医环境。

（五）医疗康复中心

在医院康复医学中心集成定向声技术为患者提供音乐疗法，营造一个舒适、不干扰他人的环境。借助专门设计的音乐所特有的生理和心理效应，来帮助患者舒缓情绪、放松压力，协助调整患者神经系统、心血管系统、内分泌系统的功能，帮助患者更快地恢复健康。

（六）运动康复区

运动康复区为病人提供强度较低的健身器材，增强病人身体的柔韧性、调节血液循环，加快身体的康复。在康复区特定器材上搭配使用聚音宝，让声音定向传播，及时给病人提供使用指南，防止意外的发生；或者提供背景音乐，营造更为舒适的康复环境。

如今，人们对声环境的要求越来越高，医院在追求高科技的同时，也开始注重整体的医疗环境与氛围。苏州科技城医院在建院之初就非常重视医院智慧化建设，通过智能化设施设备的引进，塑造医院"智慧无所不在"的文化氛围和科技内涵，打造了一张"智慧医院"的专属名片。

科技让生活更美好。苏州科技城医院采用定向声技术打造无噪声污染的"安静医院"，不仅在智慧化医院建设的道路上更进一步，也是对"健康中国"大战略的积极响应。通过不断的科技进步和创新应用，打造一个多方受益、可持续发展的智慧医院，为智慧医疗与全民健康事业做贡献。

延伸阅读：定向声聚音宝介绍

聚音宝是国内首款实现声音定向传播的高科技声学产品，采用领先的算法和专利技术，利用超声波的非线性作用，实现"让声音像手电筒的光一样，定向传播"。聚音宝巧妙地控制了声音的传播方向以及传播广度，将声音控制在特定区域内，能够在嘈杂的环境中打造一个个独立、互不干扰的音频空间。通过这种全新的音频传播方式，聚音宝广泛地应用于博物馆、银行、医院、超市、健身房、户外广告等多个领域，带来独特创新的定向声应用解决方案。

改变未来的智能诊疗 Watson Health

胡景

肿瘤学的领导者和倡导者一直都努力在医疗保健转型时代推进癌症治疗。Watson Health 正在带来前所未有的资源和技术组合，以帮助克服行业所面临的挑战。Watson 通过 MSK 外科医生的专业培训后，将为临床医师提供以证据为基础的治疗方案。不论是社区医院，还是全球顶级医院，肿瘤专家像所有临床医生一样，都在通过大量的研究成果、医疗记录和临床试验来了解、学习该学科的最新动态。Watson 结合相关知识，协助肿瘤专家解决问题。现在，通过 IBM 和 MSK 之间的合作，Watson 利用世界知名的 MSK 公司的专业知识，深度评估和分析每个病人的具体情况。

简介

IBM Watson 是认知计算系统的杰出代表，也是一个技术平台。认知计算代表一种全新的计算模式，它包含信息分析、自然语言处理和机器学习领域的大量技术创新，能够助力决策者从大量非结构化数据中揭示非凡洞察。

Watson 具有强大的理解能力。通过自然语言理解（Natural language understanding）技术，可卓越地处理结构化与非结构化数据，在众多行业中，能够与用户进行交互，并理解和应对用户的问题。

Watson 具有智能的逻辑思考能力，通过假设生成（Hypothesis generation），能够透过数据揭示洞察、模式和关系，将散落在各处的知识片段连接起来，进行推理、分析、对比、归纳、总结和论证，获取深入的洞察以及决策证据。

Watson 具有优秀的学习能力，通过以证据为基础的学习能力（Evidence-based learning），能够从大数据中快速提取关键信息，像人类一样进行学习和认知。可以通过专家训练，并在交互中通过经验学习来获取反馈，优化模型、不断进步。

Watson 可以洞察被忽略的数据和知识，并给出解决方案，并可以毫无保留地与人类互动。

特点

● 肿瘤初始治疗决策的"定心丸"。在国内治疗争议较大或没有固定指南可借鉴，医师决策进入"模糊地带"的病例中，Watson 作为"重量级"意见代表参与进来。"此时，人工智能可以提供更有力的依据，让治疗更规范、更精准。"医生还可以利用人工智能缩短决策时间，利用更多时间与患者交流，改善医患关系。

● 人工智能对当下先进的多学科诊疗模式也有一定的辅助作用。在多学科会诊时，作为第三方的 Watson，不存在感性因素，反映的结果更客观，从而减少非民主、强制性的决策，减少矛盾，保障 MDT 的讨论质量。

● 人工智能在病例教学中的同质化、高效优势也是不少教学医院看重的品质。人工智能可快速更新知识，在每一种诊疗方案后面注明出处和依据，以及方案的病例数、生存率、不良反应发生率等相关信息，对年轻医生来说十分珍贵。

● 在医师继续教育中，人工智能 Watson 让知识更新变得更省时、省力。以往碰到疑难病例，医生会翻阅大量文献、多学科谈论，占用了医生大量时间，而人工智能会迅速帮助医生梳理出循证医学论据。人工智能系统可运用大数据在很短时间内调出与病例相关的诸多文献，省去了医生查找文献的时间；中英文对照的特点也省去了医生翻译的过程。

● 人工智能是一种很好的质量控制工具。在采访中，不少临床医生反映，人工智能可使治疗更规范，人工智能未来有望成为质控管理的工具。

● 在学科建设方面，人工智能同样具有可挖掘的价值。例如，周口市中医院肿瘤科，在原有诊疗的基础上，引进人工智能，再加上医院中医特色，进一步强化了周口市肿瘤专科联盟医院、河南省肿瘤医院专科联盟成员的分量。在苏州科技城医院，专家资源与 Watson 资源的联合，正在成为助推科室实现"建设苏州区域肿瘤治疗制高点"目标的一大利器。

● 人工智能在远程医疗和医联体中的作用也在不断深化、延展。当医生拿不准的病例时，周口市中医院肿瘤科往往结合 Watson 和远程会诊建议，最终决定选择何种方案治疗。同时，2018 年 7 月 1 日，邵逸夫医院率先探索了医联体 +Watson，为分级诊疗开启了新模式。

应用

"得到了最权威的诊疗方案，我对我的治疗更有信心了。"今年 50 岁的患者在得到方案后露出了笑容，她也成为"机器人医生"诊疗的受益者。2017 年 9 月 24 日，苏州科技城医院"沃森肿瘤智能会诊中心"揭牌，这意味着与国际接轨的一流认知医疗服务 Watson（沃森）在苏州正式开诊。这名患者前期被确诊患了胃癌，2017 年 9 月 3 日做了腹腔镜下根治性胃大部切除手术。我院肿瘤内科主任医师奉林将她的病理案例输入系统，仅 10 秒钟 Watson 就给出了 FOLFOX（化疗方案）。其中，包括推荐方案、考虑方案和不推荐方案。值得一提的是，Watson 会在提出的每一种建议后面，注明相应依据，并按照可信度大小的顺序排列，供治疗医生参考。奉主任也表示，"虽然机器人可以给出最新、最前沿的医学证据和治疗方案，为患者制定最佳的治疗方案，但无法取代医生特有的思想和感情。两者有机结合将制定出规范、高效的治疗方案，让患者对肿瘤的治疗更有信心。"

目前 Watson 治疗方案覆盖了乳腺癌、肺癌、直肠癌、结肠癌、胃癌、宫颈癌、卵巢癌、前列腺癌，预计会扩展到 9 ~ 12 个癌种。

展望

如今中国约有 3.3 亿高血压患者、近 1 亿糖尿病患者、近 1 亿慢性呼吸病患者，每年有 400 万左右新发的肿瘤患者。这些患者每年前往医院近 70 亿次，而接近 70 亿次的就诊背后意味着大量医疗资金的投入，对个人、家庭和国家都是一个巨大的负担。

目前，IBM 在这方面努力的重点是携手合作伙伴，致力于把认知技术运用到心脑血管疾病和糖尿病领域。通过构建更精准的预测模型，实现了疾病的个性化预防。通过融合从复杂医学知识库挖掘的最佳治疗路径和从数据分析找到的最佳临床实践，助力医生决策，极大地促进了诊疗的规范化和个性化。

具体来看，其认知医疗云平台项目将利用 IBM 的认知医疗和行业云技术，从心脑血管和糖尿病开始，以患者相似性分析和风险预测为入手点，围绕疾病管理打造完备的认知医疗云平台，为医生和患者提供高效的慢病管理系统。

此外，IBM 中国研究院利用认知技术、大数据分析等科技助力阜外医院，在急性心梗方面开发了"死亡风险预测模型"，并展示不同类风险因素对院内死亡影响的权重。

Watson 健康在中国市场的目标是通过与政府部门、医疗机构、商业机构和学术团队通力合作，推动认知医疗在中国的发展。

3

与第三方合作开发的智能仓储
与调配管理系统

金燕

　　先进的物流体系、手术室行为管理系统以及智能仓储与配台管理系统等高端软硬件设施的配置为打造"智慧医院"奠定了坚实的基础。医院开业后，围绕"智慧医院"的发展理念，各行政管理条线集思广益、寻求突破、争创亮点。医用耗材智能化管理的创新正是医学工程处在这个时候寻找到的合作契机，科室负责人积极与手术室智能仓储与配台管理系统的国内代理公司进行深入探讨，代理公司迫切想将物流技术和理念运用在医院中，而医学工程处想利用智能化的方式来实现医用耗材的精细化管理，消除医用耗材传统库房管理模式基本依靠人力管理，管理效率受人为因素影响的弊病。经双方协商，确定以科技城医院为实验基地，由院方负责提出管理需求，公司负责提供资金和技术，共同将智能管理的想法转化为现实。

　　经过半年多的通力合作，一个由中心库房的拣选系统、病区库房）——智能重量传感计数系统、手术中心——智能仓储与配台管理系统三个子系统组成的智能仓储与调配管理系统逐渐呈现在医院管理层的面前。

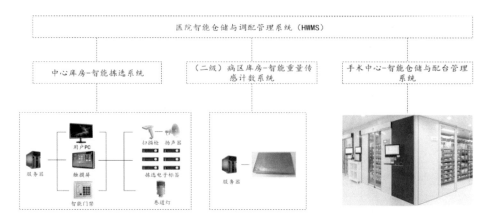

图1　全供应链闭环管理示意图

该系统实现了全院普通低值耗材和高值耗材的信息化、精细化管理，在与东华 HIS 的物资管理系统成功对接后，系统实现了医用耗材在其完整的生命周期内，包括临床请领（购）、计划采购、到货验收、仓储管理、转运配送，直至患者使用的全供应链闭环式管理。结合 HIS 物资管理系统的二级库模块中的可收费耗材计费报表与智能重量传感计数系统中消耗报表的对比，更能实现对收费耗材的计费与消耗情况的实时监管。

中心库房—智能拣选系统

医院仓库管理，特别是日常用量较大的医用低值耗材的出入库、盘点、统计及领取，所使用的信息系统的便利性、实时性是库房管理的重点。医用耗材品种、规格繁多，不同的专科选用的品名、规格不尽相同，人工发放中的一个疏忽、错误就会造成临床的不满，以及一系列不必要的重复劳动。传统的库房管理模式要求库管人员具有一定的专业知识和管理经验，根据笔者经验，最合适的是具备 3 年以上临床耗材使用经验的人员，但在专业人员资源紧张的情况下，库房管理岗位很难匹配此类人员，而智能拣选系统很好地解决了这一矛盾。

（一）传统医用耗材管理的弊端

传统库房管理采用人工模式：人工存放、提取；人工清点统计；人工签字确认等方式，严重受到人为因素的影响，便利性不强，实时性差，耗材管理费时费力。

（1）医用耗材各品名、规格繁多，有时难以区分，人力管理需要一定的专业知识和管理经验；

（2）库位上对应耗材的数量需要人工清点才能得知；

（3）发货时，必须拿着领货单才能知道需要的发货数量；

（4）盘点时，需要根据盘点表打印出一摞单据逐一盘点，任务重且易产生差错。

（二）智能拣选系统解决方案

针对以上医用耗材库房管理的难点，智能拣选系统制定了以下解决方案。

（1）利用物资管理系统，将每种医用耗材的包装名作为字典数据库维护的首要依据，临床领用时依照包装上的品名、规格进行检索。这种做法规避了习惯性自定义的称谓，也不会出现同一件医用耗材在其整个生命周期里出现多个品名的情况。

在实施中，为每一种货物安装一个电子标签，标签显示屏上显示对应的医用耗材的包装名、规格、库存数量。

（2）入库时，库管员验收合格后，将系统选择进入"入库模式"。系统根据上架指令点亮相应的货架巷道灯和相应货位的指示灯，指引库管员选定货位。库管员核对电子标签，显示上货数量，核对无误后完成上架，拍灭库位指示灯。同时，系统自动增加库存量，电子标签显示当前库位的实际库存。

（3）发货时，将系统选择进入"出库模式"。系统根据发货指令自动点亮相应的货架巷道灯和相应货位的指示灯，指引库管员选定货位。库管员核对库位电子标签上显示的品名、规格、发货数量与纸质发货单是否一致，核对无误后取货。完成取货，拍灭库位指示灯。同时，系统自动扣减库存量，电子标签显示当前库位的实际库存。

（4）月底盘点时，将系统选择进入"盘点模式"，所有库位电子标签指示灯点亮，库管员在逐一核对电子标签上的实际库存量的同时，拍灭指示灯，完成盘点。

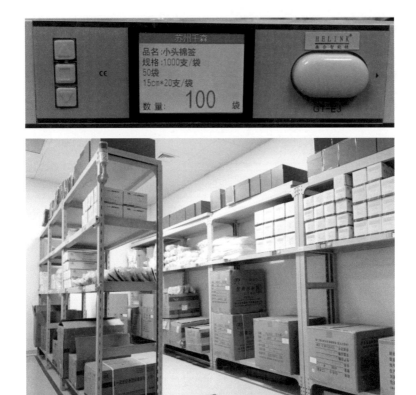

图2 智能拣选系统实景图

(三）智能拣选系统的优势

与 HIS 物资管理系统成功对接后，入库/请领/拣取/出库等数据记录全系统提取，精确操作。库房管理人员无须具备专业知识，无须人工寻找库位，全程智能化操作。系统在节约人力的同时，减少了人为差错的发生，提高了工作效率。

病区库房 — 智能重量传感计数系统

虽然各医院对高值耗材的条形码管理已相当普及，利用条形码计费功能可以实时掌握每件高值耗材的流向，但是对于普通低值耗材的监管相对薄弱：临床科室领用后如何使用，使用了多少，可收费耗材有没有确保收到费，这些问题通常无人问津。如果使用科室责任心不强，往往会因监管不严而导致严重损耗，如库存过大，产品积压；如效期管理不严而造成的过期、失效，造成运营成本的增加。

（一）传统临床科室二级库管理模式的弊端

传统管理方式受到人为因素的严重影响，便利性不强，实时性较差。即使医院物资管理系统具备二级库管理功能，也仅能实现理论值的监管，并不能实时掌控临床实际库存，无法提供真实有效的数据供管理部门参考。

（1）人工管理，科室领用随意，易导致库存过大或积压。

（2）临床科室每周制订领用计划前，需要人工盘点库存以确定领用量。

（3）普通低值耗材被临床科室领用后，无从监管。管理部门可能不了解可收费耗材的实际消耗与收入是否相符，以及不可收费耗材的消耗量是否合理。

（二）智能重量传感计数系统解决方案

针对以上临床科室二级库的管理难点，智能重量传感计数系统制定了以下解决方案。

（1）系统基于智能称重模块、可拆卸式搁板和通信模块，耗材智能称重计数管理软件通过专门的接口和医院 HIS 系统连接，实现数据交互。

（2）立足医院库房现有货架，为了减少成本支出，采取局部改造承重搁板，将数据采集以及控制、通信设备内嵌在搁板中，实现承重、称重一体化，结构如图 3 所示。

（3）根据病区使用的耗材品规设计库位的数量及大小，称重盘的误差精度可达 ±0.1g。维护人员在后台使用专门的标定软件系统对每一个耗材品规进行标定重量的维护后，即可用称重实现对耗材数量的换算，并实时显示。

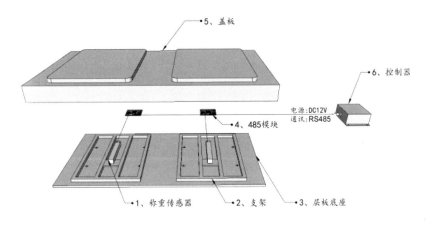

图 3　改造搁板结构图

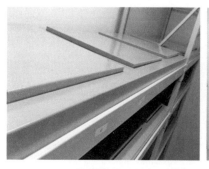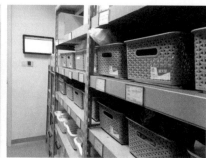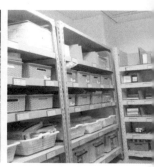

图 4　智能重量传感计数系统实景图　　　　图 5　临床科室二级库实景图

（三）智能重量传感计数系统的优势

智能重量传感计数系统具有无人工干预、盘点统计便捷等特点，可实时监测、传递库位物资重量，实时解析物资数量。利用该系统，管理部门可实时掌握临床科室耗材的实际在库情况与消耗情况，结合 HIS 物资管理系统的二级库管理模块中获取的可收费耗材的实际计费报表，对收费耗材的消耗合理性进行实时监管。

手术中心 — 智能仓储与配台管理系统

手术室既是体现外科医技水平的核心技术部门，也是重要核算部门和医院耗材消耗大户。据统计，手术室的年收益约占医院年收益总额的30%，其中近 40% 是中高值耗材的收入，而中高值耗材的使用量与医院的业务水平有着密切联系。随着医疗技术的不断发展，中高值耗材的使用量也在迅猛增加。中高值耗材具有价格昂贵、专业性强、品种和规格繁多等特点。有时耗材的使用还要视术中患者的具体情况而定，术前规格型号无法获知：如骨科、心内科、神经外科介入手术等，从而增加了管理的难度；其产品质量的优劣又关系到患者的安全，直接影响到医疗质量，易引起医疗纠纷，因此，如何对手术室二级库房中的各类材料进行精细化管理已成为医院医用材料管理的重点和难点。

（一）传统管理模式面临的问题

目前，国内还存在着许多未完全普及信息化管理的医院，仍沿用传统的人工管理模式，导致在手术室耗材管理过程中存在着各种问题，大致可归纳为以下几点。

（1）耗材的损失：耗材堆放无序、管理不善或耗材未及时使用都有可能导致耗材的损失。

（2）库存量无法精准管理：库存积压、短缺、过期情况无法得到有效规避；二级库与一级库的联动性差，导致盘库误差频发。

（3）人为出错：库房由人工操作实施分拣、配置、录账等，效率低、漏收费、错收费情况无法得到有效避免。

（4）耗材使用信息无法实时体现：患者术中使用的耗材信息只能后期由一级库房核对后再入、出库，信息不能与医院财务、会计核算等系统及时对接。

（5）感控风险大：耗材效期管理能力差，容易导致感控事件的发生。

（二）智能仓储系统解决方案

针对手术室医用耗材的分类，智能仓储系统提出了不同的解决方案。

1. 耗材分类

①医院一级库房和手术室二级库房都备有库存的通用耗材；

②手术室二级库房备货的中高值、介入、植入耗材；

③部分医用耗材的使用要视术中患者的具体情况而定。此类耗材医院不备货，供应商提供多规格的器械和耗材对手术进行跟台，手术结束，医院只与其结算已使用的耗材。

2. 解决方案

针对以上三种储存及管理方式都不同的耗材，智能仓储系统代理商根据医院实际需求，调整系统流程，最终拟定了相应的解决方案。

①对于第一种情况，调整仓储位的容量以适应不同耗材品规的包装大小，或修改隔断，或放置塑料储藏盒，对不同品规、不同效期的耗材加以区别，定义仓位编号。

②对于第二种情况，备货的耗材中不仅是高值耗材，还有价值不高的专科耗材或植入、介入耗材。系统的条形码管理方案将每一件耗材定义唯一的院内条形码打印粘贴，设定仓位后进行预入库。

③对于第三种情况，该类耗材全程无须进入二级库房存储，手术一结束，巡回护士将术中患者已使用耗材的外包装交给智能二级库房库管员，由系统定义唯一的院内条形码，打印条形码并粘贴到相应的纸质材料上，再确

定收费。

（三）方案的具体实现

1. 智能仓储系统的软硬件配置

系统设备主体采用两条水平旋转巷道，每个巷道有 16 个大库位，详细参数如下。

料斗尺寸：622mm（宽）×610mm（深）×1854mm（高）；

料斗数量：两条巷道共 32 个；一条存储中高值计费耗材（预设 400 个储位）；另一条存储无菌低值耗材（预设 200 个储位），详细布局及实景如图 6~图 8 所示。

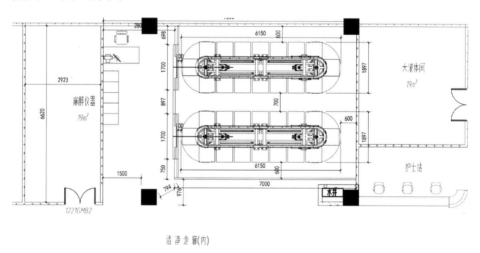

图 6　智能仓储系统布局图

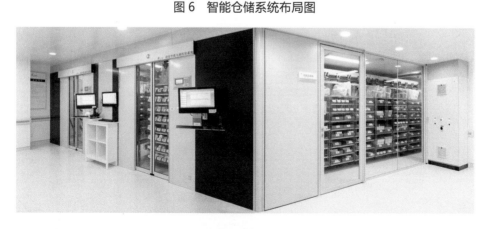

图 7　智能仓储系统实景图

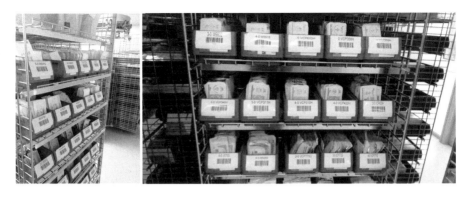

图8　智能仓储系统内景图

2. 手术室智能无菌库房管理与配台系统的应用流程

①智能二级库房与院内 HIS 无缝连接，获取物资管理系统中手术室内所涉及的所有医用耗材的目录。为方便临床医师选材，维护人员事先在系统中对高值耗材、专科耗材进行标注。

②临床医师确认患者需要手术时，在 HIS 系统中开出医嘱申请手术单，选择手术中使用到的耗材。智能二级库房同步接收到耗材品种及数量订单，无库存的耗材品规立即形成《申购单》报给医院物资管理系统，由医学工程处处理，做到及时供应。

③手术开始前，巡回护士根据医师提交到智能二级库房的耗材订单领取耗材，系统自动将所涉及耗材连续旋转至取物口，由二级库房库管员进行发放，扫描出库。详细流程如图9所示。

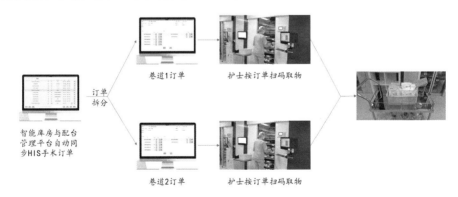

图9　术前管理人员预先配置耗材流程示意图

④手术进行中，如发现耗材订单中有遗漏品规，巡回护士在系统前置到每间手术室的终端显示屏上向智能二级库房提出紧急申领请求；二级库

房库管员接到请求立即取货，待巡回护士到二级库房时即可直接取货，不影响手术的正常进行。

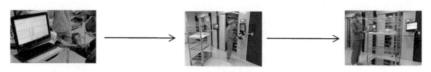

手术室内下单　　　　系统优先处理紧急订单　　　库房及时配送术中物资

图10　术中管理人员应急配送耗材流程示意图

⑤手术结束后，未使用的耗材扫描后退回二级库，已使用的耗材确认收费。在确认收费的同时，系统将属于备货管理的高值、植入、介入耗材的使用信息传送给物资管理系统，医学工程处库房完成入出库，待收到发票后，填入发票编号及开票日期，完成整个入出库流程。

（四）智能仓储系统的优势

（1）单个耗材拣取少于15s，多系统同步连续拣取，提高效率。

（2）耗材条码一一对应，入库、拣取、出库精确复核，降低发错率。

（3）耗材库存量和有效期的科学管理：遵循"先进先出"原则，根据每种耗材"余量"和"余期"数据可设置独立的自动提醒程序，自动生成采购订单，报院内物资管理系统，以便及时采购，补足库存基数。

（4）条形码管理赋予每件高值、植入、介入耗材唯一条形码，真正做到耗材使用信息的可追溯，每件已使用的耗材可自动关联到具体手术时间、内容、患者姓名、床位号等信息。

（5）交互式工作平台：手术配单耗材信息、计价耗材术中使用量和库存实时数据与医院HIS的手术—麻醉、财务结算、库房管理等系统模块动态互联互动，无须重复输入即可一键计费，在提高能效的同时避免了漏收费、错收费现象的发生。患者手术中使用的耗材信息能第一时间与一级库房、财务结算、会计核算等系统对接，做到实时交互。

智能仓储与调配管理系统、HIS物资管理系统的对接形成了联网交互式工作平台，数据与HIS系统的动态互联互动实现了医院对医用耗材最优化的管理模式，有效解决了物资管理中的难点，释放了医护人员工作压力，促进了精益化管理。此项合作成为科技城医院智能化、物联网医院建设中的一大亮点。

微信直播在医院运营中的作用

胡英俊

新时期、新媒体、新手段

党的十九大提出："坚定文化自信，推动社会主义文化繁荣昌盛"，"对美好生活的向往、对精神文化生活的需求、对幸福感与获得感追求"的口号，已然深入人心。在党的要求、国家的兴盛、人民的福祉这一新的坐标体系中，着力做好医院品牌整体形象宣传，具有非常重要的战略意义。新时期，对品牌的规划与成长提出了新的要求，如何进一步整合资源，推动活动进程，传播提升品牌影响力，增加品牌美誉度，适时采用多种宣传手段进行全方位的宣传，也成为一项必要而紧迫的工作。

2016年开始，全民进入直播时代，直播成为沟通、展示、传播的重要方式。各类直播平台也如雨后春笋般涌现出来，如斗鱼、虎牙、熊猫等，人们也越来越习惯在闲暇之余观看直播。加强微信公众号、微博、微官网、H5、直播等新媒体、新手段的应用，通过系统运作把相关信息有效地传递到国内外，使得相关内容全方位、多层次地传达到"公众—医院—市场"三大受众中，对品牌形象的塑造、影响力的扩大、信息的公开等方面而言，无疑是一条捷径。

新医院、新思路、新方法

（一）医院的对外宣传

苏州科技城医院作为一家开业不到 3 年的新医院，需要面对的问题之一就是医院的品牌宣传，如何更好地让患者了解医院的品牌文化、医疗实力、服务理念，成为我院需要迫切解决的一个难题，而微信直播恰恰是解决此难题的有力手段。

围绕医院的重大事件、宣传节点展开宣传，形式可分为三大类。

● 常规宣传：以日常性的新闻报道为主，包括图片、文字等内容，立足相关微信公众号、微博等版块。

● 专题宣传：围绕医院推出的较重大活动或具有新闻性的事件，做好前期专题策划，形成有分量、有深度的报道。

● 特色宣传：联动其他主流媒体，实地采风，形成专题报道、视频专访、图片集束等，并根据需要推出一系列充满个性的宣传形式。

在社会营销处的努力下，苏州科技城医院微信公众号已被广大市民接受和关注，以此为平台，医院的微信直播行动也开展得有声有色。相对于传统媒体行业在直播中所需要使用大量的硬件设备，微信直播更容易满足医院精简化的宗旨，所需要的设备仅仅是一台摄像机、一台电脑、一台视频采集器以及一条流畅的网络。直播具有以下显著特色：

● 搭建属于自己的微信视频平台，视频资源能够永久保存；

● 无缝对接现有的摄像机、手机、录播室等前端摄录设备；

● 支持移动直播需求，搭建移动电视台，实现边走边播；

● 支持现场实时碎片回看；

● 支持 800K 高清码流，支持千万级人数同时在线观看；

● 设备轻便，部署便捷，操作简单易上手；

● 支持全模式（视频、语音、图片、文字）下的线上互动；

● 支持无网无电环境下的视频直播。为了更好地展现直播现场的画面，科医还采购了无人机进行航拍，让观看者能更完整地感受到现场的每个细节，感受到科医对于观看者的热情。

开院至今，科医已通过微信直播了多场院级、区级、市级、省级乃至国家级的会议，为全面建设医院品牌，精致而充分地展示医院定位和发展规划，将领导人思想渗透并充盈其中，发挥了不可替代的指导作用。同时扩大在国内外同行业中的知名度和影响力，为传播交流做好舆论准备，树立良好形象。在塑造品牌的过程中，通过宣传，深化医院文化的凝聚和催化作用，使品牌更有内涵，使之成为提升医院美誉度、品牌附加值、医院竞争力的原动力。

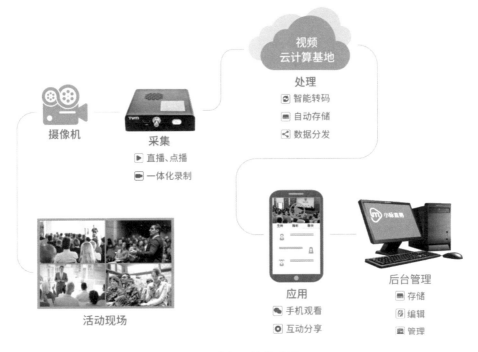

图 1　直播系统构成图

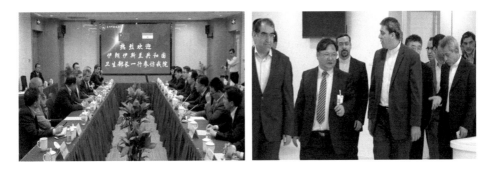

图 2　伊朗伊斯兰共和国卫生部长一行参访医院直播画面

（二）医院的内部活动

医院工作固然重要，但员工的娱乐活动也必不可少。科医开业至今，已成功举办了多场趣味盎然、激动人心的文体活动。但是，医院的工作有其特殊性，不论昼夜，都必须有人坚守在一线工作岗位上，导致部分人员无法亲临现场参加活动，而微信直播恰恰成了他们最好的参与渠道。通过微信直播，坚守岗位的同事也能观看到现场的演出，并通过弹幕功能与现场实时互动，感受现场的气氛，参与到现场活动中来，让每位科医人都能感受到医院的关怀，感受到科医的企业文化，感受到新技术在医院中的应用，这是行政后勤服务人员的奋斗目标。

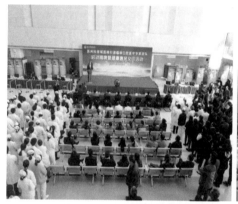

图 3　苏州科技城医院引进临床口腔专家
　　　活动现场航拍直播画面

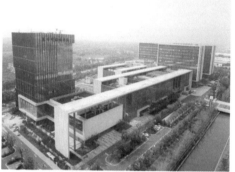

图 4　苏州科技城医院航拍图

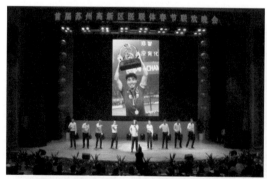

图 5　首届苏州高新区医联体春节联欢晚会

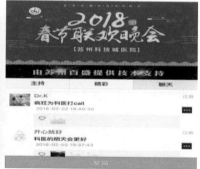

图 6　2018 年春节联欢晚会直播

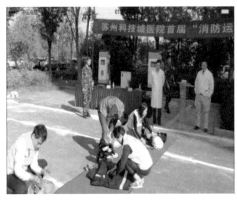 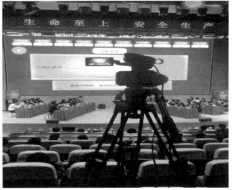

图7　2018年区卫计系统安全生产　　图8　苏州科技城医院首届消防运动会直播画面
（含消防知识技能竞赛活动直播现场场景画面）

新征途、新目标、新功能

随着医院的发展，微信直播的功能将不仅限于活动与会议的直播。科医作为江苏医药职业学院附属医院以及江苏大学、南通大学、苏州卫生职业技术学院的教学医院，以及复旦医院后勤管理研究院培训基地与苏州大学药学院的实习基地，教学内容将会成为未来直播的一大重点。通过微信直播，教学将不再受到场地的限制，不论是手术，还是床边护理、疑难病案讲解，学生们都可以通过手机、iPad、电脑和电视实时收看学习，学生们可以通过弹幕提出自己的问题、疑惑，请老师一一解答。作为高新区最大的事业单位，微信直播的另一个发展方向倾向于党建工作，通过搭建"党支部工作助手"党员教育管理平台，让党支部工作开展到每个党员身边。

让党支部突破空间限制与党员紧密连接，紧密围绕易用的载体、生动的形式、创新的传播方式，网聚党员，更便捷地开展党员教育管理工作。

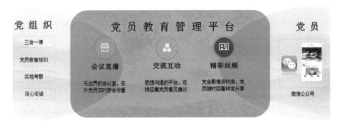

图9　党员教育管理平台界面

腾讯觅影: AI+ 医疗的创新应用

蒋浩

合作背景

近年来,人工智能在世界各国发展迅速,我国在人工智能方面也取得了很大的进步,已慢慢普及到日常生活的各个行业之中。在"互联网 +"、信息化的大潮之下,医疗机构信息化不断普及,加上云计算、大数据、物联网等新技术的推动,"智慧医疗"已经成为医院信息化建设的趋势。从医院实践的角度来看,智慧医疗涉及的层面非常广泛,医疗领域中不同阶段、不同维度都可以"智慧"起来。科医也正处于智慧医院、智慧医联体的信息化修炼之路上。2018 年 4 月,科医携手腾讯公司,建立了人工智能联合实验室,利用腾讯觅影展开 AI+ 医疗的研究和应用,打造"互联网 + 智慧医院"标杆。

何为腾讯觅影

腾讯觅影是腾讯公司首款将人工智能技术运用到医疗领域的产品。产品运用计算机视觉和深度学习技术,对各类医学影像进行学习训练,能够有效地辅助医生对食管癌、肺结节、糖尿病、视网膜病变、宫颈癌、乳腺癌等疾病进行诊断和早期筛查。产品聚合了腾讯公司内部包括腾讯 AI Lab、优图实验室、架构平台部等多个顶尖人工智能团队的能力，将图像识别、大数据处理、深度学习等 AI 领先技术与医学跨界融合研发而成。科技部此前公布了首批国家人工智能开放创新平台名单，腾讯公司成为首批入选单位，并明确依靠腾讯公司建设医疗影像国家人工智能开放创新平台。截至2018 年 7 月，腾讯觅影已累计辅助医生阅读医学影像超 1 亿张，服务 90 余万患者，提示高风险病变 13 万例；并利用 AI 辅诊引擎辅助医生对 700 多种疾病风险进行识别和预测，已累计辅助分析门诊病例 650 万份，提示高风险 16 万次。

为何选择腾讯

基于医学影像的智能识别领域，全球的创业公司达 1000 多家。汇医慧影、雅森科技、连心医疗、健培科技、医渡云、智影医疗、DeepMind、Arterys 等，而腾讯在人工智能方面的技术积累有目共睹。

（1）海量的图片库与极强的图片处理能力，用户日发送照片达到 15亿张。

（2）AI Lab 研发的围棋人工智能程序"绝艺"获得冠军。

（3）腾讯大规模 AI 高性能 GPU 计算集群，价值数亿；单台 GPU 机器，8 个 Tesla M40 24GB。

腾讯觅影在科医的应用

（一）AI+ 消化内镜：觅影对食管癌进行筛查

世界卫生组织指出，三分之一的癌症可以预防，三分之一的癌症可以治愈，三分之一的癌症可以治疗。食管癌是国内常见恶性肿瘤之一，也是中国发病率和死亡率最高的恶性肿瘤之一。由于缺乏有效的早期筛查手段，目前我国早期食管癌检出率低于 10%。但是，如果能够及时检出，食管癌的治愈率超过 90%；进展期和晚期的食管癌治愈率仅有 40%。我国的食管癌发病率为 21.64/100000，占全球病例的 55%，也就是说，全球有近 50 万食管癌患者，其中约有 28 万的食管癌病例发生在中国。早期筛查能提高患者治愈率和存活率，大大减轻患者的经济负担。腾讯觅影筛查一个内镜检查用时不到 4s，对早期食管癌的发现准确率达 90%。

腾讯觅影可以高效、准确地对食管癌进行筛查，主要源于医生与 AI 工程师组成的医学技术团队。医学团队对数十万张食管内镜检查图片进行分类，采用双盲随机方法，由不同级别的医生进行循环评分标注后，交给腾讯 AI 技术团队进行图像处理、增强，借助深度学习技术，让腾讯觅影具备筛查可疑食管癌的能力。

AI 在医疗上的应用越来越广泛，国内外主要开发的是影像识别系统，应用在放射科、皮肤科、眼科等。但食管癌早筛属于内镜图像识别系统，投入消化内镜人工智能开发的科研单位、医疗机构和企业还不到 30 家。觅影 AI+ 内镜诊断流程可在医院的内镜系统中调取觅影接口，直接返回智能诊断"疑是食管癌"等。

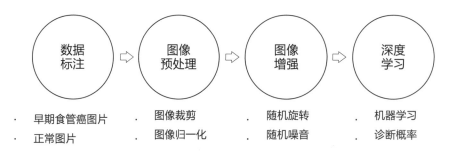

图 1 觅影 AI+ 食管癌筛查流程示意图

（二）AI+ 医学影像 PACS：觅影对肺癌进行筛查

肺癌是恶性肿瘤之王，是我国发病率和死亡率最高的肿瘤。肺癌最有效的手段就是筛查，早期诊断和早期治疗能让患者的 5 年生存率提高到 80% 以上。腾讯觅影肺癌识别率已达 85%，肺结节检测准确率达 95%，超过了肺结节检测的国际最佳水平。

觅影 AI+ 医学影像 PACS 诊断流程主要有以下步骤。

第一，预处理模块。肺部 CT 图像预处理模块的优势：肺部的三维分割和重建算法，可以处理不同 CT 成像设备在不同成像参数条件下产生的不同源数据。

第二，识别模块。肺部 CT 图像处理识别模块的优势：利用 3D 卷积神经网络的图像超分辨率算法，可以实现早期肺结节检测。

第三，识别数据：

可定位微小结节的精度：3mm+；

敏感度：85%；

特异度：90%。

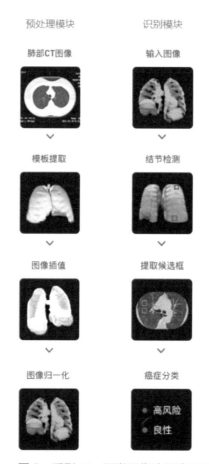

图 2　觅影 AI+ 医学影像诊断流程示意图

人工智能 + 医疗展望

人工智能技术在物流、医疗、金融、产业物联网等很多领域都有现实应用。对于关乎个人健康的医疗领域而言，不管医生是否接受，人工智能已强势闯入医疗界。

在这个时代，学习和思考已经不是人类的特权，人工智能拥有人类已有的能力已经成为可能，比如，科医的又一 AI 方案——IBM Watson。Watson 可以在 17s 内阅读 3469 部医学专著、24.8 万篇论文，69 种治疗方案、61540 次试验数据、10.6 万份临床报告。通过海量汲取医学知识，包括 300 多份医学期刊、200 多种教科书及近 1000 万页文字，IBM Watson 在短时间内可以迅速成为肿瘤专家及拥有更强大脑的癌症专家。在印度，Watson 医生为一名癌症晚期患者找到了诊断方案；在日本，Watson 医生只花了 10min 就确诊了一例罕见白血病。在世界癌症日（2 月 4 日）当天，IBM Watson 医生第一次在中国"出诊"，仅用 10s 就开出了癌症处方。Science 杂志报道了英国诺丁汉大学流行病学家 Stephen Weng 博士团队发表在 PLOSONE 上的重要研究成果，更准确地预测心脏病发病风险，还可以降低假阳性患者数量。人工智能诊断皮肤癌的准确率达 91%。人工智能走进 ICU：可预测病人死亡，准确率达 93%。三军医大利用人工智能 30s 内鉴定血型，准确率超过 99.9%。谷歌研发人工智能眼科医生：用深度学习诊断预防失明。

总体来说，"AI + 医疗"不是噱头，而是未来，一个让人期待的人工智能时代正在快速到来！

企业微信端移动 OA 在医院办公中的应用

胡英俊

传统 OA 系统存在的缺陷

办公自动化（Office Automation，简称 OA）是将现代化办公和计算机技术结合起来的一种新型的办公方式。在医院的日常办公中，OA 软件的核心应用是工作流程、公文管理、内部邮件、内网门户、通讯录及人员管理等。虽然传统的方式具有易用性、开放性、严密性及实用性等特点，但是其本身存在的缺点也是显而易见的，缺乏一定的及时性。

传统 OA 的部署方式通常在医院的内网服务器中部署相关 OA 的服务程序，院内人员通过 IE 浏览器访问 OA 网址进行登录操作。但在医院的运营中，临床医护人员，无论是门诊坐诊，手术室进行手术或是病房查房人员，将更多的时间用于服务患者，而行政人员则将更多的时间用于服务一线医护人员及推进医院建设，医务人员每日可用于在内网电脑前办公的时间相对较少。这种情况导致一个突出问题：OA 中提交的流程、公文、邮件等不能得到及时处理，影响工作进度。为了改善这种情况，提高员工的工作效率，将 OA 与手机相结合成为医院办公自动化的趋势。

移动OA的应用背景

在第十二届全国人民代表大会第三次会议开幕会上，李克强总理在政府工作报告中提出了"互联网+"国家战略。"互联网+"的关键点就是要实现企业的移动化和在线化，进而实现企业管理模式的互联网化和商业模式的互联网化。微信则是实现两者互联网化最有效的方法，已成为企业生产者、决策者、上下游以及利益相关者的主要沟通渠道。通过"服务号+企业号"实现对用户、员工、上下游供应链及内部IT系统的连接。

然而除了人和人直接的社交之外，微信虽然有朋友圈、订阅号、服务号、企业号等多个入口，也在钱包中集成了多种场景的应用，但用户使用微信的主要场景仍然聚焦在社交和媒体属性当中。这与微信要连接一切的目标显然有很大差距。企业微信为企业用户提供的移动应用入口，也可以连接组织与个体间相互认可且稳定的关系，实现"有限的关注，无限的信息"。

（一）广泛并有效的连接

企业微信能帮助医院建立与员工、上下游供应链及内部IT系统间的连接，并能有效地简化管理流程，提高信息的沟通和协同效率，提升对一线员工的服务及管理能力。

（二）开放有利的平台

基于企业微信充分开放的接口，医院IT人员可根据医院办公的不同需求，提供多样且个性化的功能和服务，并不断地对应用进行优化，更好地提示用户的使用体验。

（三）让信息传递更便捷

企业微信的覆盖和方便灵活的管理及连接能力，使员工无论是在外参会学习，还是奔波于一线，医院信息的传递在时间和空间上将不再有任何阻碍。

（四）可靠的安全保障

确保信息安全是连接企业的基础。腾讯及微信已建立了业界一流的安全保障体系、可靠的系统实现机制，以及企业微信完善的安全特性，为企业信息安全提供了全方位的安全保障。

移动 OA 在医院办公中的应用

（一）企业微信自身功能的运用

相对于传统微信需要通过手机号、微信号及 QQ 号添加好友的模式，企业微信中的用户可与 IE 电脑端 OA 医院进行同步。用户只需在企业微信中通过预留的手机号或者关注过医院企业号的微信登录即可加入医院的企业微信中。加入企业微信后，可在通讯录中查看到医院所有职工的信息，且无须再添加好友即可同微信一样点对点发送消息，免去了一再添加同事微信的烦琐步骤。管理员可以在后台设置自动生成全员群，这样每一位加入企业微信的同事都会在申请通过后自动加入科技城医院全员的大群中。相对于普通的微信群，企业微信的群聊功能最大的优势在于人数上限为2000 人，更便于一些重要紧急消息的传达，且管理员可以在后台管控群员的发言，做到群聊的全面覆盖性与安全管控性。

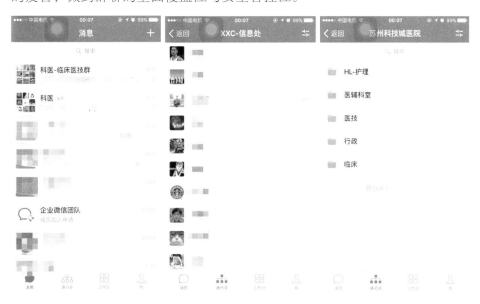

图 1　苏州科技城医院微信群界面

同时，为了帮助员工更好地协调生活与工作，科医还在企业微信中申请开通了企业微信与普通微信的互通功能，对于一些不便将自己私人微信公开提供的人员，可让其添加企业微信号至他的微信好友中，方便日常沟通。

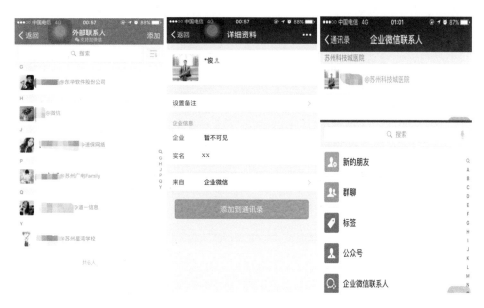

图2 企业微信界面

(二)OA在企业微信中的功能应用

为了让更多用户体验到移动办公带来的便利,移动OA设计的第一步是把在办公中最常用的通讯录、工作流程、通知公告、公文管理、内部邮件等功能转移到企业微信上。

以通知公告为例,院部或相关处室发布的通知与全院的员工都息息相关,但在传统IE端OA的模式下,员工们很难在第一时间通过电脑查看通知公告,或者因时间一长而遗忘,可能因此而造成不必要的损失。在使用移动OA后,管理员可将一些重要的通知公告设置为及时推送,使同事们可以在第一时间得知相关信息。同时由于移动OA的便捷性,可随时携带,也可以将其作为查询资料的工具。科医在药学部与医工处的配合下,在移动OA中增加了药品使用说明与医疗耗材使用说明查询书。

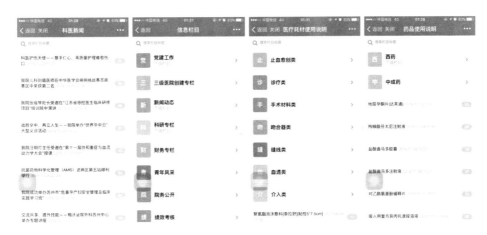

图 3　移动 OA 部分功能界面

以职工休假工作流程为例，病假中的员工由于特殊原因无法到医院提交相关的病假材料及填写病假申请。应用移动 OA 之后，员工找到对应的职工休假申请表，直接在手机上即可填写休假申请，并将病假条、门诊病历等材料通过照片上传，一并发送至上级管理部门。休假申请流程会以及时消息提醒的形式显示在上级审批的企业微信界面中，使审批人一目了然。审批人通过消息进入审批界面，查看申请人员之前填报的资料及上传的病假证明图片，签署相关意见后发送至下一环节审批，实现了工作流程的及时性与便捷性。

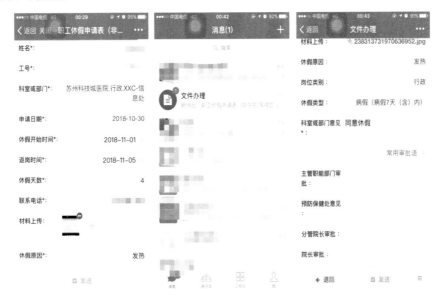

图 4　移动 OA 中的职工请假流程图

同时，由于移动 OA 的数据均来自医院 IE 端 OA 服务器，所在移动 OA 上审批的任何流程均可在内网 IE 端进行查看，方便部门打印及归档。

移动 OA 今后的发展方向

展望未来，科医计划将移动 OA 与医院医疗及患者服务做进一步融合。

（1）科医正在实施的院长查询功能，是通过与 HIS 对接，院领导通过企业微信内的对应功能查询医院各段时间的运营报表。加强院领导对医院实施情况的把控，助力院领导对医院发展的规划。

（2）科医计划实施对外患者服务通道，使患者在关注我院企业微信后，可在企业微信的相关对外功能中，通过上传证明材料，经由归口科室审批，查看其在科医所做的影像资料。

（3）为更好地服务临床工作，将在企业微信中增加排班及会议审批与会议室预约功能，简化临床科室的申请步骤，节约申请时间。

（4）通过与人事系统的对接，在企业微信中可做到实时查询自己的工资条，可在线进行相关信息的上报、审批、更正。

（5）增加更多的人性化应用，如员工的入职纪念、生日关怀、选举投票、车辆预约等，优化工作体验，让员工能通过企业微信感受到医院为员工所作的努力。

"科医模式"新探索：医保脱卡支付 App

陈辰

项目背景

去医院就诊不用排队刷卡，用一部手机就能完成所有费用的医保结算和自费支付。近年来，这样的情景在全国各地的医院里陆续出现，已屡见不鲜。然而，两三年前，通过网络搜索各地媒体报道、检索相关文献论文，关于"医保脱卡支付"的报道寥寥无几，仅有的几处也因种种原因中断，未能成功推广。在科医 App 开始投入开发前，可以说，全国尚无成功应用这一技术的案例。

2016 年，科医尚在开院的筹备期，沈洁院长向信息部门和软件厂商提出了能否在手机 App 上实现医保脱卡支付这一设想。由此为开端，科医开始了医保脱卡结算"科医模式"的探索工作。几个月间，科医信息处及东华软件公司的开发人员，与苏州市人力资源和社会保障局、光大银行苏州分行相关业务的管理人员、技术人员多次召开专题协调会，最终确定了医院、银行、社保三方协同的技术方案：支付时由银行对比社保身份库并提供短信验证，保证每笔社保结算交易安全可控。

推广历程

经过一段时间的内部测试及试运行，科医手机 App 的 1.0 版本（脱卡支付核心功能）已于 2016 年 7 月 18 日正式上线运行，2.0 版本（扩展功能）于 2017 年 6 月 18 日上线。上线运行后，客户下载数、挂号数、支付总数均保持稳定增长。客户对 App 直接进行医保结算支付的接受度逐渐提高，充分展现了智慧医院的智能化、便民化服务。市社保专家先后两次到现场测试了社保结算，没有发生任何结算差错。

为了使这项便民利民的举措惠及更多客户，科医与相关银行合作，除了在门诊大厅设立 App 专窗进行软件下载、医保绑定、业务咨询等业务之外，还在住院各病区、体检中心等区域投入了移动办理小推车进行上门服务，指导并帮助用户下载和使用 App，得到了用户的一致好评。在推广过程中，科医也收集了用户的使用意见，为进一步优化 App 功能和体验提供了依据。

功能概述

（一）绑定医保卡

用户需在银行网点携带本人身份证、医保卡、手机办理绑定业务，银行核对身份后将用户在数据库中标记为可以使用医保脱卡支付。银行在医院设立移动办理窗口，方便用户就近办理绑定业务。未绑定医保卡的用户，仍可以使用 App 其他功能，并进行自费结算。

（二）使用 App 挂号

用户需下载安装医院 App，登录个人账号。进行挂号时，软件通过后台查询用户是否具有医保身份，如满足条件，则通过银行向用户手机发送动态校验密码的短信，用以验证用户手机与绑定医保卡的一致性。通过短信密码验证，将数据传输到医保服务器，调用医保结算接口进行医保报销比例等计算，通过后台扣取医保报销部分，并在前台跳转到支付宝界面，用于支付用户自费部分。

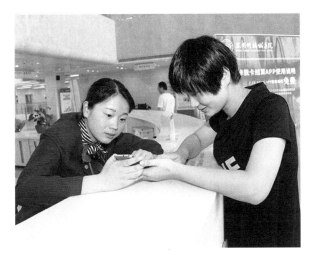

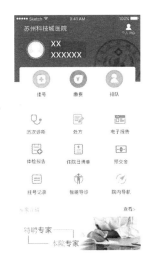

图1　工作人员协助客户使用手机App　　　图2　手机App挂号界面

（三）就诊交费

用户完成挂号后，可以根据手机上推送的排队候诊信息，进入诊区候诊。医生叫号后，用户进入诊室就诊。医生审核完医嘱信息，用户手机上随即收到交费信息的推送。在诊间内，用户就能完成检查、检验、药品费用的交纳，并实时完成医保报销部分的费用结算。这样，用户不需要多次排队交费，直接进入检查、检验或取药的环节。

（四）检查、检验、取药

用户完成相关费用支付后，可以前往检查、检验科室或药房，通过在自助机上扫描手机App显示的个人条码，完成排队取号，进入下一个就诊环节。检查、检验报告完成发送后，用户在自己的手机App中能够看到各项数据的信息。

（五）管理多个就诊人信息

新版本App采用手机验证码进行用户注册，一个用户可保存多个就诊人的身份信息，并可自由切换，方便用户进行家庭健康管理。

（六）智能导诊

用户来院前，可以通过在模拟人体图中点选部位，选择症状类型，由系统查询疾病诊断库，给出可能的疾病种类及推荐科室，帮助用户选择适合自己的科室。

（七）预约后手机取号

用户预约门诊号后，到就诊当日可以通过手机脱卡支付（含医保及自费）进行取号，不需要再到窗口排队取号。

（八）院内导航与推送

用户来院后，在停车场可以使用扫码记忆，把自己的停车位设置为导航点，方便取车。用户离开医院时，可在停车位记录中找到自己扫码记忆过的车位，点击即可提供到达车位的导航路线。

院内导航模块通过 iBeacon 蓝牙技术实现室内精准定位，在医院各楼层的平面图中提供用户当前位置，并可按照就诊科室智能生成导航路线。导航会与 HIS 系统进行对接，检测到用户挂号后，会在菜单栏列出该科室相关流程。让用户能够全程精准定位，方便就医。

用户在诊区候诊时，通过蓝牙设备推送排队、科室、专家信息、健康常识等，推送内容可由科室自定义，提供丰富多样的就医指南。

（九）用药提醒

App 能根据医生处方中的频次记录进行用药提示的智能推送，考虑到周边群众的文化水平和生活习惯，App 使用了普通话、苏州话双语进行语音播报，方便群众理解，贴近百姓生活。

当用户有用药疑难时，可使用在线咨询功能与医院专家团队进行实时交互的沟通和反馈。

（十）住院及体检服务

用户可通过 App 交纳住院预交金（通过支付宝支付），查看预交金记录，可到窗口补打收据；可以查询入院后每日费用清单、住院总费用、当前费用余额情况。

体检人员使用个人登记号进行就诊卡绑定后，可查询体检报告主要结果及建议、检验检查数据等详情。

四、未来展望

目前，科医手机App除了基本的挂号缴费等功能外，推出了智能导诊、院内定位导航、用药定时提醒等多项个性化、定制化功能，为患者就医提供了更多实用的帮助，形成了从来院前到离院后的患者服务闭环体系。

2017年5月28日，科医App 2.0版本的各项功能升级上线。从时间维度上看，App提供了覆盖客户就诊前、就诊中、就诊后全流程的智能化服务；从空间维度上看，科医App不仅面向门诊用户，更将各项便捷化的服务扩展到住院、体检等更广泛的用户群体。无论从服务的深度还是广度来看，科医App都在国内类似医院App中处于领先水平。

同时，从科医开始试点推行的医保脱卡支付这一新模式，也正在苏州市区范围内进行复制、推广，必将惠及更多百姓。

第四章

医联体 实现优质医疗资源下沉

医联体模式新探索

顾君 徐琪

为深化医药卫生体制改革，促进医疗资源合理利用，建立科学有效的就医秩序，满足人民群众连续便捷的就医需求，构建分级医疗、急慢分治、双向转诊的诊疗模式，促进分工协作，合理利用资源，方便群众就医，在市、区二级卫计委（局）的倡导下，结合苏州高新区医疗卫生的实际情况，苏州科技城医院成立了以本院为技术主体、7家社区卫生服务机构为服务基础的高新区医联体，有效整合了区域性医疗资源，提升了区域性医疗卫生的服务能力，尤其是社区卫生服务机构的服务能力和服务水平。

医联体发展新形势

"十三五"规划要求在分级诊疗制度建设上取得新突破，建立科学合理的分级诊疗制度，坚持居民自愿、基层首诊、政策引导、创新机制，以家庭医生签约服务为重要手段，鼓励各地结合实际情况推行多种形式的分级诊疗模式，推动形成基层首诊、双向转诊、急慢分治、上下联动的就医新秩序。新一轮医药卫生体制改革实施以来，我国全民医保体系的建立健全进程加快，基层医疗卫生机构服务条件显著改善，以全科医生为重点的基层人才队伍建设不断的加强，基层服务长期薄弱的状况逐步改变，基本医疗卫生服务公平性和可及性明显提升，但"强基层"是一项长期艰巨的任务。我国优质医疗资源总量不足、结构不合理、分布不均衡，仍面临基层人才缺乏的短板，并已成为保障人民健康和深化医改的重要制约。医联体建设是解决好人民群众"看病就医难"问题与推进分级诊疗的重要途径。

2013年，卫生部首次提出了在全国建设医疗联合体（简称医联体，也称为医疗集团）的工作思路，医联体成为当年医改工作的重要热点话题。2013年1月，全国卫生工作会议明确提出，"要积极探索和大力推广上下联动的医疗联合体体制机制"。2015年9月，江苏省卫生计生委下发《关于推进纵向医疗联合体建设的指导意见》文件，鼓励各医疗机构打破体制机制壁垒，探索跨行政隶属关系、跨资产所属关系，建立集团化、托管型、技术协作型等不同类型的紧密型或松散型医联体。2016年12月，国家卫计委下发《关于开展医疗联合体建设试点工作的指导意见》，要求各地开展医疗联合体建设，提升基层医疗服务能力。2017年年初，郭玉卿在《国家卫计委：开展医联体建设的重点工作任务》一文中提出：经济新常态下，开展医联体建设是引导优质医疗资源有效下沉的重要举措，是推动建立合理有序分级诊疗模式的重要内容，是从根本上解决"看病难，看病贵"问题的关键。2017年4月12日，国务院常务会议审议通过《关于推进医疗联合体建设和发展的指导意见》，全面启动多种形式的医联体建设试点。发展医院联合体，合理整合医疗卫生资源，以应对医疗服务中存在的供需矛盾，是国际医疗体系发展和改革的趋势，也是我国深化医改的重要新措施。

医联体建设是建立分级诊疗制度的重要抓手，也是近年来国家综合医改工作的重要内容。大力推进医联体创新和发展，对增强人民群众健康保障水平、全面建成小康社会具有极为重要的意义。开展医联体建设，是深化医改的重要步骤和制度创新，有利于调整、优化医疗资源结构布局，促进医疗卫生工作重心下移和资源下沉，提升基层服务能力；有利于医疗资源上下贯通，提升医疗服务体系整体效能，更好地实施分级诊疗和满足群众健康需求。

当下医联体的四种模式

目前，全国各地探索分区域、分层次组建多种形式的医联体，推动优质医疗资源向基层和边远贫困地区流动，逐步形成了四种具有代表性的医联体组织模式：医疗集团、医疗共同体、专科联盟和远程医疗协作网。

（一）在城市主要组建医疗集团

在设区的市级以上城市，由三级公立医院或者业务能力较强的医院牵头，联合社区卫生服务机构、护理院、专业康复机构等，形成资源共享、分工协作的管理模式。在医联体内以人才共享、技术支持、检查互认、处方流动、服务衔接等为纽带进行合作。医疗集团可分为紧密型和松散型，以 1 家三级医院为牵头单位，联合若干城市二级医院、康复医院、护理院以及社区卫生服务中心，构建"1+X"医联体，纵向整合医疗资源。这种模式以深圳罗湖医院集团、江苏镇江康复医疗集团为代表。

（二）在县域主要组建医疗共同体

以县级医院为龙头、乡镇卫生院为枢纽、村卫生室为基础的县乡一体化管理，与乡村一体化管理有效衔接。充分发挥县级医院的城乡纽带作用和县域龙头作用，形成县乡村三级医疗卫生机构分工协作机制，构建三级联动的县域医疗服务体系。这是农村开展医联体建设的主要模式，通过把医保的支付方式改革和医共体的建设紧密结合起来，从预防、治疗、康复，提供一体化服务，把县、乡、村连起来，如安徽天长市（原天长县）县域医疗共同体。

（三）跨区域组建专科联盟

根据不同区域医疗机构优势专科资源，以若干所医疗机构特色专科技术力量为支撑，充分发挥国家医学中心、国家临床医学研究中心及其网络协同的作用，以专科协作为纽带，组建区域间若干特色专科联盟。

医疗机构之间以专科协作为纽带形成的联合体，是以一所医疗机构特色专科为主，联合其他医疗机构相同专科技术力量，形成区域内若干特色专科中心，提升解决专科重大疾病的救治能力，形成补位发展模式，这种模式以北京市儿童医院儿科联盟为代表。

（四）在边远贫困地区发展远程医疗协作网

面向基层、边远和欠发达地区的远程医疗协作网，是指公立医院向基层医疗卫生机构提供远程医疗、远程教学、远程培训等服务，利用信息化手段促进资源纵向流动，提高优质医疗资源可及性和医疗服务整体效率。这种模式以中日友好医院远程医疗网络为代表。

城市与农村之间，以城市三级公立医院为主体单位，在已经建立的长期稳定的对口支援关系的基础上，通过托管区域内县级医院等多种形式组建医联体，三级公立医院可向县级医院派驻管理团队和专家团队，重点帮扶提升县级医院的医疗服务能力与水平。国家级和省级公立医院除参加属地医联体外，跨区域与若干医联体建立合作关系，组建高层次、优势互补的医联体，开展创新型协同研究、技术普及推广和人才培养，辐射带动区域医疗服务能力提升。

医联体模式新探索

苏州科技城医院在尚未开业的筹建阶段，就已经分析并结合苏州高新区医疗卫生的实际状况，成立了以苏州科技城医院为技术主体，通安、阳山、东渚、镇湖、浒关、狮山、横塘 7 家社区卫生服务机构为服务基础的高新区医联体，并于 2016 年 3 月 31 日起开始运行。运行初期，采取专家分组至各家社区卫生服务中心坐诊的方式，逐步开展医联体工作。

（一）签订医疗联合体协议书

医院与 7 家社区卫生服务中心协商自愿组建成立医疗联合体，按照组织内业务合作、人才培养、资源共享、共同发展的目标，为进一步细化并明确各方责任与义务，维护正常医疗秩序，签订了"医疗联合体协议书"。协议在双向转诊、技术指导、人才培养、资源共享、组织管理等方面明确了医院与社区卫生服务中心双方的权利与义务。

1. 双向转诊

双方执行双向转诊程序，按照分级诊疗的基本原则，社区卫生服务中心需要将急、危、重症患者转往医院，医院需将进入恢复期的患者转回社区卫生服务中心；医院开通转诊绿色通道，对于社区卫生服务中心转诊的危急重症患者，可直接进入急诊绿色通道救治；对社区卫生服务中心病人就诊、检查、入院以预约方式优先安排。

2. 技术指导

医院根据社区卫生服务中心需求对其相关专业进行对口帮扶，定期派专家到社区卫生服务中心开展查房、讲课等实践。帮助社区卫生服务中心确定并开展特色专业，并且对专业的发展进行指导；医院帮助社区卫生服务中心完善医疗管理、医疗安全、医疗服务等方面的工作制度，进一步优化流程，提高社区卫生服务中心的医疗服务能力和管理水平；医院筛选适宜的科研项目，邀请社区卫生服务中心参与，共同开展，具体合作可以补签合作协议。

3. 人才培养

医院举办短期培训班、学术交流、继续教育等活动，向社区卫生服务中心人员开放；举办短期基层医技培训班，如需现场观摩、会诊查房等事宜，酌情优先安排在社区卫生服务中心。医院举办的各学术交流、疑难病例讨论等活动，可通知社区卫生服务中心参加。

4. 资源共享

医院检验中心、影像中心指导社区卫生服务中心的检验、影像工作，凡经上级卫生行政部门质控中心公布认可的检验项目结果双方互认；医院负责提供 PACS 以及 LIS 系统数据接口规范，指导社区卫生服务中心传送其 PACS 以及 LIS 系统数据至医院平台，数据传送接口开发工作由社区卫生服务中心自行完成。

（二）成立医联体工作领导小组和技术指导小组

为加强医院医联体工作的领导和技术指导，确保医联体建设工作有序、高效开展，根据高新区卫计局《苏州高新区医疗联合体工作实施方案（试行）》文件精神，医院成立了苏州科技城医院医联体工作领导小组和技术指导小组。

工作领导小组由院领导、各行政职能部门负责人组成，下设医联体管理办公室，负责医院医联体工作的推进、协调等日常工作；技术指导小组由医联体分管院长、医疗分管院长、医务处、护理部、药学部、各临床医技科室负责人组成。各部门、科室按照医院医联体建设目标和工作计划，明确分工，落实责任，共同推进医联体建设各项工作。

（三）制定医联体会议制度

为加强医联体工作管理、提高工作效率、追踪工作进度，加深各成员单位之间的工作交流和信息沟通，特制定苏州高新区医联体会议制度，包含医联体工作会议、医联体管理会议、医联体例会、医联体专题会议等，确定会议纪律，确保会议形成的决议或共识能在成员单位内部及时贯彻、落实，相关工作将纳入年度绩效考核。

1. 医联体工作会议

由高新区卫计局、区医联体领导小组组织，参会对象为区卫计局主要领导、分管领导、相关处室负责人及工作人员，苏州科技城医院主要领导、分管领导和相关领导、相关处室负责人及工作人员，各社区卫生服务中心主要领导、分管领导、联络员。会议制定医联体发展规划、明确阶段性发展目标。总结上年度医联体工作、部署本年度工作计划和工作任务，明确本年度工作重点。表彰上年度医联体工作先进单位和先进个人。工作会议时间安排在每年年初，原则上每年一次。

2. 医联体管理会议

由高新区卫计局（或区卫计局委托苏州科技城医院）组织，会议对象为区卫计局分管领导、相关处室负责人及工作人员；苏州科技城医院分管领导、相关处室负责人及工作人员；各社区卫生服务中心主要领导、分管领导、联络员。会议督促、检查医联体阶段性目标进展情况；调整和完善医联体医疗服务模式、成员单位专科业务发展方向或帮扶项目；协调医联体内部协作关系和利益分配，解决医联体实际工作中出现的重大问题或分歧。管理会议原则上每季度一次，时间安排在每季度末。

3. 医联体例会

由苏州科技城医院和各社区卫生服务中心轮值，年初第一次例会由苏州科技城医院召集，第一次例会上商定后续各次例会的组织者，原则上各社区卫生服务中心每年组织一次。会议对象为高新区卫计局相关处室工作人员；苏州科技城医院相关处室负责人及工作人员；各社区卫生服务中心分管领导、联络员。会议商讨医联体运行机制各环节的衔接；协调医联体分级诊疗、双向转诊等工作中涉及的资源配置问题，如医务人员调配、药品使用及配送、转诊流程及绿色通道等；协调、解决区域性医疗协同服务（远程会诊、远程心电、远程影像、临检中心等）出现的各种问题；人员双向流动，培训、进修、继续医学教育管理等；收集各类工作数据、报表和总结。

例会每月一次，时间安排在每月第二个星期三，当月如有管理会议，经报区卫计局批准可与管理会议合并。

4. 医联体专题会议

由区卫计局或申请召开专题会议的成员单位组织。会议对象为区卫计局分管领导、相关处室负责人及工作人员，苏州科技城医院分管和相关领导、相关处室负责人及工作人员，各社区卫生服务中心主要领导、分管领导、联络员。会议协调、解决医联体运行过程中出现的重大项目、紧急任务、重大问题或分歧。会议时间根据实际需要组织召开。

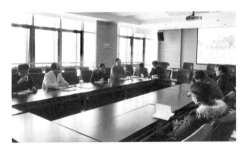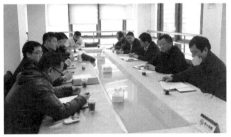

图1 医联体例会现场图

（四）开展医联体系列工作

1. 推行分级诊疗

充分发挥苏州科技城医院的区域医疗龙头作用，建立三级医院与基层社区卫生服务机构的长效工作机制，逐步形成基层首诊、分级诊疗、急慢分治、双向转诊的医疗服务模式，实现公立医院与社区卫生服务机构的医疗资源共享、检测结果互认、减轻患者就医负担，最终实现"小病在基层、大病进医院、康复回社区"的就医格局，满足居民"常见病、多发病不出社区，重症急病不出区域，特殊医疗服务持续保

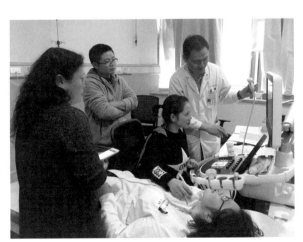

图2 社区医务人员来苏州科技城医院
超声医学科学习交流

障"的实际医疗卫生需求，进而通过在医联体支持下的家庭医生签约机制，为辖区居民提供科学、高效、便捷、连续的医疗服务体系，使区域医疗卫生服务能力、服务水平明显提升，服务质量和管理水平显著提高。

2. 促进人员双向流动

社区卫生服务中心是高新区医疗卫生服务体系的网底，承当辖区居民常见病、多发病、慢性病的诊疗和管理，提供基本医疗服务和公共卫生服务，提升社区卫生服务中心全科医疗的专科服务能力直接关系到居民对社区卫生服务能力的信任度和接受程度，是实现 80% 居民首诊在社区的关键。通过医联体前期工作，建立各社区卫生服务中心医技人员、医疗设备、诊室、病床等医疗资源数据库，结合各社区卫生服务机构在全科医疗基础上的专科发展方向，苏州科技城医院派出重点学科的专家坐诊社区，扶强补弱、通过带教、查房等实践，协同提高社区机构的医疗服务能力；同时，科技城医院组织临床、公卫、院感、药学、护理等医技骨干对社区卫生服务中心的基本医疗服务、基本公共卫生服务、质量管理等各个领域全面提供技术指导，发现社区机构实际工作中存在的不足或缺陷，帮助社区机构规范各项医疗服务行为；另外，院内各项学术活动、培训班、教学活动面向社区医技人员开放，有计划制定针对基层社区医技人员的各类培训、讲座，无偿接受社区医务人员的短期专项进修，帮助社区卫生服务机构造血扩能。

3. 医疗资源纵向流通

现行医疗卫生服务模式下，社区卫生服务机构只能在限定范围内为辖区居民提供最基本的医疗服务，只能保障居民获得基本目录范围内的治疗药物。随着医联体工作的稳步推进，苏州科技城医院的医生工作站下沉，社区机构的全科医生经过系统培训、考核合格后，可以直接使用综合医院的医生工作站为患者提供恰当的诊疗服务，结合社区增补药品目录，直接为患者配置诊疗需要而社区缺少的药物，为患者提供连续、便捷的医疗服务，弥补社区医疗资源的不足，使居民常见病、多发病、慢性病的诊疗无须出社区，切实满足辖区居民的实际医疗服务需求。

4. 发挥远程会诊平台作用

整体提升社区卫生服务机构的医疗卫生服务能力。远程会诊中心是高新区医联体建设的重要组成部分，是苏州科技城医院与基层社区卫生服务中心之间利用云技术等现代化通信手段，实现医联体内部跨单位、跨部门的区域医疗会诊，通过云平台还能与北京、上海多家三甲医院对接，为基层社区卫生服务中心疑难危重患者完成病历分析、病情诊断，确定进一步治疗方案。目前，医联体远程会诊中心初步建成区域性远程心电、远程影像、区域临检中心、视频会诊系统、医生工作站。远程会诊平台的建成，将苏州科技城医院的医疗技术直接延伸到各社区卫生服务中心，随着远程会诊和远程示教、远程培训等项目的实施，使社区卫生服务机构医务人员直接体验和参与到三级综合医院的日常医疗服务和继续医学教育中，整体提升社区卫生服务机构医疗卫生服务能力。

苏州科技城医院医联体是苏州高新区进一步深化医药卫生体制改革、整合医疗卫生资源、促进分级诊疗的具体实践，医联体各项实效事务的有序推进，在有效提升基层社区卫生服务机构医疗卫生服务能力和服务水平的同时，为辖区居民提供了高效、便捷、连续的医疗卫生服务机制，满足了人民群众日益增长的医疗卫生服务需求。

打造分院模式的紧密型医联体

顾君　徐琪

　　建设和发展医联体，是深化"三医"联动改革、合理配置资源、使基层群众享受优质便利医疗服务的重要举措，也是实现健康中国战略的重要抓手。当下各地所建立的医联体多数存在各级医疗机构分工不明确、协作不够紧密、二级医疗机构的枢纽作用发挥得不够充分，缺乏信息共享平台等问题。因此，建立紧密型医联体，通过各级医疗机构之间资源整合、分工协作等机制，引导居民分级就医，合理配置医疗资源，具有重要意义。医院结合苏州高新区实际情况，与通安卫生院建立紧密型医联体，将通安卫生院挂牌苏州科技城医院通安分院，推进优质医疗资源共享。

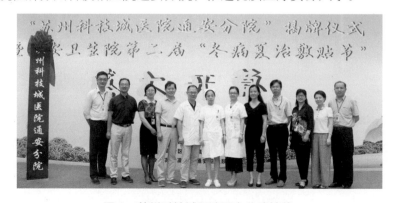

图 1　苏州科技城医院通安分院挂牌

成立苏州科技城医院紧密型医联体理事会

（一）宗旨与原则

通过紧密型医联体建设，患者就医流向逐步变化，基层医疗服务能力得到改善；在医学检验、医学影像诊断等方面，医联体内部医疗机构实现了资源共享、服务同质；通过分级诊疗、双向转诊等配套制度，医联体内部互动衔接机制初步形成。在"双方隶属关系不变、单位法人不变、产权归属不变、法律责任不变、功能定位不变、职工身份不变、监管机制不变"的指导原则下，充分发挥苏州科技城医院医疗业务能力的优势，增强对通安卫生院的基本医疗服务的扶持力度，采取民主集中制的议事原则，讨论、决策紧密型医联体建设中的原则问题及重大问题。

（二）组织机构

理事会是苏州科技城医院紧密型医联体最高决策机构，设理事长1名、理事若干名。理事长由苏州科技城医院院长担任，理事由苏州科技城医院和通安卫生院全体领导班子成员担任。理事会的常设办公机构由苏州科技城医院医联体管理办公室兼任。

（三）权利与义务

理事会负责制订紧密型医联体建设方案并组织实施，监督紧密型医联体的正常运行，讨论、决定中层人事调整、重大业务发展、绩效奖励考核等；理事长负责定期召集理事会成员商讨紧密型医联体建设相关事宜；理事在理事长的召集下共同商讨理事会各项议程；紧密型医联体成员单位通安卫生院增挂"苏州科技城医院通安分院"牌匾。

双方遵守紧密型医联体理事会章程，执行理事会决议，服从理事会管理，完成紧密型医联体建设的各项任务；接受紧密型医联体理事会的领导、指导、监督和检查，支持医联体工作，维护医联体利益；积极参加理事会会议，及时总结工作、交流经验，提出建设性意见和建议；协调解决紧密型医联体建设工作中的相关困难和问题，促进紧密型医联体健康、有序发展；在辖区积极开展紧密型医联体建设工作相关宣传，发动社会各界参与紧密型医联体建设。

（四）议事规则

原则上每月召开一次理事会例会，通告紧密型医联体运行情况，共同商讨、协调紧密型医联体运行中的业务发展、工作机制、绩效奖励、对外宣传等相关问题。根据工作需要，由 2 名理事提议可以临时召开理事会议。理事会决议须经过 2/3 以上成员通过方可生效。

制订紧密型医联体建设实施方案

（一）指导原则

在"双方隶属关系不变、单位法人不变、产权归属不变、法律责任不变、功能定位不变、职工身份不变、监管机制不变"的基本原则下，充分发挥苏州科技城医院医疗业务能力的优势，增强对通安卫生院基本医疗服务的扶持力度，建立同质化的管理机制、有效的激励机制和科学的分级诊疗标准，整体布局、有序推进，逐步提高基层医务人员专科医疗水平，有效提升通安卫生院的医疗服务能力和医疗管理质量。

（二）建设目标

（1）通过紧密型医联体建设，充分整合、合理利用现有医疗卫生资源，有效提升基层试点单位——通安卫生院的医疗服务能力和医疗管理质量。

（2）通过紧密型医联体建设，有效实现"基层首诊、双向转诊、急慢分治、上下联动"的分级诊疗制度。

（3）通过紧密型医联体建设，有效建立"家庭—基层卫生服务机构—科技城医院—基层卫生服务机构—家庭"连续、高效、有序的循环式医疗服务模式，实现"区域内病人就诊率 90% 以上"的医改目标。

（4）通过紧密型医联体建设，有效建立基层业务量化考核体系和绩效奖励考核机制。

（5）通过紧密型医联体建设，苏州科技城医院在创建"三甲"的同时，不断提升自身医疗业务能力和服务水平，提高周边地区辐射和影响力，打造区域性全科医师培训和实践基地。

（6）通过紧密型医联体建设，达到医技科室统一管理，检验结果、医疗质量同质化的目的。

（三）计划实施

1. 增设儿科门诊

通安卫生院现有的症状较轻的儿童病患多在全科门诊就诊，症状较重、较急的患儿则多直接到苏州科技城医院儿科就诊，为提高通安卫生院的儿科接诊能力、缓解科技城医院儿科就诊量，苏州科技城医院派 1 名资深儿科医生常驻通安卫生院坐诊，通安卫生院每年选派 1～2 名全科医生重点培养儿科诊疗能力。争取通过 3 年的培育，通安卫生院有独立的儿科团队和诊疗服务能力，提高基层儿童保健和儿童医疗服务水平。通安卫生院根据实施情况，后续再派人到科技城医院轮转学习。

2. 全科医疗服务基础上的专科化门诊

苏州科技城医院派 1 名消化内科副主任医师定点 1 年，并担任通安卫生院内科主任，提高基层诊疗能力；采用每周一次、轮班坐诊的形式，安排神经内科、心血管内科、内分泌科、妇产科、儿科等临床科室专家在通安卫生院专家门诊，方便辖区居民就医。通安卫生院将每半年安排内科、外科、妇科各 1 名医生（每批 3 人）到科技城医院内科轮转学习，提高通安卫生院一线临床人员的全科诊疗水平，逐步向全科医疗转型。

3. 加强护理团队建设

苏州科技城医院派 1 名经验丰富的护士长常驻通安卫生院，强化通安卫生院护理团队的日常规范化管理，提高护理质量和护理水平。通安卫生院将每半年选派 1 名护士到科技城医院相关科室轮转学习，掌握呼吸、消化、心血管、神经、康复等的护理水平。

（四）组织保障

1. 管理机制

派驻通安卫生院的医务人员由通安卫生院日常管理，如需兼任行政职务由通安卫生院予以聘任，医联体管理办公室参与协调和管理。通安卫生院到科技城医院学习的人员，服从科技城医院医联体办公室和相应业务科室的管理及安排。原则上，作息时间参照新岗位，考勤由所在科室负责，每月报苏州科技城医院医联体管理办公室。

2. 绩效机制

苏州科技城医院派出人员的绩效考核奖励参照原科室平均水平，通安卫生院根据其岗位和绩效考核情况，享受同岗位人员的绩效。通安卫生院派驻科技城医院的人员，根据其岗位职责及考核情况，科技城医院反馈给通安卫生院，纳入其全年综合绩效考核。

3. 补偿机制

原则上，苏州科技城医院派驻分院的专职人员待遇不低于原岗位待遇，在绩效奖励的基础上，同时享受医院医师下社区的补助；对兼职专家（专科）门诊，每半天计一次，高级职称每次补助200元。通安卫生院也将根据工作量情况给予适当补助。通安卫生院派驻到科技城医院轮转的人员待遇，原则上不低于原待遇。

作为苏州高新区第一家三级规模的综合性公立医院，医院通过"对口扶持、双向转诊绿色通道、人员培训和业务督导、区域卫生信息化建设"等措施，逐步推进通安分院紧密型医联体建设，逐步形成了"基层首诊、分级诊疗、急慢分治、双向转诊"的新模式。

3

完善双向转诊制度与流程

顾君　徐琪

　　双向转诊是使基本医疗服务逐步下沉社区，危重病、疑难病的救治转到大中型医院的医疗改革措施之一。以医联体为载体的双向转诊，是社区卫生服务可持续发展的关键环节之一，也是构建合理卫生服务网络的重要基础，可以在尽可能满足居民不同医疗卫生服务需要的同时提高资源的利用效率，减少提供服务的单位成本。苏州科技城医院不断完善双向转诊制度，规范双向转诊流程，从而达到患者诊治需求与卫生服务机构能力之间的平衡。

制订医联体分级诊疗及双向转诊实施方案

　　为进一步推进苏州高新区医药卫生体制改革，促进医疗资源合理利用，建立科学有序的就医秩序，满足人民群众便捷连续的就医需求，深入实践"基层首诊、双向转诊、急慢分治、上下联动"的分级诊疗制度，最终实现"小病在基层、大病进医院、康复回社区"的就医格局，依据《江苏省医疗机构双向转诊管理规范（试行）》《关于推进苏州市医疗卫生机构实施双向转诊的指导意见》等文件精神，结合苏州高新区医联体工作实际，医院制订了双向转诊实施方案。

（一）指导思想

充分发挥苏州科技城医院的区域医疗龙头作用，建立三级医院与基层社区卫生服务机构分级诊疗、双向转诊的长效工作机制，实现公立医院与社区卫生服务机构的纵向资源流动，构建科学、高效、便捷、连续的医疗服务体系，形成基层首诊、分级诊疗，急慢分治、双向转诊的医疗服务模式，使区域医疗卫生服务能力、服务水平明显提升，服务质量和管理水平显著提高。

（二）工作目标

2016 年 6 月，区域内社区卫生服务机构 100% 实现与苏州科技城医院的双向转诊；2017 年年底，苏州科技城医院向社区卫生服务机构转诊病人占出院病人总数的 20% 以上；力争用 5 年时间，实现 60% 的病人在医联体内签约家庭医生，基层社区卫生服务机构首诊病人 80% 在区域内完成诊疗。

（三）工作原则

1. 分级诊疗原则

为合理利用医疗卫生资源，充分发挥社区卫生服务机构功能，常见病、多发病主要由社区卫生服务机构诊疗，疑难危重疾病则根据病情实施转诊；经苏州科技城医院诊断明确、治疗后病情稳定、进入恢复期、符合下转指征的病例，则转回社区卫生服务机构接受康复、护理支持与管理。

2. 自主选择原则

首诊社区卫生服务机构引导转诊时应当尊重患者知情权，认真介绍可转往的苏州科技城医院及其专科技术情况，最终由患者或患者家属自主选择是否转诊及转往的医院。

3. 资源共享原则

大力推动医疗质量控制工作，实现医联体组成单位之间检验、检查结果互认，各级医疗机构应根据患者病情合理开展各项检验、检查，减少不必要的重复检查，促进卫生资源合理利用。苏州科技城医院对社区卫生服务机构开展业务指导、技术支持、人才培养等，把适宜的新技术及时普及到基层社区卫生服务机构，加强医联体组成单位之间的技术合作和人才的有效交流。

4.连续诊疗原则

苏州科技城医院与社区卫生服务机构建立有效、严密、实用、畅通的上转、下转渠道，为患者提供整体性、连续性的医疗诊治，确保转诊就医过程全程无缝、便捷连续。

（四）双向转诊条件

1.上转条件（由社区卫生服务机构转入苏州科技城医院）

（1）涉及医疗服务内容超出社区卫生服务机构核准登记的诊疗科目范围的；依据《医疗技术临床应用管理办法》《江苏省手术分级管理（2010版）》规定，社区卫生服务机构不具备相关医疗技术临床应用资质或手术资质的。

（2）经社区卫生服务机构诊治疗效不明显或就诊3次以上（含3次）仍不能明确诊断，需要上级医疗进一步诊治的。

（3）重大伤亡事件中伤情较重、急性中毒者症状较重及临床各科急危重症，病情难以控制的。

（4）病情复杂、医疗风险大，难以判断预后的。

（5）依据有关法律法规，需转入专科治疗的。

依据上述条件和苏州市卫计委"531"工程具体部署，结合高新区实际情况，建议医联体各组成单位从以下患者开始，渐进、有序开展上转。

①社区卫生服务机构诊治疗效不明显或就诊3次以上（含3次）的高血压、糖尿病患者。

②社区卫生服务机构开展肿瘤筛查、心脑血管疾病筛查、高危妊娠筛查、妇女病普查等项目时发现的阳性患者或疑似患者。

③社区卫生服务机构首诊后拟至其他上级医疗机构进一步诊治或寻求省外专家会诊的患者。

2.下转条件（由苏州科技城医院转入社区卫生服务机构）

（1）普通常见病、多发病，社区卫生服务机构有能力诊治的。

（2）诊断明确或处理后病情稳定，已无须继续住院但需长期管理的慢性病患者。

（3）手术或治疗后病情稳定，需要继续治疗和康复的患者。

（4）各种疾病晚期仅需保守、支持、姑息治疗的或需要老年护理、临终关怀的患者。

（五）双向转诊程序

（1）签订转诊协议。社区卫生服务机构与苏州科技城医院签订双向转诊协议书，明确转诊流程、技术支持以及明确双方的责任义务，建立双向转诊绿色通道。

（2）签署转诊同意书。符合转诊指征的，确定转诊后，医患双方应当签订书面知情同意书。

（3）填写双向转诊单。医联体各组成单位在上转、下转前，均需填写双向转诊单。社区卫生服务机构上转病例时应提供前期诊疗信息；苏州科技城医院下转病例时应提供前期诊疗信息、检查结果、后续治疗方案及康复指导。

（4）全程管理。医联体各组成单位应认真填写双向转诊登记表，做好转出、转入登记，并做好医联体双向转诊信息统计表信息反馈。

（六）保障措施

（1）加强组织领导。医联体各组成单位建立健全分级诊疗、双向转诊的组织领导体系，加强双向转诊管理，高度重视双向转诊工作，精心策划，合理安排，狠抓落实，由主管领导亲自负责、分管领导具体落实、具体职能部门和责任人做好日常管理工作，把双向转诊工作真正落实到实处。

（2）落实优惠政策。医联体各组成单位对转诊的患者免收挂号费，简化相关手续，及时优先安排就诊或住院；对转来医疗机构已做的检查、检验结果，如已能满足诊疗需要，应予以认可。

（3）强化宣传教育。加大宣传教育力度，使医务人员充分认识双向转诊工作的重大意义，明确自己应当承担的责任和义务，增强自觉性、主动性和积极性。各单位、各部门互相配合、沟通协调，做好转诊衔接工作，确保转出方、转入方及被转者三方满意。

（4）加强考核评估。医联体各组成单位严格按照规定的指征开展双向转诊工作，制定内部流程、管理规范、考核及奖惩制度等。依据《苏州高新区医联体双向转诊考核评价方案》，采取"机构自评"及"分期考核"相结合的办法，加强双向转诊工作的督促指导，及时总结经验，发现和解决问题，确保各项制度、措施落实到位，双向转诊运行流畅。

（5）建立信息平台。进一步融合医联体各组成单位内部信息系统，互通信息、优化流程，搭建科学便捷的转诊平台。

规范双向转诊接待工作细则

确定科技城医院的门诊大厅一站式客户服务中心为医院双向转诊的指定接待部门，明确双向转诊流程，具体工作包括以下几项。

（一）上转医院门诊就诊

患者持医联体成员单位或其他合作机构的《双向转诊单（上转）》到客户服务中心，客服核对患者姓名、性别、年龄等基本信息，询问就诊意向，收下《双向转诊单（上转）》，用"转诊接待"专用账号登录客服中心HIS工作站，填写患者基本信息，挂入患者意向的就诊科室转诊免费号，打印条形码、转诊免费号。挂号完毕后，客服填写《双向转诊单（上转）》中"转入单位回执"，撕下"转入单位回执"连同条形码和转诊免费号一并交给患者，指引患者去相应的诊室就诊。患者离开后，客服根据处理情况，填写《双向转诊登记表》。

相应的诊室分诊台或服务台在转诊患者报到就诊时，予以优先排队。

患者如需要挂医院专家门诊号，则由客服引导至门诊挂号处，按我院常规专家号处理，并填写《双向转诊登记表》，就诊排队无优先。

（二）上转医院住院

（1）医联体成员单位已通过医院HIS下沉办理住院预约。患者持医联体成员单位的《双向转诊单（上转）》到客户服务中心，客服核对患者姓名、性别、年龄等基本信息，询问就诊意向，收下《双向转诊单（上转）》，用"转诊接待"专用账号登录客服中心HIS工作站，查找出患者预约住院信息，打印条形码、住院申请单，填写《双向转诊单（上转）》中"转入单位回执"，撕下"转入单位回执"连同条形码和住院申请单一并交给患者，指引患者去住院部办理住院手续。患者离开后，客服根据处理情况，填写《双向转诊登记表》。

（2）患者未通过医院HIS下沉办理住院预约。患者持医联体成员单位或其他合作机构的《双向转诊单（上转）》到客户服务中心，客服核对患者姓名、性别、年龄等基本信息，询问就诊意向，收下《双向转诊单（上转）》，用"转诊接待"专用账号登录客服中心 HIS 工作站，填写患者基本信息，挂入患者意向的就诊科室转诊免费号，打印条形码、转诊免费号。挂号完毕后，客服填写《双向转诊单（上转）》中"转入单位回执"，撕下"转入单位回执"连同条形码和转诊免费号一并交给患者，指引患者去相应的诊室就诊并办理住院申请。患者离开后，客服根据处理情况，填写《双向转诊登记表》。

相应的诊室分诊台或服务台在转诊患者报到就诊时，予以优先排队，住院优先安排床位。

（三）上转医院大型检查

（1）医联体成员单位已通过医院 HIS 下沉办理大型检查预约。患者持医联体成员单位的《双向转诊单（上转）》到客户服务中心，客服核对患者姓名、性别、年龄等基本信息，询问就诊意向，收下《双向转诊单（上转）》，用"转诊接待"专用账号登录客服中心 HIS 工作站，查找出患者预约检查信息，打印条形码，填写《双向转诊单（上转）》中"转入单位回执"，撕下"转入单位回执"连同条形码一并交给患者，指引患者在门诊收费处缴费后去相应的科室排队检查。患者离开后，客服根据处理情况，填写《双向转诊登记表》。

（2）患者未通过医院 HIS 下沉办理大型检查预约。患者持医联体成员单位或其他合作机构的《双向转诊单（上转）》到客户服务中心，客服核对患者姓名、性别、年龄等基本信息，询问就诊意向，收下《双向转诊单（上转）》，用"转诊接待"专用账号登录客服中心 HIS 工作站，填写患者基本信息，挂入患者意向的就诊科室转诊免费号，打印条形码、转诊免费号。挂号完毕后，客服填写《双向转诊单（上转）》中"转入单位回执"，撕下"转入单位回执"连同条形码和转诊免费号一并交给患者，指引患者去相应的诊室就诊并办理检查申请。患者离开后，客服根据处理情况，填写《双向转诊登记表》。

相应的诊室分诊台或服务台在转诊患者报到就诊或检查时，予以优先排队。

政府指令性任务接待

目前，医院落实政府指令性任务的转诊项目主要是高新区妇女病两癌筛查，这项检查不对患者收费，由预防保健处事后与各转诊机构按政府协议价统一结算。两癌检查的转诊接待流程为：

患者持转诊单位（高新区各社区卫生服务中心或卫生院）开具的《两癌检查转诊单》到客户服务中心，客服核对患者姓名、性别、年龄等基本信息，收下《两癌检查转诊单》，用"转诊接待"专用账号登录客服中心HIS工作站，填写患者基本信息，打印条形码，开具两癌（转诊）检查申请，打印发票留存（注意：现场不向患者收费，发票不给患者，保留在客服中心统一交给财务处），发票的右侧收费凭条撕下连同条形码交给患者，指引患者去影像科服务台办理检查申请。患者离开后，客服根据处理情况，填写《双向转诊登记表》。影像科/病理科服务台凭收费凭条、条形码和HIS系统内的患者信息安排两癌检查。

附件 1

双向转诊协议书

甲方：（基层医疗卫生机构名称）

乙方：（医院名称）

为贯彻落实《江苏省医疗机构双向转诊管理规范（试行）》精神，确保人民群众医疗安全，甲乙双方经过协商，就双方在医疗卫生服务工作中实施双向转诊达成如下协议：

一、在患者或家属知情同意的前提下，甲方将疑难、危重病员及其他符合上转指征的患者转至乙方诊治。

二、乙方对甲方转送的危重患者优先安排诊疗，为患者提供优质、便捷的服务。

三、在患者或家属知情同意的前提下，乙方将居住在甲方服务范围的康复期及其他符合下转条件的患者转至甲方进行后续和康复治疗。

四、双方要及时向对方提供患者的有关诊疗资料，上级医疗机构要对下转患者要提出后续治疗和管理方案。

五、下转的患者如病情发生变化，接受医院要及时与转出的上级医院联系，上级医院要及时安排经治医师参与诊疗，必要时派驻到基层单位指导诊疗。转出的上级医院派驻医师不收取会诊费。

六、违约责任：本协议以更好地体现以患者为中心，双方承诺互不承担经济责任。如未按协议履行义务，则违约方应向市、县（市、区）卫生行政部门做出书面解释，并予以改进。

七、其他未尽事宜，甲乙双方可另行协商解决。

八、本协议一式三份，甲乙双方各执一份，报卫生局一份。

甲方代表签字：　　　　　　　　乙方代表签字：

　　年　　月　　日　　　　　　　　年　　月　　日

附件2

编号_____

双向转诊单（存根）

患者姓名：　　　性别：　　　年龄：　　　身份证号码：

联系电话：

初步诊断转往医疗机构苏州科技城医院科室或部门

转诊原因

　　　患方知情同意签字_____（与患者关系：　　　本人：　　　）

转出时间：　　　年　　月　　日　　时

分转出机构责任医生

编号_____

双向转诊（上转）单

患者姓名：	性别：	年龄：	电话：	医保情况：
转往医疗机构：苏州科技城医院			科室或部门：	
病情摘要及处置情况：				
转诊目的：门诊、急诊、住院、预约检查（CT、磁共振、胃镜、肠镜、其他）				
转送方式：救护中心接送、转出单位护送、患者自行前往				
转出时间：　　年　　月　　日　　时　　分　　患方知情同意签字：				
转出单位：　　　转诊医生（盖章）：　　　联系电话：				

转入单位回执	编号：　　　接收医疗机构：　　　科室或部门：
	处理：
	填写时间：　　年　　月　　日　　时　　分　　经办人（盖章）：

编号_____

双向转诊单（存根）

患者姓名：　　性别：　　年龄：　　身份证号码：

转出病区床号：　　　　住院号：

出院诊断转诊原因：

转往医疗机构_____转出时间：　年　月　日　时　分

患方联系电话：　患方知情同意签字（与患者关系：____本人，____）

转出医疗机构：　科室或病区：　　转诊医生：

编号_____

双向转诊（下转）单

患者姓名：	性别：	年龄：		门诊号：	住院号：
转往医疗卫生服务机构：					
病情摘要及诊疗情况（住院患者详见出院小结）：					
后续治疗方案与管理建议：					
预约复诊或随访时间、方式：				患者知情同意签字：	
转出（院）时间：　年月　日　时　分				转出单位：	
转入	接收医疗机构：			转诊医生（盖章）：	
	时间：　年　月　日　时　分				
	接诊医生：				

（五）标本采集的质量保障

1. 标本采集人员

为了保障检验标本的采集质量，社区卫生服务中心应安排具有相应资质的标本采集人员，如有需求，可安排人员到临检中心见习、培训，内容包括：在留取标本前病人的准备（应该注意的问题）；留取标本时采集人员应该注意的问题，如采血部位、采血量、各类真空采血管的采血顺序、其他标本采集的注意事项、标本的预处理以及标本拒收的标准等。

2. 标本采集容器

血液标本统一要求采用各类非玻璃材质的真空采血管，不同检验项目使用对应的真空采血管；体液标本一般采用带盖的密闭容器；特殊标本根据其特殊要求另行商定。

（六）标本运送的质量与安全保障

1. 运送标本的交接

在临检中心物流系统的保障下，对整个标本运送过程中的各个节点（包括：社区→运送人员；运送人员→中心接收；中心接收→各检测部门；各检测部门之间）由双方人员进行标本交接，并实时记录交接时间和交接人，以保障送检标本的质量和可追溯性。

2. 标本的运输及容器

为了保障检验标本的质量和保持标本的完整性，以及符合国家的法律法规对生物样品安全的要求，对标本的运输及容器作如下要求：

（1）运输过程中要按要求温度（2℃~8℃）保存标本，特殊标本根据其特殊要求再定；

（2）运输过程中要保持标本的完整性，避免意外发生，运输容器必须坚固、密闭；

（3）根据国家的法律法规对生物安全的要求，运输容器必须符合UN3373的要求，达到坚固、密闭、保温、绝无泄漏。

（七）检验质量保证

高新区医联体临检中心设在苏州科技城医院，依托科技城医院检验科的检验能力和检验质量。临检中心（科技城医院检验科）实施严格的检验质量管理，建立完整的质量保证措施，有序、优质完成社区卫生服务中心申请的各类检验项目。

（八）费用管理

临检费用按社区卫生服务机构收费标准结算，并予以一定比例的优惠。

临检采样的成本、耗材由送检机构承担，检测成本、试剂由苏州科技城医院承担，标本转运物流成本由区财政按实专项补贴。

根据区卫生信息平台统计的数量进行费用结算，每月10日前结算上月费用。

（九）绩效考核

基层医疗卫生机构在实施临检中心时，应按对应的业务流程和操作规范进行，工作质量纳入机构绩效考核。社区卫生服务机构大规模体检或临时突击任务需要诊疗协同的另行协商。

制订验收方案

（一）验收内容

- 基层医疗卫生机构检验及相关人员培训是否到位。
- 基层医疗卫生机构检验项目及相应检验组套是否匹配。
- 基层医疗卫生机构检验开单申请、采集样本、样本预处理是否符合《医联体临检中心实施方案》的相关要求。
- 基层医疗卫生机构送检样本实测流程是否全部贯通。

（二）验收方法

由区卫计局组织条线分管人员、信息化相关技术人员、科技城医院检验科工作人员，现场勘查，随机抽样送检。

临检中心建设成效

自临检中心建设以来，医联体成员单位临床检验服务能力直接提升到了科技城医院的临检水平，基层临检业务量迅速上升，临检中心来自基层的检验项目和标本数量逐年上涨（详见图1）。

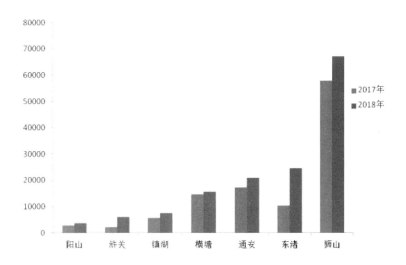

图1 2017-2018年医联体临检项目数对比图

区域性临床检验中心是医疗资源纵向整合的一种实现形式，它很好地适应了苏州高新区医疗需求和发展，极大地整合了区域医疗资源，进一步强化了公立综合医院的公益性，让全区居民就近享受同等优质医疗服务。另外，临检中心稳步健康发展，雄厚的技术不仅提高了工作效率，使更多基层医务人员有更多精力致力于其他业务工作，提升了服务质量，拓宽了服务范围。

优质医疗与管理资源下沉

顾君　徐琪

在人口老龄化和城镇化等社会经济转型过程中，居民对健康需求的增长更为迅速，给医疗卫生服务体系带来了挑战。现有医疗服务体系布局不完善、优质医疗资源不足和分配不均衡，难以满足激增的预防、治疗、康复、护理等服务需求。人民群众看病向优质医疗资源单位集中，不但导致了"看病难、看病贵"等问题，还造成了优质医疗资源的浪费。苏州科技城医院在推行分级诊疗过程中，为解决群众"看病难，看病贵"问题，充分发挥自身优势，采取优质医疗、医技、管理资源下沉的方式，因地制宜，辐射带动，不断探索造福百姓健康的新路径。

医疗资源下沉

目前，社区卫生服务中心医疗队伍人员专业素质还有大幅提升的空间，专业技术水平有待提高，缺乏拓宽视野、提高业务水平的平台。社区卫生服务中心与更高一级的医疗机构沟通，对社区医务人员的业务水平及患者双向转诊等方面具有重要意义。苏州科技城医院以专家基层坐诊的方式对阳山、东渚、通安、镇湖几家社区卫生服务中心进行了强有力的医疗资源支持（表1、表2），专家通过基层坐诊指导、协助社区全科医生处理较为复杂的门诊患者，根据社区需要指导病区查房，加强与社区医生的沟通，不仅为基层老百姓带去了优质医疗服务，还为基层医务人员带去了先进的医疗服务理念。

表 1 科技城医院专家专科下社区医疗卫生服务排班表（2017 年）

时间	单位	阳山	狮山	镇湖	浒关	东渚		通安		横塘
周一	上午	罗显元 7018（心血管内科）						施于国 7202（普外科）		
	下午					李庆军 7113（神经内科）		罗显元 7018（心血管内科）		
周二	上午	王奇 7260（普外科）								
	下午							马志敏 7073（内分泌科）	茅国芳 7072（内分泌科）	
周三	上午	马志敏 7073（内分泌科）		于庆滨 7090（中医科）		徐恩文 7103（普外科）	奉林 7062（肿瘤内科）	刘平国 7025（神经内科）		
	下午	王化春 7905（妇产科）				刘峰 7397（心胸外科）		陈洁梅 7016（疼痛科）		
周四	上午	周守军 7056（泌尿外科）	刘建军 7050（眼科）			陶冶 5.4（妇产科）		奉林 7062（肿瘤内科）		于庆滨 7090（中医科）
	下午									
周五	上午					罗显元 7018（心血管内科）		白秀华 7167（呼吸内科）	妇产科（第一周陆彩华）	
	下午					孙强 7068（儿科）				

表 2 科技城医院专家专科下社区医疗卫生服务排班表（2018 年）

时间	单位	阳山	狮山	镇湖	浒关	东渚	通安	横塘
周一	上午	罗显元（心血管内科）					徐峰（消化内科）	
	下午			李庆军（神经内科）				
周二	上午	施于国（肿瘤外科）						
	下午							
周三	上午	骨科		刘建军（眼科）			内分泌科	
	下午							
周四	上午	内分泌科		妇产科				
	下午							
周五	上午						葛以山（心内科）	
	下午							

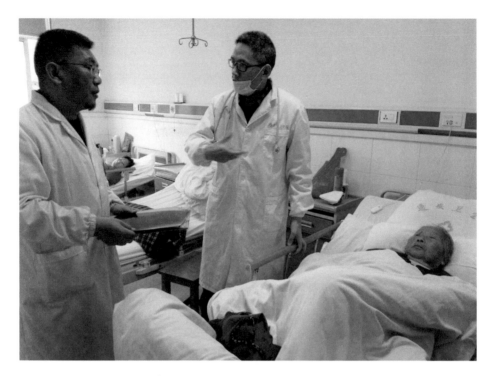

图1　心血管内科主任在通安分院查房

医技资源下沉：区域放射影像诊断中心

为实现区域医疗资源共享，缓解基层专业人员不足，提升基层医疗机构服务能力，推进分级诊疗，促进区域放射影像诊断标准、诊断能力和质量管理的同质化，服务能力的均等化，医院成立与科技城社区卫生服务中心的区域放射影像诊断中心。

（一）科室设置

区域放射影像诊断中心设置在苏州科技城医院影像科，严格执行国家卫计委颁布的《医学影像诊断中心基本标准（试行）》和《医学影像诊断中心管理规范（试行）》。区域放射影像诊断中心充分利用区卫生信息建设的远程影像会诊系统来实施，图文资料在区卫生信息中心存储，存放时间不少于2年。

（二）人员管理

原则上，区域放射影像诊断中心正式运行以后，基层社区卫生服务中心只需安排放射影像技师完成具体操作，诊断、审核均在区域放射影像诊断中心完成。原属于基层社区卫生服务中心的放射工作人员纳入区域放射影像诊断中心统一管理，由区域放射影像诊断中心根据个人业务能力安排相应岗位，基层放射影像业务由区域放射影像诊断中心统一排班、实施。试运行期间，原有人员管理方式不变；试运行成熟后，原属于科技城社区卫生服务中心放射科工作人员的日常考勤等工作考核由科技城医院影像科进行管理，包括放射假及公休假的安排。

（三）薪酬、绩效、考核机制

试运行期间维持现有薪酬和绩效考核机制，人员薪酬、福利由原单位负责发放；科技城医院派出的影像科技师，由区卫计局医联体专项资金给予补贴。试运行结束后，区域影像诊断中心实行人员集中管理、岗位按需调整，在"人员身份不变、薪酬待遇不减"的基础上逐步实现区域影像诊断中心内部以岗定薪、同工同酬，资金缺额部分由区卫计局从医联体专项资金中予以解决。

（四）质量管理

苏州科技城医院影像科负责区域放射影像诊断中心的质量管理工作。科技城社区卫生服务中心的辐射安全管理、职业防护等由双方互相协商决定，涉及的相关费用由科技城社区卫生服务中心承担。为符合国家关于放射线防护和省卫计委影像科建设规范的相关要求，苏州科技城医院 HIS 系统实现区域互联互通后，科技城社区卫生服务中心取消 X 线透视服务，改为 DR 远程阅片。试运行期间，科技城社区卫生服务中心相应设备的保养和维护在保养周期内仍由科技城社区卫生服务中心负责，按照国家相关规定，对放射设备设施开展计量检测和防护监测，确保设备全年正常开机率 ≥ 95%。保养周期到期后，相应设备是否由区域放射影像诊断中心统一保养、维护，双方另行协商。

医院率先与科技城社区卫生服务中心成立区域放射影像诊断中心，实践成熟后，以此为模板，逐渐推广至区域内其他医联体成员单位。

管理资源下沉

苏州科技城医院派遣 3 名医护人员常驻通安卫生院任职内科、儿科、护理负责人，强化通安护理团队的日常规范化管理，提高医疗护理质量。

（一）内科管理资源下沉

为了给通安卫生院建设全科医疗服务基础上的专科化门诊，苏州科技城医院派 1 名消化内科副主任医师定点一年，并担任通安卫生院内科主任，提高基层诊疗能力。采用每周一次、轮班坐诊的形式，安排神经内科、心血管内科、内分泌科、妇产科、儿科等临床科室专家在通安卫生院专家门诊，方便辖区居民就医。通安卫生院将每半年安排内科、外科、妇科各 1 名医生（每批 3 人）到科技城医院内科轮转，提高通安卫生院一线临床人员的全科诊疗水平，逐步向全科医疗转型。

（二）儿科管理资源下沉

通安现有的儿童病患症状较轻的多在全科门诊就诊，症状较重、较急的患儿则多直接到苏州科技城医院儿科就诊，为提高通安卫生院的儿科接诊能力、缓解科技城医院儿科就诊量，苏州科技城医院派 1 名资深儿科医生常驻通安卫生院，担任通安卫生院儿科负责人。通安卫生院每年选派 1~2 名全科医生重点培养儿科诊疗能力，争取通过 3 年的培育，通安卫生院有独立的儿科团队和诊疗服务能力，提高基层儿童保健和儿童医疗服务水平。

（三）护理管理资源下沉

苏州科技城医院派 1 名经验丰富的护士长常驻通安，担任通安卫生院护理负责人，强化通安护理团队的日常规范化管理，提高护理质量和护理水平。通安卫生院将每半年选派 1 名护士到科技城医院相关科室轮转，掌握呼吸、消化、心血管、神经、康复等的护理水平。

苏州科技城医院通过医疗、医技、管理三方面的优质资源下沉，充分发挥医院医疗业务能力优势，增强对通安卫生院的基本医疗服务的扶持力度，建立同质化的管理机制、有效的激励机制和科学的分级诊疗标准，整体布局、有序推进，逐步提高基层医务人员专科医疗水平，有效提升通安卫生院的医疗服务能力和医疗管理质量，从而建立资源共享、利益共赢、信息互通、责任共担的全托管紧密型医联体。

参考文献

［1］无锡市政协文教卫体委员会.推进医联体建设提升医疗卫生服务水平［J］.江苏政协，2018（10）：37-38.

［2］潘建军，马国栋.我国分级诊疗政策实施现状及发展对策研究［J］.改革与开放，2018（05）：124-126.

［3］李乃萍.新常态下对医联体建设的探索与实践［J］.现代医院，2018，18（08）：1100-1102.

［4］丁品.医联体发展中的问题与建议［J］.江苏卫生事业管理，2018，29（02）：140-142.

［5］张秀英，齐萍萍，颜东，等.我院医联体管理模式的实践现状［J］.中国现代医生，2018，56（27）：153-155.

［6］辛越，刘晶，师成，等.基于四种不同类型医联体模式的SWOT分析［J］.卫生软科学，2018，32（07）：10-15.

［7］李淑霞，徐虹.不同医联体建设模式的探索和思考［J］.现代医药卫生，2018，34（16）：2596-2598.

［8］易利华.四种医联体组织模式［J］.中国卫生，2017（04）：15.

［9］陶唐琼.加强紧密型医联体建设的探索与思考［N］.中国人口报，2017-12-15（003）.

［10］崔洋海，李小莹，冀冰心，等.紧密型医联体管理模式探讨［J］.中国农村卫生事业管理，2017，37（12）：1454-1456.

第五章

智能设备 突破医院用药时空壁垒

门诊智能发药系统 颠覆传统发药模式

王诚 江翊国 孙晓鸣 程萍 徐秀秀

　　药品管理是医院管理的重要环节之一，医院自动化药房的运行，改变了传统的药品人工调配模式，提高了处方配发效率和准确性，降低了药师的工作强度，实现了药房的自动化、信息化管理。

　　我院门诊药房自动化设备一期共配备 1 台苏州艾隆 IRON-1200 型快速发药系统、1 台智能高速发药机、3 台智能定位存取机、1 台智能定位精麻柜、2 台智能冰箱、4 个智能药架和 1 套智能发筐系统。

　　快速发药系统，用于盒装药品的自动化管理，包括盒装的片剂、胶囊剂和外用的盒装药品。我院门诊药房快速发药系统有 1200 个槽位，每个槽位放置一种盒式药品，有 20000 盒普通常规药品的储量；自动上药系统通过扫描药盒上的条形码，识别出不同品种、厂家的药品，如若药品条形码更换或引进新药，只需更改条形码或增加条形码，保证准确无误。智能高速发药机每个槽位存储盒数不一样，发药速度可达到 3 盒 / 秒，智能高速发药机上药操作简单，可达到 100 ~ 150 盒 / 分钟 / 人；智能定位存取机每台有 108 个药盒，用于存储针剂、不方便放于快发机的药品；智能定位精麻柜可以通过密码识别、指纹识别等方式，满足对毒麻药品、精神药品的"五专管理"；智能冰箱用于存储在 2 ~ 8℃保存下的药品，可以预先定位冰箱药品，配处方时可自动定位便于寻找，减少配差错率；智能货架用于存放尺寸较大、易碎药品。

自动化药房调配流程

自动化药房的调配流程是：当患者缴费后，先到门诊药房外的取号机凭专属的 ID 号扫描取号，取号机指定窗口并打印凭条。此时，患者的处方信息同时传入门诊药房的自动发药系统，全自动发框机可以将患者信息与药框进行准确绑定，同时打印用药清单，快发机和智能存取机接收信息自动联动，调配药师只需要按照用药清单上的货位取药即可。调配全部完成后，药框可通过轨道自动传送至指定窗口，同时窗口叫号系统启动，液晶屏开始显示患者姓名，提醒患者取药。核对发药的药师扫描患者取药凭条，相应的药筐亮灯，实现快速定位，减少差错，减轻药师工作量，提高待发药的速度。

自动化药房的优势

- 调配药师可根据调配药品的速度来打印配药清单和出药，且每次只打印出一个患者的处方，避免不同患者之间混配现象。

- 核对发药时，扫描患者的取药凭证，智能药框指示灯会出现红色闪烁，实现快速定位，减少差错，减轻药师工作量，提高待发药的速度。

- 自动化配发药对于易混、相似、听似药品，能准确调配，避免差错，提高药师工作效率。

- 自动化药房只需要站在机器吐药口，按照配药清单进行调配，调配人员不需要来回走动，减轻调配人员的负担，并准确率有所提高。

- 自动化药房的自动化设备取代了传统的货架，使得工作环境更整洁，有了良好的环境，有效避免外界因素引起的差错率。

自动化设备实现了药房调剂模式由"人找药"到"药找人"的转变，同时记录药品的进药时间、批号、效期和包装信息，进行信息化管理。门诊药房的自动化系统颠覆了传统发药模式，大大增加了处方配发效率和准确性，实现了药房的信息化、自动化管理。

智能二级库实现库存管理精细化

王诚　江翊国　孙晓鸣　张冠英

　　智慧药房是未来药房发展的必然趋势，"自动化""智能化"也成为智慧药房的代名词。药房自动化、智能化建设，从早年的自动化药品调配设备为主，到开始关注药品智能传输、自动存储等功能需求，并随着大数据分析的普及，自动化智能库存数据分析平台，也开始应用到药房工作中。

　　为了切实解决药品智能分发和智能储存的问题，兼备智能配发与储存"自动化二级库"诞生了。智能二级库的应用，使库房管理更加精细化，更加高效便捷。

自动化二级库的概念

　　自动化二级库是根据传统药房备药二级库为模型量身定制，自动对药品进行存储的设备。通过药品供应、调配平台信息共享，实现药品数据实时分析，双工位机械手快速有效将整件（或周转箱）药品快速存储，精确安全可靠，不仅保障药品供应，而且保证了药品的存储环境。

　　在药品运输、一级存储、二级存储、药品调配、药品发放的药品调剂过程中，药房药品二级库备药过程属于二级存储这一环节（图1）。

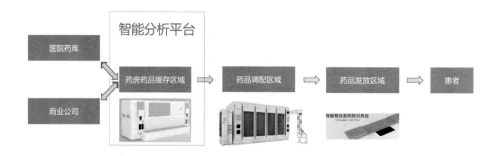

图1 药品调剂流程

自动化二级库及智能分析平台采用机械手自动取药的方式,保证药品精确存储与提取;药库、医药公司药品信息实时共享,可分配药品存储容量、预测药品需求,动态调整药品出库顺序;可以根据场地定制(200～500箱位)药品存储空间,24小时驱动设备不断优化药品存储位置。提高工作效率,保障药品的质量和供应需求。

自动化二级库的设计方案思路

自动化二级库旨在解决门诊药房快速发药系统与药品二级库备药之间的无缝对接和及时补药问题。不仅优化工作流程,还提高了药房空间利用率,增加了药物存放品种与数量。

通过智慧二级库管理系统平台的建设可达到以下目的。

- 数据系统管理:流通管理、数据统计、系统维护。
- 优化管理流程,及时掌握二级药品动态。
- 统计管理系统:摆脱落后的人工管理模式,自动录入各种账目的明细流水汇总,快速查验任何一种留样药品信息及储存状态。
- 智能设备:高效利用场地、空间密集存储,传至入库区,方便补药人员节省劳力,提高工作效率,提升科技创新形象。
- 满足了医院快速发药系统中储存药品较大的品种需求。

自动化二级库的工作模式

自动化二级库机械构造主要由三部分组成:智能系统操作面板、机械手和存储药架(图2)。

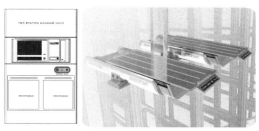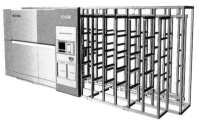

2A—智能系统操作面板，2B—机械手，2C—存储药架

图2 自动化二级库组成

自动化二级库工作流程为医院药库、医药公司通过二级库智能分析平台实现信息共享，实时对药房药品数据监控，自动生成药品出入库单；机械手快速精准存储与提取整箱药品（或周转箱），在二级库设备缓冲区域进行药品入库与出库，完成对药品的存储与供应，实现门诊药房快速发药系统与药品二级库备药的无缝对接。

二级库智能分析平台主要工作流程为入库与出库。

入库：供药商药品出库信息（出库单）→供药商的出库单作为二级库的入库单→根据药品信息批号（有效期）自动分配库位，有效利用库位存储位置→机械手自动把药品放到分配的库位，药品入库完成。

出库：二级库药品出库信息（出库单）→判断药品出库信息→根据药品批号（有效期）进行药品的出库运行→机械手自动从库位把药品放到出库口。

自动化二级库的优势与展望

自动化二级库的诞生颠覆了传统药房药品储存的模式，是医院内部药品供应链优化的重要环节。自动化二级库可以实现实时药品数据监控，对当前库存、可用天数、日均量、最大日用量、推荐量、稳态值、动态上下限实时分析，及时做出判断；通过实时显示设备药品补货量，达到一键自动设备补货，也可手动设备补货量修改，实现机械智能化与人工灵活化的完美结合。

此外，二级库智能操作系统可以进行同比环比分析、医生用药分析、科室用药分析、疾病用药分析等更深层次的用药分析。不仅仅局限于存储与发药的原始功能，更好地实现了药品智能优化管理。

综合而言，与传统药品管理相比，自动化二级库具有以下优势：

● 任务推送、精确工作量记录等智能手段，替代大量冗余操作，节省成本；

● 智能化的药品供应，不仅保障药品用量，而且避免了药品过量备药；

● 提前预知规避药品发放时的请领补药问题；

● 智能药品供应保障体系自动识别滞销、效期、异常用量等药品，并智能一键处理；

● 与药品调配设备的无缝对接，提高了药房的工作效率。

自动化二级库减少了人力物力，提高了空间利用率，更符合现代化、智能化药房的发展趋势，使库存管理更精细化，高效便捷，值得普遍使用和推广。

处方前置审核 用药更安全合理

王诚 江翊国 孙晓鸣 程萍

处方前置审核，可实现处方实时监测与预警，使用药更安全、更合理。

2016年，医院开院时的门急诊处方是先缴费后到药房，药师需要在短时间内完成审方、调剂及发药等几个操作。发药高峰期时，药师很难有足够的时间和精力对处方进行全面审核，容易出现漏审，且窗口药师的综合能力不同，患者接受的药学服务质量也存在差异。

2018年6月29日，由国家卫生健康委员会办公厅三部门联合制定的《医疗机构处方审核规范》第四条规定：所有处方均应经审核通过后方可进入划价收费和调配环节，未经审核通过的处方不得收费和调配。第六条也明确了药师是处方审核工作的第一责任人。在这个大前提下，医院引入药师审方干预系统，采用"专业软件+专业药师"审核方式，为处方安全设立"双保险"。

处方前置审核的概念

处方前置审核就是在处方开具之后，经药师先审核，经审核无误的处方才能继续缴费取药。医疗机构可以通过相关信息系统辅助药师开展处方审核，在医生开出处方后，先经智能系统审核，若存疑义还要进行药师人工复核，经层层把关后的处方才会交到患者手中。

处方前置审核的意义

处方前置审核改变了传统的处方发药流程，审核关口前移，更早发现、更早干预处方问题，优化了患者就诊流程，患者不用再为修改处方来回奔波，减少了医疗纠纷，提高了患者满意度。利用信息化审核系统，能及时发现潜在不合理用药问题，预防药物不良事件的发生，促进临床合理用药工作。可提高审核效率，同时也解决了总审核量大、药师主观差异大、易出现漏审错审等问题。

1. 优化取药流程

让窗口药师从繁重的发药工作中抽出更多的时间做用药教育工作，且使药师的专业服务能力得到锻炼和提升。

2. 用药更精准

药师审方干预系统软件模块综合考虑医院需求，允许医院根据各个专科的用药规则和患者个体化用药的需求，对普通版规则库重新制定个性化审核规则。同时与 HIS、LIS、电子病历等系统深度集成，结合患者的疾病诊断、体重、体表面积、药物过敏史、检验指标等各项信息，对处方及医嘱进行全方位评判。对常规审核项，如适应证、用药剂量、禁忌证、药物相互作用等进行合理性审核，实现处方个性化安全风险提示与合理用药的自动审核。

3. 药学服务更直观、量化和可追溯

管理者可以通过系统提供的统计分析模块对药师审方干预情况进行统计分析，回顾研究存在的问题及进行绩效管理。

处方前置审核的流程

审方和干预是处方前置审核的两个主要工作流程。

1. 审方流程

设定了"机器—药师"的两级审方。处方或医嘱通过审核软件系统实时审查，不能通过的、存有疑义的处方或医嘱，医生可选择修改，也可选择坚持执行，再进入药师人工复核环节。药师可按照问题类别、科室、医师、

药品等条件，有针对性地启动审方工作。

2. 干预流程

处方干预类似于即时对话，药师可将不合理的原因在线详细完整地传给医生界面，也可与医生进行在线沟通，最终达成一致后，完成审核。为了有效控制处方审核的等待时长，药师审方干预系统还设定了自动释放功能，即等待时间达到一定极限值时，将自动对处方进行放行。事后药师界面可对其进行回顾性地查看和分析。

药师审方干预系统可回顾性地对既往问题处方历史数据进行汇总及分析。根据分析可对规则库进行修改和完善，使之更适用于医院。

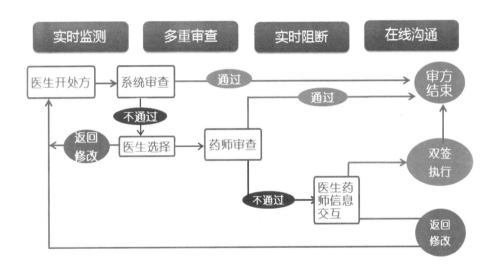

图1　药师审方干预系统工作模式

处方点评信息化　提高医院药学服务水平

王诚　江翊国　孙晓鸣　郭瑶

处方点评的信息化管理，可自动分析医生对临床合理用药标准依从程度，有据可查。

处方点评是根据相关法规、技术规范，对处方书写的规范性及药物临床使用的适宜性（用药适应征、药物选择、给药途径、用法用量、药物相互作用、配伍禁忌等）进行评价，发现存在或潜在的问题，指定并实施干预和改进措施，促进临床药物合理应用的过程。专项处方点评是医院根据药事管理和药物临床应用管理的现状及存在的问题，确定点评的范围和内容，对特定的药物或特定疾病的药物使用情况进行的处方点评。

信息化技术可改变传统的纷繁复杂的医院药学工作，使药师从日常的繁杂事务中解脱出来，为实现药师职能转变跨出重要的一步。根据药事法规要求，围绕"一切以病人为中心"的服务理念，加大处方信息化管理系统的建设，建立从规范处方开具，提高处方质量，促进合理用药等信息化运作，提升药学服务水平。

医院由各临床学科专家组成处方点评团队，与药学部处方点评工作小组联合定期开展处方点评工作。借助信息化技术，在 HIS 系统中抽取适宜数量的门急诊处方，医生和药师同时在线进行点评，不合理的处方评价后在线反馈给相关医生。

处方点评系统工作界面介绍

工作界面主要包括药师点评界面和医生申诉界面，下面主要讲解药师处方点评界面。

处方点评最常见的工作界面主要是拟点评处方的筛选界面和某个具体处方的点评界面。

（一）筛选界面（统计抽样界面）

界面支持多种筛选方式，满足各种管理需求。处方统计可以按时间段、就诊类型、医生科室、处方医生、处方类型、抗菌药物级别、药品名称、病人费别、药房名称、管制分类、药品分类、处方金额、药品剂型、病人年龄范围及疗程等条件进行统计，也可以按照多个统计条件组合。抽取处方样本可满足随机性、合理性，体现了抽样的公正性。目前多采用设定特定时间段和抽样率（使用等距抽样方式，设定抽样间隔）抽取处方生成点评单，同时可以对点评任务进行分配。详见图1。

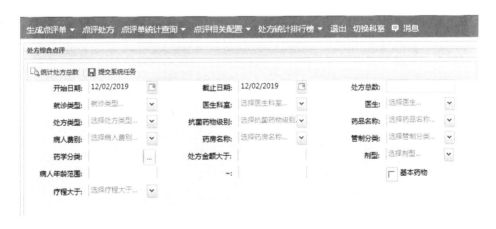

图1 处方筛选界面（统计抽样界面）

（二）处方点评界面

界面应信息完整、逻辑清楚、布局合理、方便操作。整体布局依次为：医嘱明细、处方预览、过敏记录、检查记录、检验记录、病历浏览、本次医嘱。遵从习惯思维方式，处方点评界面可以由医嘱明细模式和处方预览模式互相切换，与LIS、电子病历等系统连接，可以自由查询患者过敏记录、检查记录、检验记录及病历等相关信息，有利于增强核查处方的合理性。详见图 2、图 3。

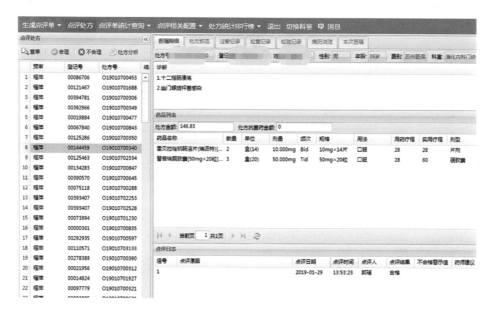

图 2　处方点评 - 医嘱明细界面

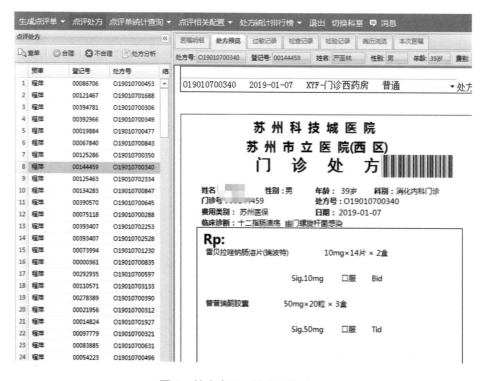

图 3　处方点评 - 处方预览界面

处方点评系统的功能与流程

在处方点评的信息化管理中，"处方点评"是首要核心，设有检索HIS、LIS、电子病历等系统的功能。其次是数据统计功能，包括各层级的处方合格率统计，处方问题的分类统计及处方用药基本信息统计等，并可以生成多种模板的处方点评报表。第三是处方查询功能，可以查询全部处方，也可对各种点评状态下的处方进行查询。

（一）处方点评的统计与抽样

下面介绍几种主要处方点评抽样方式的使用。

● 全处方点评：设定特定时间段和抽样率（使用等距抽样方式，设定抽样间隔）抽取处方进行点评，计算全院处方合格率，分类处方问题原因。

● 专科处方点评：以科室为字段，设定特定时间段抽取处方进行点评，可以计算该科室处方的合格率，了解该科室医生的处方行为。

● 特定医生群体处方点评：以具体医生工号或姓名为字段，设定特定时间段抽取处方进行点评，计算医生处方合格率。对处方行为较差的医生进行宣教或行政处理可利用该抽样方式。

● 特定药品处方点评：以药品名称为字段，设定特定时间段抽取处方进行点评，计算药品使用合理率，分类不合理原因，对超常处方医生实施行政干预。该方法常用于临床用药超常预警。

● 特定药品分类处方点评：以药物分类为字段，设定特定时间段抽取处方，计算药品使用合理率，分类不合理原因，归属处方医生科室，分原因分层次进行整改。该法用于药品的专项整治，如抗菌药物处方点评、激素处方点评等。

（二）处方点评的方式

处方点评主要采用信息系统辅助人工点评的方式，即按照《医院处方点评管理规范（试行）》问题处方分类方法，处方点评系统将问题处方分为不规范处方、不合理处方、超常处方。由临床专家和处方点评药师分组后联合在线点评，有问题也可以现场沟通交流，互相学习促进，问题处方点评出来后在系统中勾选相应的代码，记录不合理原因。全部处方点评完成后，上级资深药师再对点评结果进行复评修正并与相关医生沟通交流。

人工点评与系统模块相结合，使处方点评更方便、快捷，内容更全面。

（三）处方点评结果的审核及公示

处方点评的结果传递到管理部门，经审核修正后按不同要求可生成多份处方点评报表，处方点评表可以用来汇总点评处方合格率，对问题处方进行分类，对存在频率较高的问题可责令整改。计算单张处方使用金额、抗菌药物使用率、注射剂使用率等，可以有效控制这些指标。最终将点评结果交给医务部门审核，之后在医院网站公示，并将结果与个人绩效挂钩。

（四）处方点评结果的申诉

被点评处方医生或科主任看到公示处方后，有疑义的可以再次进行结果反馈和申诉，由药师进行分类汇总，提交到处方点评专家组进行申诉复评。

完善的管理组织构架辅以高效的处方点评系统，信息系统辅助人工点评，实现处方检索智能化、抽样多样化、统计汇总自动化等。既改善了单纯人工抽取处方的不便性，又能及时了解患者的具体检验检查指标，信息系统辅助人工点评满足了处方点评各种需求，点评结果也真实可靠，对临床用药有较高的参考价值。

App 用药咨询　药学服务新途径

王诚　江翊国　孙晓鸣　张金珠

在苏州科技城医院 App 内有一个药物"在线咨询"功能模块，由院内经验丰富的药师团队组成，在后台回答患者问题，提供专业、便捷的用药咨询，全方位保障患者的用药安全。

药物在线咨询的服务理念

随着医改的深入，药师的工作重点从传统的"以药品保障为中心"向"以药学服务为中心"转变，药学咨询工作也成为药学服务中重要的一部分。药物在线咨询是医院资深药师利用现代化多媒体设施为患者提供 24 小时在线药学服务，以提高患者依从性，保障患者安全用药，促进药师和患者的交流，目前已经成为医院药学服务的新亮点。

药物在线咨询的特点

● 更高效、更便捷——减少患者来回奔波的烦恼，只需在网络终端平台即可咨询。

● 更生动、更形象——药师可通过图片、视频、文字、语音的方式为患者提供药学服务，进行用药宣教，比电话咨询更明朗。

- 更隐私、更具保密性——在网络终端，未经患者和药师的同意，双方信息均得到保护，避免了当面的冲突和矛盾。

- 更年轻化——使用 App 在线咨询的患者大多为中青年，年长的患者仍多选择在窗口咨询。

药物在线咨询使用流程

第一步： 下载安装"苏州科技城医院"App。

（1）IOS 用户至"App store"搜索"苏州科技城医院"下载安装；Android 用户至"安卓市场"等应用市场搜索"苏州科技城医院"下载安装。

（2）扫描二维码安装（如图 1 所示）。

安卓系统   IOS 系统

图 1　苏州科技城医院 App 二维码

第二步： 用户注册。打开 App，在界面点击"处方"，至"快速注册"，填写"用户信息"，然后"注册"完成。老用户无须注册，可直接登录。

第三步： 查找"在线咨询"项。在 App 界面首页，点击"处方"，进入"我的处方"页面，在右下角点击"在线咨询"，跳转至 QQ 咨询界面。

第四步： 患者提出相关问题寻求帮助。在 QQ 对话界面，患者可通过文字、语音、图片等多种形式进行提问，点击发送，药师即可收到并回复。

流程如图 2 所示。

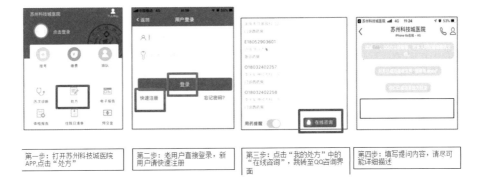

图2　苏州科技城医院 App 药物在线咨询流程图

药物在线咨询的意义

药师应当为患者提供用药指导、用药咨询，普及和宣传合理用药、安全用药的知识，为患者进行全程化、个体化的药学服务，使广大患者能够正确地使用药品，自觉地参与和关注用药安全问题，因此，开展及时、准确、细致的用药教育，指导患者合理用药是药师参与临床治疗的重要职责之一。

利用 App 进行用药教育是一种新型的用药教育模式。与传统用药教育模式相比，良好的互动性体现了"以患者为中心的"的服务理念，在提高患者用药依从性等方面也体现了其独特性和优良性。

App 平台提供了多方面的支持，为用药教育提供了重要保障。

● 庞大的用户群为用药教育开辟了广阔的空间。智能手机的应用与普及改变了传统的模式，App 公众平台高速、快捷、随时随地、不受任何限制，将成为用药教育的新方式。

● App 公众平台建立起了一种新的沟通方式，极为便捷，改善了服务供需关系，更好地发挥药师的价值。

● 为用药教育提供了保障。目前，App 服务不收取任何费用，硬件要求较低，可与窗口药物咨询同步开展。

App 作为大众传播媒介，相比于传统用药教育和药物咨询模式，其传播能力更强，传播范围更广。另外，由于患者的咨询内容极其广泛，遇到复杂的或药师自身知识结构难以回复的问题时，药师可及时请教临床专家，尽快给患者答复。

从事在线用药咨询工作的药师应具备较高的专业知识水平，药师的沟通技巧也应经过有针对性地培训。

6

分布式病区智能药柜：
突破临床用药时空壁垒

王诚　江翊国　孙晓鸣　钱晓萍　金涛

　　长期以来，病区患者临时或紧急用药主要采用传统的集中式调剂模式配药，而这种模式的线性工作流程中产生的配送时间，不可避免地延误了治疗时间。随着 20 世纪 80 年代分布式调剂模式在国外的高速发展，分布式调剂逐渐成为集中式调剂的强大补充，而作为分布式调剂的核心，分布式病区智能药柜可以实现药品调剂零等待、药品分类储存、批号效期等精细化管理。

传统模式　因循守旧

　　在未使用智能药柜时，医院的临时医嘱均采用传统模式调配药品，即护士通过 HIS 系统将医师开具的医嘱审核并提交给病区药房，药师审核后调配药品，再采用人工或现代物流方式发放至病区，由护士核对后，再依据医嘱发放给患者使用。

　　在这种传统模式下，存在时间和空间上的两大问题。

　　时间上，等待药师调配与药品物流时间决定了整体时间，繁杂的线性工作流程致使多个病区同时调配，每个病区的整体时间都会不可避免的增加。

空间上，病区药房与各病区相距较远，且每个病区常用药品均不相同，致使病区药房的药品种类数量繁多，易混、多规药品也较多，多病区同时调配时存在风险。

这样的工作模式会延误患者的治疗时间，同时会让药师陷入繁重的调配任务，增加护士不必要的非护理时间，增加了差错的风险，降低了药师和护士的工作效率。

新型模式　不破不立

使用智能药柜后，病区全天 24 小时的临时医嘱可通过智能药柜调配，护士提交医嘱至 HIS 系统后，药师审核医嘱，护士从设备端取药后即可依据医嘱发放给患者使用。

相比传统模式的线状流程，新模式采用星状流程，达到了预期效果。

时间上，缩短了调配时间，节省了物流时间。

空间上，护士直接从智能药柜取药，单病区药品品种较少，同一病区鲜有易混、多规药品，且由智能药柜亮灯提示取药，几乎无差错可能。

这样的调剂模式保证了患者用药的及时性与安全性，减少护士养护、接收药品的时间，同时也能实现药学服务转型，使药师在临床保障药品供应，为临床提供更为优质的药学服务。

智能药柜　脱胎换骨

作为新模式的核心，智能药柜主要由硬件模块与软件模块构成。

硬件模块主要包括：中心控制器，机械组套与结构组套。

软件模块由设备端的终端程序与药房 PC 端的平台程序组成。设备端程序主要包括：指纹与扫码登录系统、加药任务、取药任务、退药任务、回收任务、库存查询、库存盘点、历史记录、用户管理、系统设置等。平台程序主要包括：加药与分配任务、库存管理、货位管理、设备管理、药品管理、记录查询与权限管理等。

软件模块通过与医院 HIS 系统对接，可实现药品批号、效期管理，患者与取药信息的传输与回传等诸多功能。医院智能药柜主要有以下诸多特点。

（一）个性化病区储药

智能药柜作为基数药房，每个病区可根据用药特点，依照用药种类、用药数量与频次等，由药学部与病区共同商议本病区智能药柜药品目录，每个病区使用药品品种在 90 ～ 100 种左右，高频使用品种在 50 ～ 60 种左右，智能药柜的常规存储容量可在 60 种以上，完全可以满足需求。医生开具临时医嘱时，HIS 系统将优先选择智能药柜。

（二）高自由度放置布局

不同药品的存放需求不同，药师可根据药品使用频次、包装大小、理化性质等不同因素综合考虑药品存放的位置。常用小体积药品可置于独立抽屉中，高危及精神类可单独设置一层摆放，同时张贴高危及精神专用标识；体积较大药品可置于下层可活动挡板层，易混药品张贴易混标签；体积最大的药品可放置在无遮挡的顶层。取药时，每个药品均可亮灯指示。

（三）信息化登录取药

智能药柜采用指纹识别与医护条形码识别相结合的方式登录。护士取药时，系统自动弹开取药层，按照指示灯取药，取药完成后，设备显示器会显示药品剩余数量，护士可根据提示清点，如数量不对，应在第一时间报告护士长并及时联系责任药师，尽早解决误差。

（四）批号、效期精细化管理

药品入柜时，由 HIS 系统将药品批号、效期导入设备端，取药时，系统按照近效期优先的原则出账；而在设备端，药师补药时依照从左往右的顺序放置，将远效期药品置左边，护士取药依照从右往左的顺序先取近效期药品。同一药品如存于两格抽屉时，优先弹出近效期药品抽屉。平台系统自动监控每次取药批号，实现批号追踪。药师每月进行养护后，可依据平台端的近效期分析与滞销药品分析自动生成报表，对于需下架的近效期药品，可通过回收功能及时处理，避免药品过期。

（五）高效异步退药

以往病区药品在药房发放时已计费，在物流过程中医师修改或取消医嘱，即产生退药，退药与发药在此过程中缺少控制，导致药品"滞空"时间延长。在智能药柜中，只要护士未取药，医生修改或取消医嘱均不会产生退药，减少了不必要的交互过程；对于已取药的药品采用异步退药方式，护士可先将药品还至智能药柜退药层完成退费，后由药师补药时将药品带回核对后再重新入库，这样可以减少由退药产生的等待时间。

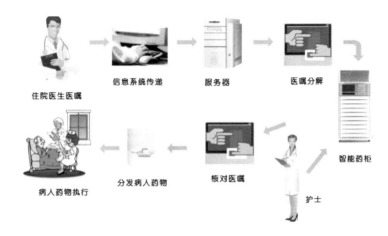

图 1 分布式智能药柜流程图

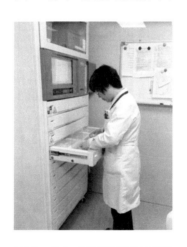

图 2 分布式智能药柜使用图

精益求精 未来可期

尽管智能药柜提升了医院的药品管理水平，提高了患者的用药安全，但随着信息化技术的不断发展以及医院药学服务理念与要求的不断创新，智能药柜仍然有很大的上升空间。具体体现在以下几个方面：优化医院前置审方软件，实现临时医嘱自动审核功能；药品应实现扫码出入库；增加智能药柜温度控制系统以满足不同药品的保存要求；增加避光层以放置避光药品等。相信通过药师不断的实践，智能药柜可以使病区药品的管理及使用更为规范，更为科学，更为简便。

智能静脉用药调配中心：
实现输液闭环管理

王诚　江翊国　孙晓鸣　钱晓萍

　　随着医疗改革的推进，药品逐步实现零差价，如何将药学部门从"药品保障供应型"转变为"药学服务型"，让药师从事更高层次的药学服务，体现药师的专业价值，是摆在每个药学人面前的难题。为尽快实现药学转型，我院静脉用药调配中心（Pharmacy Intravenous Admixture Service, PIVAS）于 2017 年 8 月 1 日起运营，依托医院的整体智慧化建设工程，着重从信息、设备两方面入手，力争建立一个智能化的全流程闭环管理模式。

闭环管理之基石：智能化 PIVAS 信息系统

　　PIVAS 信息系统为 HIS 系统模块的一部分，由 PIVAS 业务骨干与工程师根据智能化要求量身定做。PIVAS 与住院药房为一体化管理，PIVAS 信息系统架构如图 7-1 所示。

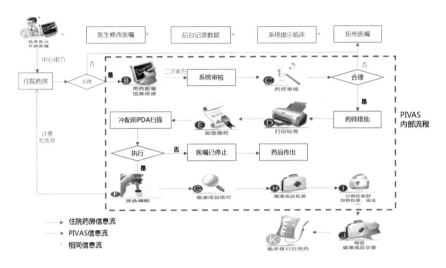

图1 苏州科技城医院 PIVAS 信息系统架构图

医嘱信息发送至住院药房系统后，由住院药房药师进行中心审方。审核不通过的医嘱，由住院药房药师在 HIS 系统中拒绝回医生工作站，起第一道拦截的作用。药师审核通过的医嘱中，PIVAS 医嘱自动分流至 PIVAS 系统，不出现在住院药房系统的发药与计费界面，非 PIVAS 医嘱则继续完成发药与计费操作。PIVAS 医嘱进入 PIVAS 系统后，由 PIVAS 药师进行二次审方，审核不通过的医嘱，由 PIVAS 药师在 PIVAS 系统拒绝回医生工作站，起第二道拦截作用。审核通过的医嘱，才能进行排批次、打印标签、贴签摆药、扫描冲配等特定流程。而计费扣库存信息，由 PDA 扫描触发后传输至住院药房系统，系统自动完成计费扣库存。可见，PIVAS 医嘱从住院药房系统流向 PIVAS 系统，在 PIVAS 系统完成了 PIVAS 相关环节操作后，又返回信息给住院药房系统，实现医嘱信息在 HIS 环境下的闭环管理。

苏州科技城医院 PIVAS 系统的智能化体现在以下各方面。

（1）系统后台根据药师制订的规则，自动分流住院医嘱至 PIVAS，无需医生选择目标药房，高效准确。在医嘱审核界面，药师可一键打开该患者住院病历，查看病人检查记录、检验记录、住院病史，无须切换至其他系统，方便快捷。

（2）在医嘱审核界面，可一键打开选中药品的电子说明书，审方有依据；不合理医嘱采用在线处理模式，处理过程及结果有统计报表。

（3）系统针对每个病区制定个性化批次规则，医嘱由系统智能生成批次，护士与药师均可手工修改批次，交互式修改批次，涵盖临床各种情况，使批次更合理。同一天内，同一个病人分次送的医嘱，系统进行智能全医嘱排批，无须回看。批次每天自动重排，便于将新医嘱纳入其中。

（4）信息技术巧妙地解决了凌晨医嘱发放问题：第一天的凌晨医嘱自动分配至住院药房提前发放，第二天起的凌晨医嘱由PIVAS在工作时间发放，保障凌晨医嘱的使用。

（5）药品在冲配时计费，在审核、排批、摆药阶段的退药不涉及退费，医生选择停止医嘱即可，无须护士与药师操作，极大提高了药房与临床的工作效率。药品使用信息技术满足临床特殊批次需求，对于临时不冲配的药品，可在PIVAS系统点击"改为空包"，无须人工寻找，由PDA在冲配节点语音提醒，准确、高效。在冲配阶段，用PDA屏幕颜色与语音相结合的形式提示冲配要点：红色屏幕表示不可冲配，黄色屏幕表示冲配有注意事项，绿色屏幕表示可冲配，一目了然。病区输液采用无纸化交接，护士使用扫描枪在护理信息系统接收输液，如图2所示。

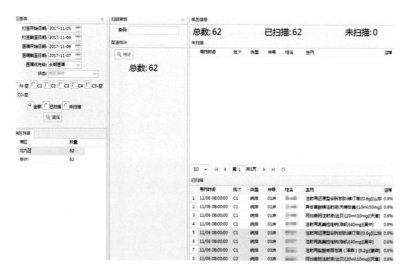

图2 病区输液接收可视化

闭环管理之加速器：智能化设备

引进智能贴签机、智能分拣机，提高工作效率与准确性，保证贴签、分拣过程可溯源。借助医院轨道小车系统，保证输液及时发放。

智能贴签机利用机器视觉识别溶媒，比人工更精准；可整合数据，实现按溶媒、按药品、按病区等多种贴签模式；高速打印，真空吸附标签，实际操作速度约 1500 袋 / 小时，差错率为零。如图 3 所示。

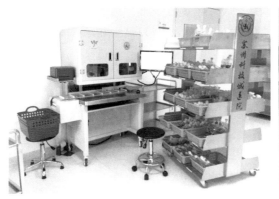 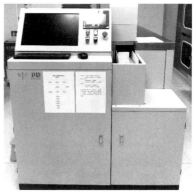

图 3　智能贴签机　　　　　　　图 4　智能分拣机

智能分拣机用机器识别输液，可达到每小时 2000 袋的高速分拣速率。操作简单，工勤人员即可胜任，可解放药师；病区出舱时时提醒，即满即送，下送及时；数据报表翔实准确，可溯源。如图 4 所示。

轨道小车系统设置 PIVAS 为使用最高优先级别，在 PIVAS 发药时间节点，轨道小车停靠在 PIVAS 附近车站，提高小车呼叫成功率。增加轨道小车一键自动呼叫功能，自动补满车辆，节约人工呼叫时间，防止忘记呼叫车辆造成时间浪费。设置自动解锁功能按钮，自动解锁第一辆小车，无须人工解锁，使发药更快捷。配备称重系统，超重时提醒分装，保证顺利发车。

实现输液闭环管理

利用物联网技术，将多种智能化设备无缝对接至信息系统，构成我院输液闭环管理的基石。借助条码技术，在每袋输液上生成唯一的二维码标识，通过 PIVAS 信息系统、PDA 扫码技术、扫描枪扫码技术、智能贴签机、智能分拣机、将每袋输液从医嘱的产生至使用均进行时间点、操作人员的信息记录，加强对输液的质量管理，保证患者静脉用输液的安全。

全程信息化管理，实现了输液状态的全程跟踪：记录医生开医嘱、护士审核医嘱、药师审核医嘱、排批、打签、贴签、核对、配置、复核、打包待接收、病区接收、护士执行的 12 个操作过程，实现了输液的闭环管理。如图 5 所示。

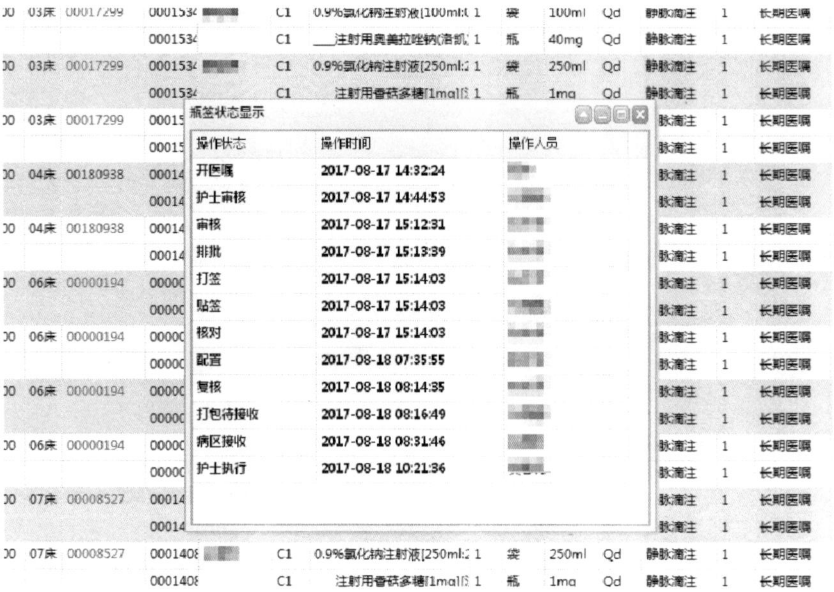

图 5　输液闭环管理

展望

输液闭环管理是 PIVAS 的研究热点，在现有工作基础上，仍然有需要深入研究的内容，如需提升 PIVAS 舱内操作的智能化监管，利用信息手段保障加药的准确性；轨道小车系统应与 PIVAS 系统对接，实现车与输液的绑定，时时监管输液何时到达病区；病区接收输液后，使用输液监控系统，根据输液性质，设定输液时间，监控滴速是否合理，输液是否在稳定性范围内使用完毕，对于不合理使用情况应有提醒与汇总分析。相信在不久的将来，借助信息技术，输液闭环管理将会上一个新台阶！

全自动摆药机 + 智能核对系统:
为患者用药安全最后一公里清障

王诚　江翊国　孙晓鸣　钱晓萍

根据原卫生部《医院药事管理暂行条例》和等级医院评审要求,住院药房的口服药品应实行单剂量发药,即口服药品需拆除外包装后,以裸片的形式按顿发放至病人。据报道,大部分医院住院药房的口服药品数量在250~400 之间。传统的单剂量发药模式为人工摆药,但已难适应医院药房管理水平的提高和新时期对医院工作的要求。随着医院药学的快速发展以及医院 HIS 系统的建立,单剂量摆药机的投入使用,逐步实现了口服药品的规范化管理。但自动摆药机的差错率在 0.2‰ ~0.4‰,仍然需要药师核对。然而我国药品标识良莠不齐,是核对工作的重大阻碍,而智能核对系统,则解决了患者用药最后一公里的安全问题。

全自动摆药机,颠覆手工模式

口服药品的单剂量分包以医生开具医嘱为起始,护士站接收到医嘱进行提交,住院药房药师进行医嘱审核后,HIS 系统将数据传输至全自动摆药机,机器按病区、床号、患者服药时间进行摆药。一个患者同一时间点用药摆放在同一个药袋中，药袋上打印患者信息、药品信息及服药信息。医嘱中的非整片药品、非机摆药品，可根据系统提示手工添加，添加的药品可与同时服用的其他药品密封至同一药袋中。药师按照 HIS 打印的医嘱单逐个核对，无误后发放至病区，病区护士接收后与医嘱单核对，按时间顺序给患者发药。

全自动摆药机颠覆了手工摆药的模式，优点主要体现在以下多个方面。

（一）提高工作效率

使用自动摆药机后，每个病区的口服药品包药时间在 5~10 分钟。使用手工摆药时，需要手抄内服药袋信息，600 袋口服药片需要 3 个药师摆放 6 小时。使用全自动单剂量摆药机后，1.5 个药师可在 2.5 小时内完成 1000 袋口服药片的摆药及核对，效率提升了 8 倍。

（二）提高准确性

摆药机直接读取电子医嘱，数字化执行处方，避免了数据环节的错误与疏漏，药师在药品准备及加药过程中与摆药机提供的加药信息进行核对，机器完成摆药后需药师再次核对，提高了口服药摆药的准确性，保证患者用药安全。

（三）避免污染

摆药机安置在单独的摆药室，有严格的人员出入管理、温湿度管理及卫生管理。摆药全过程的密封操作，可避免敞开式摆药各个程序中可能造成的污染。如果严格按制度和操作规程进行药品的准备以及加药，可完全避免药品污染，减少患者的交叉感染。

（四）提高患者用药依从性

患者的用药全部按每次服药量，由一个个小袋分装好，药袋上打印了患者服药信息，既方便携带，又可较好地保证患者按日、按时、按量服用；既方便患者服药，又防止发生服药错误，提高患者用药依从性和满意度。

（五）加强药品管理

药品装入摆药盒时，需在计算机中计入装药量，药品使用时，计算机自动销账。系统的统计查询功能可提供药盒内剩余药品查询，方便药品的清点工作。计算机中设有药品的最低储药量，当药盒中药量低于该药量时，可自动提示药量填装，从而避免在摆药过程中出现缺药，影响摆药速度。

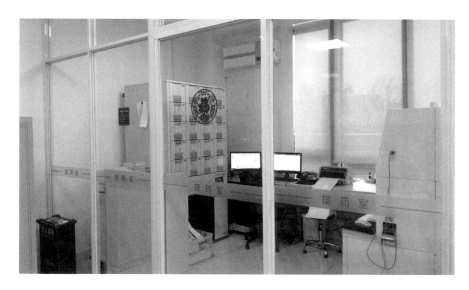

图1 摆药室

裸片药品标识，难以言说之痛

美国食品药品管理局（Food and Drug Administration, FDA）强制所有的口服药品必须印制唯一可识别的编码，日本有统一的药码编制系统，药品编码具有唯一性，科学合理，类似药品的身份证。将编码作为药品标识在药片表面镶嵌，当药品被拆除外包装散落后，可以凭借此编码识别该药的身份，可大大减少差错的发生，保证用药安全。

由于我国对于口服药品的外观没有编码规定，也无统一标识标准，故大部分生产厂家未对药片进行有效的标识管理，厂家随机使用不同颜色、形状、表面标识等，导致相似药品较多，较难辨析。医院口服拆零药品中仅有50.68%的药品可通过外观特征进行识别，胶囊剂的识别率为90.90%；片剂的识别率仅为40.57%；进口药品、合资药品的可识别率分别为77.27%、88.14%，均高于国产药品的30.43%。药品总体识别率低，这给药品核对工作造成困难。

智能核对系统，横空出世

全自动摆药机的差错率在0.2‰～0.4‰，可能发生药品多出或少漏的现象，导致药品数量错误；传送带移动异常会导致上一药袋的药品落入下一药袋引起"串袋"现象；落药时间设置不当，会导致药品被粉碎或未足量的药品落入药袋内等。因此，全自动摆药机的应用使调剂效率显著提高，但药品核对工作量却未明显减少。药师核对耗费的时间已经成了当前限制口服药品发放速度的关键步骤，药袋中药品数量多少、药品的复杂程度影响着药师的工作效率，人工高强度、长时间核对的质量难以保证。

基于以上原因，医院引进了与全自动摆药机串联的智能单剂量口服药核对系统。核对系统自动分析药袋的图片信息，自动揉平、过滤、分割药品，核对每种药品注册的形状（包括形态、尺寸）、颜色（包括颜色深浅）、特殊标识，自动完成药品

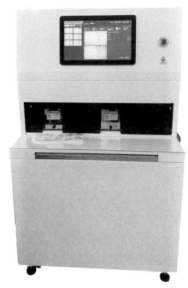

图 2 智能核对系统

的核对过程。其核对效率为 1 秒／包，远高于人工平均的 4~6 秒／包的核对速率。

智能核对系统根据医嘱信息核对当前该袋药品实物是否正确，以杜绝错药、多药、少药等情况，规避患者口服药品的用药安全隐患。同时，单剂量口服药核对系统，提供了基于药品实物的全程溯源跟踪体系，药品核对的图像信息永久保存，以规避医疗纠纷，保护患者用药安全。

结语

口服药品如何做到闭环管理，是医院管理者需考虑的问题。传统模式中，口服药品的分包质量与效率取决于药师的职业素养与工作经验，存在差异性，又因信息的不对称，临床与患者对药品使用存在盲区。全自动摆药机及智能核对系统的应用，使口服药品的发放质量与效率变得可控，杜绝了在药品调剂过程中因药师个人经验和主观性而产生的调剂错误，提高了药品分包的准确性，患者信息、药品信息、服药信息准确无误的传递给临床与患者，在与疾病抗争的战场上，为最后一公里清障，全力维护患者的用药安全！

现代物流技术提升药品送达效率与品质

王诚　江翊国　孙晓鸣　钱晓萍

随着现代化医院建设进程的加快，医院规模不断扩大，医疗水平持续提高，患者对医院的服务功能和服务效率提出了更高的要求。传统物流运输的弊端逐渐显现，如人流、物流混杂，人员与物资挤占电梯，物资输送占用大量医护人员时间与精力等，这些问题已成为医院现代化建设的主要瓶颈。近年来，为了满足医疗工作中日益增多的物流传输需求，信息化、智能化的物流输送系统逐渐投入使用。

中心药房、静脉用药调配中心是全院住院患者药物配发的中心枢纽，担负着审核、调剂、发放住院患者治疗药物的重任，是医院临床用药的总出口。治疗药物的及时运送在整个治疗过程中起着关键作用。医院在建院之初就配备了轨道小车传输系统、气动物流传输系统，经过长时间磨合，现代化的物流方式已渐渐成为住院患者药品运输的主要方式。

轨道小车传输系统

医院轨道小车传输系统设置 42 个站点，覆盖所有病区，最新的 10 天统计报表显示，住院药房日均发车 202.6 次，小车使用率为 31.0%，静脉用药调配中心日均发车 57.2 次，小车使用率为 8.7%，分别居使用率的第一、第二位，如图 1 所示。

各站点繁忙程度

● 静脉配置中心 ● 南8病区 ● 北11病区 ● 北4病区 ● 西8病区 ● 北9病区 ● 北8病区 ● 南11病区 ● 西7病区 ● 南9病区
● 手术室 ● 病案库 ● 中心药房 ● 南4病区 ● 南10病区 ● 西5病区 ● 南3病区 ● 西10病区 ● 北7病区
● 北5病区 ● 南6病区 ● 北6病区 ● 检验中心 ● 产房 ● 儿科输液中心 ● 血库 ● 病理科 ● 腔镜中心 ● 急诊化验 ● 物资仓库
● 南5病区 ● 北3病区 ● 血透中心 ● 急诊监护病房 ● 急诊中心 ● 输液中心

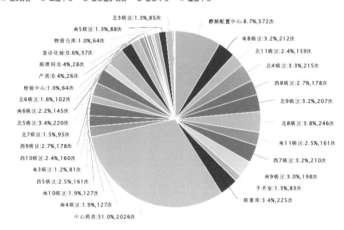

图1　各站点轨道小车使用次数（2018.11.1—2018.11.10）

轨道小车使用率高，有设计布局、功能管理等多个方面的原因。

（一）站点设计合理

住院药房与静配中心均能同时容纳8辆小车，住院药房配备小车车库，额外再容纳8辆小车，以保障用车需要，如图2所示。根据病区方向与楼层不同，轨道小车运往北面病区的时间为5～10分钟，运往西面、南面病区的时间为10～15分钟。

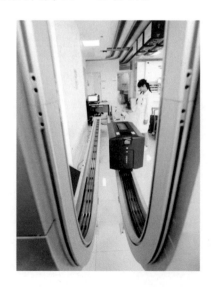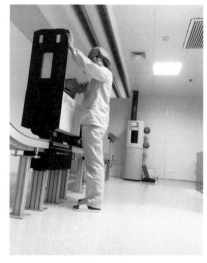

图2　住院药房、静脉用药调配中心轨道小车图片

（二）系统功能合理

小车发车轨迹可溯源，方便药房与病区查询药品去向；呼叫小车后，告知预计到达时间，可提前预判是否使用小车；设置自动呼叫小车功能，可一次呼叫 8 辆小车，节约呼叫时间；发出的小车，在 1 分钟内可召回，可纠正误发的小车；设置小车到指定位置自动开锁功能，节约操作时间；在静脉用药调配中心配备称重系统，输液超重时提醒分装，保证输液顺利发出，避免卡在半路。

（三）针对不同药品设置不同运输方式

对于冷链药品，采用自制的冷链包运输，保证在运输途中"不掉链"；对于贵重药品，可采用密码发车模式，避免贵重药品丢失；对于易碎药品，包装好后可放入海绵垫，保证运输途中不被压碎。

（四）医院行政管理手段

确定轨道仅可运输药品、无菌器械，符合院感要求；设定药房为轨道小车的第一优先使用单位，设定小车优先回到药房附近的车库，方便调用；要求各站点及时将小车回库，保障小车可随时被调用。

基于以上几点原因，轨道小车为住院药房第一优选的运输方式，也是静脉用药调配中心唯一使用的运输模式。

气动物流传输系统

气动物流传输系统因运行速度快、覆盖范围广，在医院保障急救药品及物品的快速传递方面起到一定作用。对于患者所需的急救药品，若病区无备用药品，可立即电话通知住院药房，药师即可通过气动物流传输系统，立即将药品送达目的科室，既保障了患者能够及时服用药品，有效缓解病情，也提

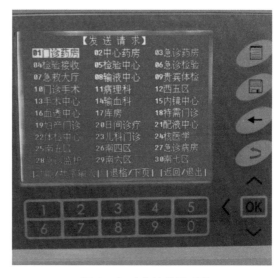

图 3　气动物流传输系统

高了医疗服务质量，如图 3 所示。

传统与现代运输模式的比较

住院药房仍然配备少量工勤人员，可运输大输液及体积或重量超出轨道小车的药品。药师根据药品特点可选用轨道小车、气动物流或人工运输模式，而静脉用药调配中心使用轨道小车运输药品。各种运输模式均有其特，详见表 1。

表 1   三种药品运输模式比较

运输方式	日均使用次数（次）	速度	系统特点	
轨道小车	400	5～15min	可持续发车，效率高	载重仅 15kg，发送数量受限；无冷链车厢
气动物流	40	3~5m/s	速度快，对药品有保护装置，适合急抢救药品的发放	发药需排队等候，抵消了速度快的优点；无冷链
人工	60	10～15min	药品交接清楚；可运输各种药品	速度受电梯等待时间、护士交接快慢影响；存在人为安全因素；人力成本

智能化药房的三种运输方式各有特点，能满足临床药品发放需求。人工运输每天在 60 次左右，适合运输大批量药品、易破损药品、冷链药品、贵重药品等；轨道小车因可连续发车，可循环使用，可克服人工数量限制，日均运输量在 400 次左右。因其带有密码发车功能，尤其适合静脉用药调配中心成品输液的运输，避免人为产生的不安全因素。气动物流因使用体积小，仅适合抢救药品的运输，但由于受管道设计局限性影响，需排队等候发射。

结语

医院目前开设 21 个病区，分布在住院楼的南、西、北方向，占据楼层为 2 ~ 11 层，如果全部采用人工运输药品，则需要配备较多的运输人员，人力成本较高，同时，受电梯等待时间的影响，不能保证药品送达的及时性。人工运输还存在用药安全隐患，特别是对易碎药品、冷链药品、高危药品的运输。医院物流输送系统的使用就是通过专用的物资输送设备，实现医院的物流与人流分离，做到了"人物分流"，以"物流来代替人流"的现代化物流管理。随着物流输送系统在各医院的应用，将大大提高医院的现代化程度，减轻医护人员工作量。各种物流自动化系统在医院的投入运行是医院需求的必然结果，也必将为患者提供更好的医疗服务。

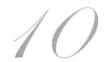

智能手术室麻醉药房
颠覆传统"三权合一"模式

王诚　江翊国　孙晓鸣　钱晓萍

20 世纪 90 年代以来，发达国家开始研究药房自动化设备，并成功应用于实践。我国率先实现药房自动化的部门是门诊药房，至今已有多篇文献报道。麻醉药房作为新兴药房，运用自动化设备较少。医院作为一家以科技创新为亮点的三级医院，在开业之初就建立了智能麻醉药房，现将我院两年多来的使用心得进行简要总结。

硬件设施

医院智能麻醉药房设在手术室，与手术耗材间相通。智能麻醉药房配备 1 个麻醉药箱套餐柜、2 个智能药柜、1 台带锁医用冰箱、2 个麻醉药品保险柜。麻醉药箱套餐柜与智能药柜需指纹或密码解锁，设备配备视频功能，通过视频能追溯到每一个最小单位药品的取用情况，医用冰箱和保险柜需由保管人员打开。智能麻醉药房门口设置监控设备，监控范围为整个麻醉药房，室内另安装监控设备，24 小时监控 2 个保险柜。手术室采用"手术室行为管理系统"，通过 RFID 来标识人员在进入手术室区域后所有活动，人员管理规范化，保障药品监管。

人员配备

麻醉药房设主管药师 1 人，负责药品的申领、发放、特殊药品管理、围手术期用药点评等工作；另设麻醉护士 1 人，负责发放手术室耗材、记账（药品与耗材）以及协助药师进行药品的日常管理。

药品基数及麻醉箱设定

麻醉药房药品品种与数量由麻醉科与药剂科协商决定，涵盖麻醉精神药品、肌松药、麻醉诱导药、大输液等 90 个品种，每个品种的数量根据目前的手术量制定。麻醉药房依据手术需求最多可设置 40 个麻醉药箱，目前设置 16 个普通麻醉药箱供手术室使用。除了手术室的普通麻醉药箱，麻醉药房还提供手提药箱，以满足麻醉师使用需求。手提药箱分为以下四种：2 个无痛人流药箱、2 个无痛分娩药箱、1 个无痛胃肠镜药箱、1 个苏醒室药箱。药箱药品实行基数管理，药师根据前一日手术药品消耗量补充基数，见表 1。

表 1 麻醉箱分类情况

分类	数量（个）	每个药箱药品品种数（个）
普通麻醉药箱	16	23
无痛人流药箱	2	16
无痛分娩药箱	2	18
无痛胃肠镜药箱	1	14
苏醒室药箱	1	14

每个药箱的药品品种、数量、位置均固定，并有定位标识，形成"套餐"的模式，方便麻醉师能及时、熟练使用。

工作流程与管理制度

为了确保手术的正常开展，制定药箱取用流程、药品申领、药品养护、麻醉药品与精神药品管理等多项规章制度与 SOP 操作流程。智能麻醉药房的工作流程见图 1。

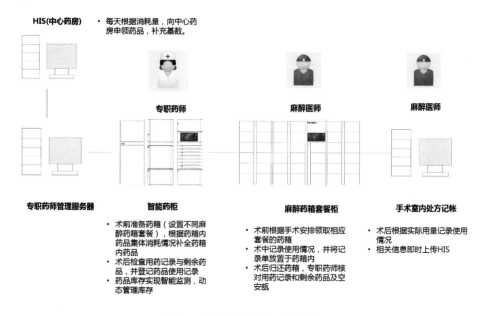

图1　智能麻醉药房工作流程图

（一）药箱取用与归还流程

麻醉师根据手术需求通过密码或者指纹登录智能药品存储系统。系统自动弹开一个药箱，麻醉师取药箱，电脑产生相应记录，显示该药箱已被麻醉师取用。麻醉师使用结束后将空安瓿、麻醉处方、收费单放置在药箱中一起还箱。

麻醉师归还药箱，药师当场核对麻醉师使用药品情况与收费单是否相符，麻醉处方开具是否合理，空安瓿有无及时归还，并与计费单核对有无漏记、多记现象，发现问题，立即与麻醉师沟通解决，并补充药箱药品至基数。麻醉师归还药箱后，及时补录医嘱，药师通过HIS系统发药。药师也可扫描药箱上的二维码，根据医嘱补充药箱中的药品消耗，同时核对麻醉处方以及空安瓿。

（二）药品申领与保管流程

医院麻醉药房有独立的信息系统，可进行药品申领、盘点、报损等操作。药品从药库申领，也可从其他平行药房调拨。药品运输模式有工勤人员运输、轨道小车、气动物流三种。药师接收药品时，注意清点数量，核对药品批号、有效期，及时摆放至智能柜或保险柜。每日清点药品，做到账物相符，每月底需盘点药品，并做好药品的养护工作，高警示药品与近效期药品均有明显标识。

对于近效期药品，药师在安瓿顶端缠上胶布，注明"近"，并将其放入固定的套餐箱中，设定该套餐箱弹出的频次为"高"，提高其被优先使用的概率，这样不易混淆同一个药品的批次，既不造成药品浪费，又能保证药品的安全使用。

（三）麻醉精一处方登记、空安瓿登记以及麻醉处方的管理

麻醉药房麻醉药品和第一类精神药品处方较多，登记工作量较大。针对这一问题，药学部与软件工程师根据《处方管理办法》的要求，一起开发了电子版的《麻醉药品逐日登记表》，HIS 系统自动抓取患者姓名、身份证号码、性别、年龄、疾病名称、药品名称、用药数量、批号等信息。采用电子版表格管理处方信息，信息更加准确，可避免错记、重记，且方便核查，如图 2 所示。

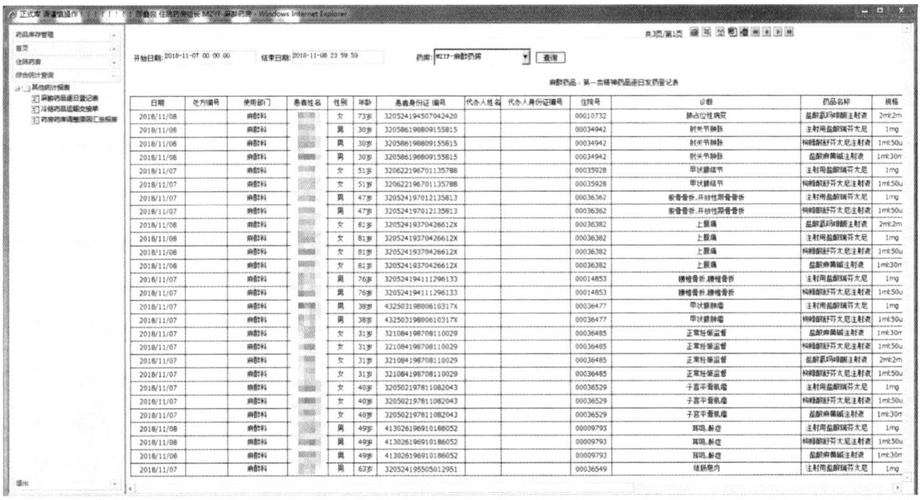

图 2　醉药品逐日登记表

在每个套餐箱中，药师预先放置密封袋以放置空安瓿，并放置 5 张空白麻醉处方，根据《苏州市特殊药品使用管理制度》规定，对处方的申领、使用、作废有相应记录，追踪麻醉处方使用全过程。

对比传统管理模式

智能麻醉药房启用前，由麻醉护士进行了两个月的药品管理，在此期间，因专业技能不同，护士不能做到麻醉药品的"五专管理"，药品的养护也

存在较大安全隐患。医院智能麻醉药房运行以来，形成了一套相对规范的管理模式，由药师直接参与，减少了中间环节，确保手术用药品规范管理，极大地降低了手术用药的安全风险，在药品零差价的大背景下，及时转型，为医师提供优质的药学服务，见表2。

表2　传统管理模式与智能麻醉药房管理模式对比表

比较内容	传统药房管理模式	智能麻醉药房管理模式
药品管理者	麻醉护士	药师、麻醉护士共同管理
药品监管	敞开式储存，进出人员复杂，药品有丢失风险，不能有效监管	进入麻醉药房及打开麻醉药箱套餐柜和智能药柜均需要授权，药品密闭保存，药箱有使用者记录，24h电子监控，能溯源，能有效监管
药品供应	计划性不强，药品时常濒临断货	药师每日按照消耗量补充基数，保证药品供应
药品动态管理	大量数据需要用笔记，不能及时掌握	1. 智能系统能跟踪药箱的使用者、使用时间、交还时间、是否完成补药，通过扫描二维码可知道麻醉师用药情况； 2. 智能药柜能动态监测库存状况
药品养护	药品养护不合理，高警示药品、近效期药品未按规定管理，药品易失效过期	1. 药品分类定位存放，控制温湿度，落实避光保存； 2. 高警示药品分级管理，有明显标识； 3. 近效期药品设置高频使用，有明显标识
药品盘点	传统盘点模式，难度较大	套餐柜药品数量固定，智能药柜具备智能库存管理功能，便于盘点
麻醉、精一药品管理	存在较多安全隐患：漏记账、空安瓿未交回、残液处理不合理、处方不合格等	药师当面核对，无漏记账，空安瓿及时交回，残液在麻醉护士监督下弃用，麻醉处方合格率上升
药师价值	药品发放	药品发放与管理；深入临床一线，加强与医生的沟通，主动提供药学服务

结语

麻醉药房管理系统给麻醉医生和药师设置不同的权限，避免既往的"三权合一"，即麻醉医生同时具备使用权、处方权和管理权。不管是麻醉医生还是药师取药，都需要登录账号，药品的流通方向有迹可循，药师随时了解药品的使用动态，有利于控制药品管理风险，维持良好的医疗环境。

在制定了合理的规章制度及标准操作流程的前提下，医院智能麻醉药房运作良好，手术室用药始终处于科学、有序的动态管理状态。药师利用麻醉药箱套餐柜和智能药柜，快捷、准确完成药品储存、获取和库存控制工作，麻醉药品做到使用、储存准确无误，为麻醉医师术中用药提供了强有力的保障，同时能最大限度降低麻醉医师储存的麻醉药品数量。药师除了履行药品的发放与管理工作，更能深入临床一线，逐步从保障供应型向技术服务型转变。今后，医院将积极开展围手术期用药点评，以及参与手术室预防用抗菌药物的合理使用及管理，促进药品合理使用。

智能化病区药房：
从"人找药"到"药找人"

王诚　江翊国　孙晓鸣　黄菲　钱晓萍

　　随着医疗改革的不断推进，医院面临的挑战日益加大，医疗质量、医患关系、院内管理等都需要求变求新。适应这些变化不仅需要热情与耐心，更需要科学技术的强力支持，用现代化的手段优化流程，解放人力。药学部也要紧跟时代步伐，以创新与发展为主题，寻求思路，积极探索。

　　住院药房是药学部的重要组成部分，负责住院部患者药品调配工作，以药品为媒介，串联起医生与患者之间的医疗过程。高效、精准、安全是药房工作的目标，也对诊疗效果起着非常重要的作用。住院药房依托改革大背景，借助医院优势资源，软件、硬件双管齐下，打造智能化药品调剂部门。在探索的过程中，药师深切体会到智能化所带来的质的飞跃，可以使药师将更多精力投入到专业技术的钻研以及服务质量的提升中去。

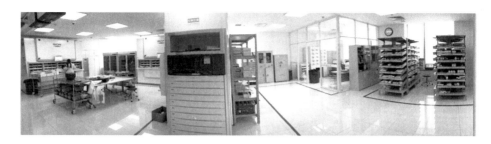

图1　住院药房全景图

传统模式的硬伤："人找药"

（一）静脉用药品

在住院药房，静脉用药占据了药品总量的较大比例，药品通常摆放在药架上，因药师身高局限性，为方便药品的取用，药架层高一般为四至五层。由于品种多，药量大，需要使用较多药架，占用较大面积。同时，开放式储存药品的模式对于药品养护构成一定阻碍。

药品摆放虽有固定位置，但无法实现与信息系统的对接，药师拿着医嘱清单，按拿药习惯和经验在药架之间来回穿梭，效率较低。遇生僻药品时，需耗费时间寻找。药品上架以及调配时，一品多规药品、相似药品易拿错。

（二）口服药品

住院患者的口服药品以单剂量分包的形式进行发放，即每一位患者的口服用药需按服药时间分别包装。通常用纸质药袋或塑料药杯盛放，如采用纸质药袋，药师需将每个时间点的用药情况手工抄写在纸质药袋上，注明床号、姓名、药品名称、规格、服用剂量等，工作量巨大，造成时间和人力的损耗，无法满足日益增长的临床用药需求。因纸质药袋不透明，不同药品堆积在一起，不利于核对。如采用塑料药杯盛放，则需要与临床制定相应的摆放次序，但药杯无相应药品信息，不利于核对，且药杯敞开式存放药品，易对药品造成污染。

（三）麻醉药品、第一类精神药品

麻醉药品、第一类精神药品通常存放在保险柜中，使用钥匙、密码打开保险柜取药，所有麻醉药品、第一类精神药品均暴露在取药者面前，对于易混淆药品，容易出现调配差错。药师取药过程为手工操作，而保险柜无记录功能，溯源性差，存在安全隐患。

智能模式的突破："药找人"

（一）静脉用药品：智能存储机

我院使用三台智能存储机，药品的存储方式由横向变为纵向，极大地提高了空间利用率，加上蓝白色设计，使药房看起来整洁美观。静脉用药品定位放置，每一种药品设置唯一的货位码，货位码信息自动传入HIS系统，方便查询。智能存储机的开放窗口小，药品不易积尘，同时对避光药品存储有利，便于管理。

智能存储机具有信息提取、自动化管理、集中存储的功能，HIS中确认发药的医嘱自动传入智能存储机，机器按照时间、病区信息排列，默认运行接收到的第一个病区的信息，药师也可自主选择病区，存储机自动旋转至药品相应位置，所需药品对应位置的LED灯亮起，药师只需取药即可，取完一个病区药品，自动跳转至下一个病区。药品的调配由原来根据打印的医嘱清单"人找药"，转变为机器自动运转药品至开放窗口，药师无须记忆药品位置，手中也不再拿医嘱清单，解放了头脑与双手，按指示灯取药，保障取药的正确率，降低药师劳动强度，提高了调配效率。

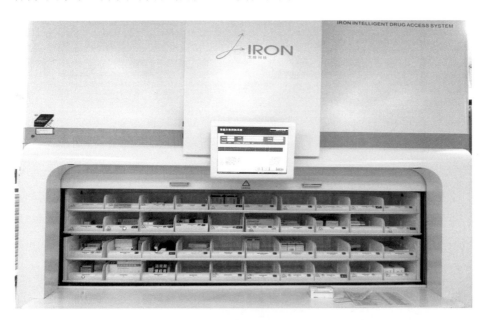

图2　药品智能存储机

（二）口服药品：全自动口服摆药机

口服药品医嘱信息经药师审核后，自动传输至摆药机系统，摆药机自动分包药品，精准打印每一个时间点的患者用药情况在独立药袋上，经封口设备包封。药袋一面印有病区、床号、姓名、服药时间点、药品名称、规格、剂量等；另一面为透明状，内含药品的大小、形状、颜色、特殊标识等，一目了然，易于核对。同时，因药品封包于袋中，核对、运输、发放等全流程均不与外界接触，最大限度保证裸露药片的卫生和安全。全自动摆药机的应用是工作性质的重大突破，由操作变为监管，化被动为主动。

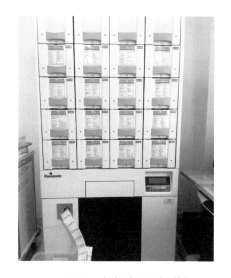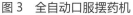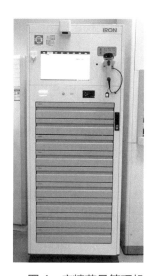

图3　全自动口服摆药机　　图4　麻精药品管理机

（三）麻醉药品、第一类精神药品：麻精药品管理机

麻精药品管理机采用数字化、自动化、可全程跟踪的智能管理系统。操作人员通过密码、指纹、工卡等方式登录系统，设备接收到患者医嘱上的药品信息，将药品所在抽屉自动解锁弹开，并通过射灯指示药品的准确位置，实现出药功能。管理机仅给予该处方药品拿药权限，保障了麻醉药品、第一类精神药品使用安全。药品的调配由原来根据打印的医嘱清单"人找药"，变为自动弹出药品抽屉。

该系统具备视频监控功能，便于查看药品拿取、补充情况，具有可追溯性。采用电子锁，提高对药品的管控，并同步药品信息便于管理。该系统优化了麻醉药品、第一类精神药品管理过程，多级安全防护提高了药品的安全性。

结语

随着科学技术的不断发展，医疗卫生改革的不断深入，药房智能化已成为医院发展的必然趋势。医院住院药房智能化设备齐全，包括智能存储机、麻精药品管理机、全自动口服摆药机、口服药品核对机等。除此之外，得益于院内先进的物流运输系统，药品的发放可选择轨道小车、气动物流双通道。智能化设备的应用改变了传统的药房模式，工作流程得到优化，极大地减轻了药师的工作强度，提高了工作效率，同时有效降低了药品调配的差错率。

12

智能化二级药库：
连接药库和药品调配的桥梁

王诚　　江翊国　　孙晓鸣　　施怡

随着物流技术、人工智能技术的发展，如何对药品在医院内部物流中做好闭环管理，如何切实解决药品智能分发、储存的问题值得思考。开院前，我们通过实地调研学习，参观公司模拟系统，引进了艾隆公司的自动化二级库人工智能分析系统。自动化二级库是连接药库和药品调配的桥梁，能通过二级库平台实现了药品批号、有效期的全程跟踪，结合人工智能分析系统，运用大数据分析，根据医生排班、疾病诊断、历史处方等信息数据，驱动二级库 24 小时不断优化药品存放位置，按照未来一段时间内的需求优先级排列。自动化二级库始终处于自我学习、自我优化的状态。

智慧二级库系统的重要组成部件

（一）双位机械手部件

双位机械手能最大程度地减少药师工作量，解放人力。

高精度机械手可在库内作双向移动，接受命令一次抓取两个药品货箱。相比单机械手，时间利用率提高了 90% 左右。库内货位可根据现场高度作抬高，以提升二级库最大容量，满足更高储量需求。智能传输带也是智能二级库结构中不可或缺的部分。

（二）水平滚筒式输送线

高效、零压力积放式动力传输线，实现药品、输液的自动传输，所有传输线均可实现周转箱自动排队传输。系统完美解决了药品、输液人工运输效率低下，工作强度大的问题。

单箱传输（由传输线起点至终点），速度可达 30m/min，可连续传输，每分钟传输量（接收点或发送点收发箱数）最高可达 60 箱，每箱最大重量为 50kg。

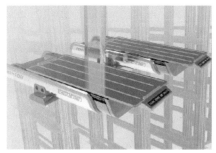

图1　双位机械手

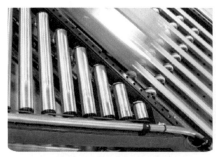

图2　高精度机械手

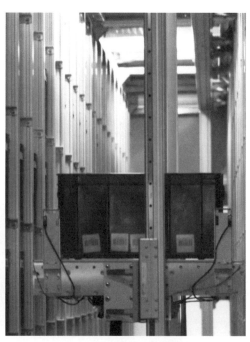

图3　水平滚筒式输送线

智能化二级库的智慧化功能

一是数据管理系统，主要包括流通管理、数据统计和系统维护三个模块，用于优化管理流程，及时掌握二级库药品动态，优化库存管理等。比如：前端的自动化直发机中药品库存量低于下限，信息就会自动传输到后面的自动化传统，主动输出药品。

二是统计管理系统。系统的最大优势是摆脱落后的人工管理模式，自动录入各种账目明细、流水汇总，快速查验任何一种留样药品信息及储存状态。

三是智能设备。智能设备方面的优点十分明显：干净整洁，高效利用场地，空间密集存储等，传至入库区可方便补药人员，节省人力，提高工作效率。

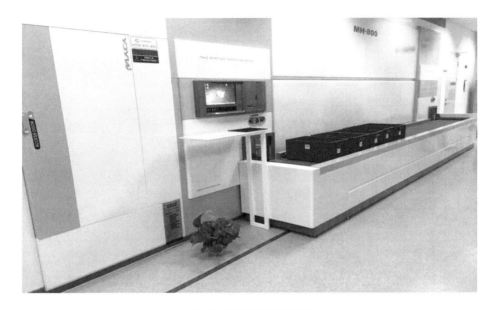

图4 门诊智能二级库

智能化二级库能满足医院新院快速发药系统中储存药品较多的需求。系统设计了全新的二级矩阵，将可存储种类从之前的290种提升至590种以上，并且可以根据医院实际需求进一步扩容增量；同时还可以满足设备定制服务，将场地、人力、空间的利用率提升至最大化。智能药品保障、任务推送、精确工作量记录等智能手段，不但替代了大量冗余操作，而且节省了大量工作成本。

智能化二级库的工作流程

智能化二级库的工作流程，参见图5、图6。

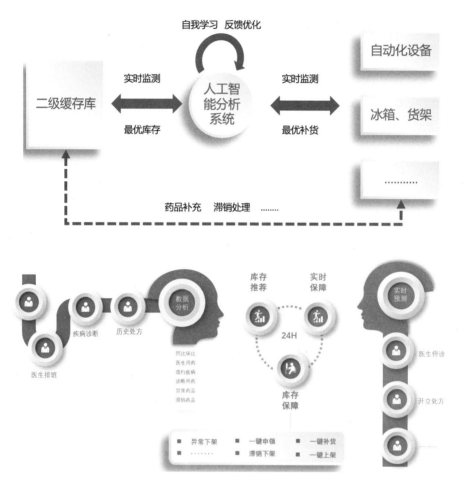

图 5　智能化二级库工作流程

智能化二级库的一级库运作

一级库运作也是医院二级库管理工作的重要组成部分。一级库的工作流程主要包括前期药品信息维护，根据二级库计划单取药，分类装箱，扫码绑箱出库四个步骤。

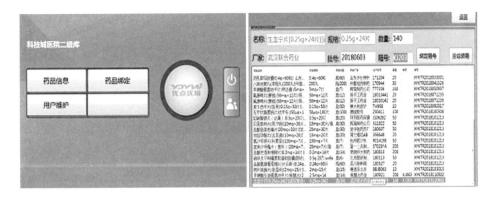

图 6　二级库绑定界面

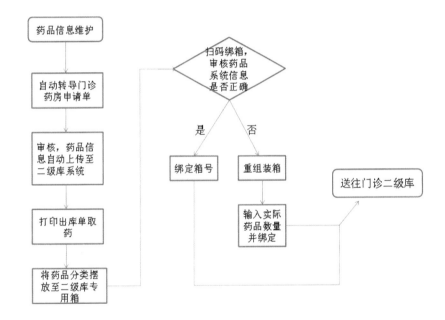

图 7　二级库工作流程图

智能化二级库的优缺点分析

智能化二级库的运用为一级库带来的便利，总地来说，实现了药品精细化管理。

- 智能化二级库使药库环境干净整洁。

- 提高药品周转率，药品不是整件出库，而是按各部门所需出库，一般为 3 ～ 5 天的申请量，药品零差价后，周转率的良好控制能为医院减少资金积压。

- 优化药品分类管理，二级库出库时，按药品分类装箱，如外用软膏类、中成药口服等，便于各药房分类摆放。
- 严格药品批次管理，药品闭环可溯源。

智能二级库的使用，增加了一级库的工作量，一级库库房像"小卖部"，大多拆零摆放，装箱分发，加上箱子有装量限重，不是装满即可；同时，装箱扫码系统也会出现差错。

总结两年多的工作经验，分享一些工作心得：一是建议以下药品不要设置在智能二级库中：易碎品，如欧龙马滴剂；医院制剂，如软肥皂液等，因为瓶子可能关口不严，会发生侧漏，污染同箱中其他药品；二是包装盒较大的中成药，如消风止痒颗粒等。

结语

随着医院业务量的上涨，特别是门诊用药量的大幅度提升，药库争取向零库存模式转变，单独根据门诊药房的申请计划报送医药公司，医药公司装箱后直接配送至门诊二级库，这样药品的周转率会更高，也可以为一级库减少人力成本。

医院通过自动化二级库和人工智能分析系统的使用，大大减少了二级库药品的库存量，实现了根据大数据分析实时动态请领药品，同时药品的批号、有效期也实现了全程跟踪，进一步提高了药品供应的安全性，降低了人员的工作量，可为患者提供更好的药学服务。

13

智能药柜赋能医院药库的智慧管理

钱峰

引言

大型医院往往涉及数量众多、种类繁杂的药品和医疗耗材的存取，不同的科室与病区所需配备的药品也不同，往往需要工作人员通过人工操作完成，这不仅加大了药品存取的出错概率，工作效率也比较低下。近年来，随着国内医用药品整理柜逐步被淘汰，智能药柜技术蓬勃发展，药柜的智能程度已经成为衡量大型医院智能化水准的一个重要指标。

为使患者得到及时有效的治疗，为抢救患者赢得宝贵时间，临床科室根据自身情况，常储备一定数量的急救药品或常用药品作为基数药。目前，病区药品管理还存在一些不足的地方，如普通药品放置不规范，药品批次、效期管理难以精确落实，毒麻药及精神药品仍需手工登记等。针对这些问题，我院引进了病区智能药柜，并在此基础上开发了智能药柜管理系统，实现了与医院信息系统的对接。智能药柜管理系统上线使用后，病区药品管理情况大为改善，取得了较为满意的效果。

新旧模式对比

传统业务模式下，药品流转过程从医生下医嘱开始，随后护士审核提交给相应的药房，由药剂科的药师再次核对，然后进行摆药，再分时、分批配送到病区，最后由护士根据配送单把药品分发到患者手中。这种模式下，药剂科摆药和配送具有一定的延时性，在与护士交接过程中容易出现责权不明，并且在药品加急和退药时，增加了药剂科的工作负担。

应用智能药柜管理系统后，业务从传统线性流程变为以智能药柜为中心流程的星型结构。这种模式下，药剂科可实现实时掌握智能药柜内的药品库存，及时补充库存，回收退药等；护士将医嘱发送给智能药柜系统后，根据智能药柜的提示，取出药品进行分发。这样的流程省去很多中间环节，减少了药剂科和护士的工作量，药品供应更加及时，同时厘清了药剂科和护士在药品流转过程中的责权，实现了药品流转全程可追溯。

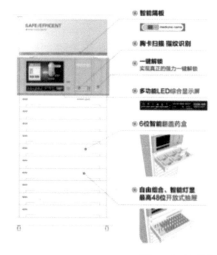
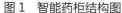

图 1　智能药柜结构图

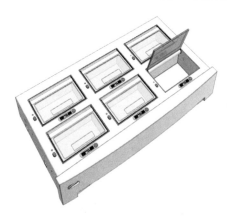
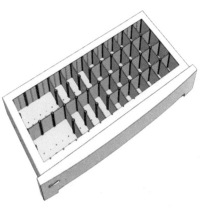

图 2（1）　6 工位智能翻盖型图　　图 2（2）　自由组合型（最高 48 工位）

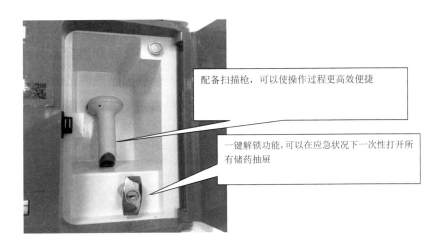

配备扫描枪，可以使操作过程更高效便捷

一键解锁功能，可以在应急状况下一次性打开所有储药抽屉

图3 扫描功能及应急解锁按钮

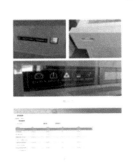

图4 智能药柜取药原则

智能药柜构架

（一）智能药柜结构组成

智能药柜由存储和控制两部分组成。存储设备包括抽屉、货架、退药箱；控制设备包括计算机、触摸屏、指纹扫描系统、条码扫描系统（如图3所示）、电子锁、摄像头等设备（如图1所示）。抽屉分自由翻盖型6工位和自由组合型48工位（如图2所示），各抽屉带有指示灯，不同区域可以管理不同安全等级的药品。

智能药柜可存储的药品类型包括口服药品、针剂、毒麻精神类药品等。药品的拣选、存储根据智能药柜的指示灯指示完成操作，操作效率和准确度大大提升。

（二）智能药柜加药、取药、退药流程

智能药柜的加药、去药、退药流程，如图5至图7所示。

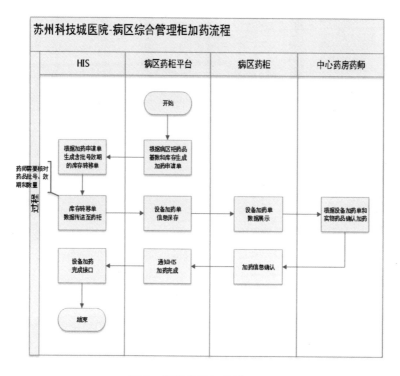

图 5　智能药柜加药流程图

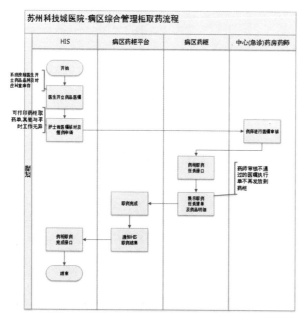

图 6　智能药柜的取药流程图

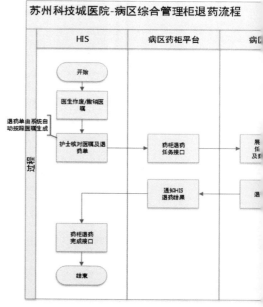

图 7　智能药柜的退药流程图

（三）智能药柜加药、取药、退药流程设计

医生下达医嘱后，药师通过审核，智能药柜接收医嘱，护士通过指纹登录或扫描工牌二维码登录，选择该患者的医嘱。系统提示药品摆放位置并自动弹开柜门，护士依据指示灯位置取药，取药完成后确认，系统自动扣减库存并在 HIS 中计费。

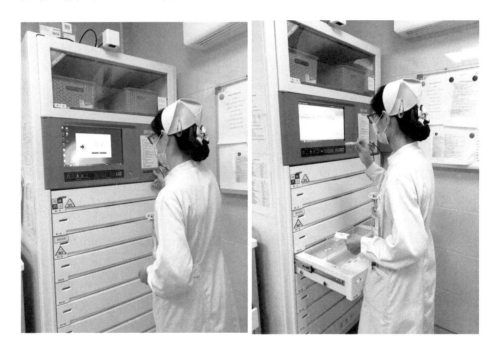

图8　护士指纹验证登录并核对取药药品信息和批次

药师根据病区智能药柜的药品基数和库存生成加药申请单，然后生成包含批次和效期的库存转移单，将数据发送至病区药柜，保存并展示加药单信息，加药单和实物药品进行配对然后确认加药，由药师和护士双方确认。如医生作废或撤销医嘱，系统自动按照医嘱生成退药单，护士核对医嘱及退药单，药柜接收退药任务，展示退药清单及药品明细，然后确认退药操作并向 HIS 返回退药结果。

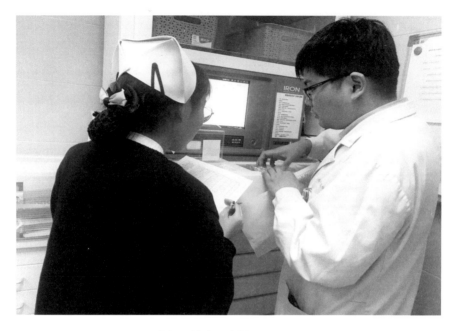

图 9　药师和护士双方核对确认加药退药

智能药柜应用效果

（一）提高药品管控水平，保证用药安全

智能药柜放置在临床科室，患者用药时护士马上取药，节约取药时间，确保患者给药及时。护士按指示灯取药，减少护士对医嘱信息收集整理的过程，减少信息丢失，减少差错率，防止用药错误。

（二）提高护士和药师工作效率

使用智能药柜后，增加了病房可用药品的品种和数量，药品储备量呈几何增长；减少护士和护工每天往返住院药房次数；节约护士清点药品时间，交班时也无须清点药品，有效地提高了护士的工作效率和服务质量。

（三）实现药品效期和库存精细化管理

病区药品除了在保存地点和保存条件等方面存在问题外，还有一个突出问题就是药品库存量和效期难以管理。在未使用智能药柜前，护士在实际使用过程中很难保证每次都是近效期优先使用，易产生过期药品。使用智能药柜后，药品在入库时增加效期字段，按最小包装记录每个药品的效期，取药时系统根据规则先进先出，自动优先使用近效期药品。另外，系统还能通过分析生成近效期药品电子报告单和滞销药品清单，实现近效期药品和滞销药品下架，及时处理，避免药品过期。智能药柜管理系统自动监控药品去向并做电子记录，实现批次追踪。

为保证智能药柜库存准确，防止药品丢失，我院采取了两项措施：一是对于贵重药品采取双重身份验证登录审核后取药，监控摄像头可提供 60 天追溯记录查询；二是系统提供了自动盘点功能，药师每周两次进行补药，双方在场的情况下对药品进行盘点，如之前护士开门取药时种类或数量不对，盘点时会有相应错误提示，再按照时间范围查询取药记录明细，缩小责任认定范围。

结语

智能药柜系统于 2018 年 9 月在我院肿瘤科正式运行，药柜通过电子锁和电子设备指引，确保了贵重药品的安全，提高了病区药品的安全管理；基于 HIS 软件的开发，实现了智能药柜与医嘱、计费、库房流程的无缝对接；通过药品库存网络管理和存取自动记录，提升了医院药事管理水平和护士工作效率。

14

药品采购管理智能化改进

王诚　江翊国　孙晓鸣　施怡

在医改新形势下，药品信息化建设工作正在如火如荼地进行。药品采购是医疗机构中药品流通的源头环节，借助信息化手段实现智能化的药品采购管理尤为重要。目前医院的药品采购信息化建设工作，主要包括库管员药品信息统计、采购计划的制订、采购计划的审核、采购计划的执行等几个方面的内容。

改进背景分析

苏州科技城医院作为一家年轻的医院，药品管理工作需根据本院实际情况逐步改进，逐步优化。建院初期，我们尝试采用的是药品第三方配送模式，作为药品物流服务的延伸。一方面，医院可以配置到先进的药品设备；另一方面，专业化的药品物流配送体系建设，可以使医院获取更优先、更优质的配送服务。但这种模式在实践过程中逐步出现了一些问题。例如：医院地理位置偏远，与配送公司的仓储物流距离更远，加上交通情况变化多端，导致有时药品配送不及时；点对点配送，若足量备药导致药品积压滞销，签约医药公司不能进行调剂处理，备药不足则影响临床药品使用；医院医生来自全国各地，临床用药习惯及需求呈多样化和不确定性。

优化药品供求的解决方法是：建设一个储存空间较大的一级库，不再增设药品二级库，减少资金积压。各级药房缺货时可以向一级库随时申领，待医院各方面运行稳定后，一级库管理再逐步向零库存模式转变，提高药品周转率，减少人力成本，减少资金积压等。

改进概况

开院初，我们对医院 HIS 东华系统信息化做了改进。药品信息统计方法的多功能化是药品采购模型优化的关键。我们通过与东华软件工程师的沟通交流，进一步挖掘 HIS 中可用于辅助采购计划制单的功能，如药品消耗的统计、药品上下限辅助制单、药品消耗辅助制单等。为减少主观性因素对采购计划的影响，制订计划时将药品的月使用量、药品使用量变化趋势、药品最低库存量、药品失效期、药品包装规格和药品最高库存量等主要因素充分融入药品采购计划模型的设计中去，再利用数学模型自动测算出各种药品的需求量，然后自动生成采购单。改进后，药品信息的统计更加完整，统计信息时间大大缩短，差错次数也有所下降。同时为了合理控制药品库存量，减少资金积压，我们设置了精密的测算公式，各药房及药库的药品周转率可自动生成，只需选择相应的时间段查询即可。

改进后的三种采购模式

（一）依据库存转移请求制单

依据库房转移请求制单，即每周两次采购计划的制作方式，使用频率最高。每周一和周四，一级库根据门诊西药房、急诊药房、麻醉药房、儿科药房、中心药房和静配中心六个药房的采购计划，勾选出未转移和部分转移的药品名称，转换成相应的采购计划单，把各品种的数量尽量凑整再保存、完成、审核即可。转换的计划单中有每个品种的大包装数量，便于凑整；有上月出库量和入库量两列数据，便于核对计划的合理性；也可以选择单个药房或某几个药房的总和制作采购计划单，只是这种方式平时用得较少，主要用于每周三制作大输液计划时应用。

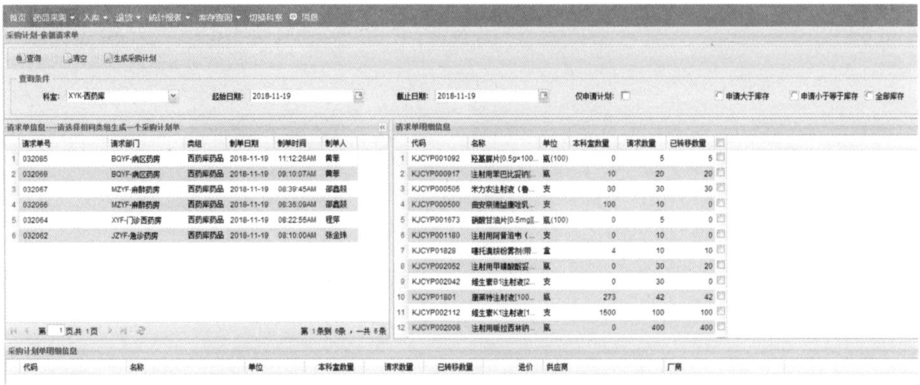

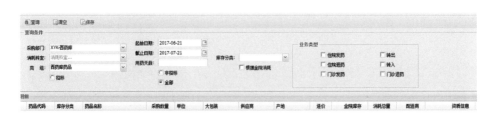

图 1   HIS 系统采购计划依据请求单

（二）依据消耗制作采购计划单

对于扬子江药业等由生产企业直接配送的情况，选择某个时间段内的用药量，设置想要的用药天数范围，选择消耗科室或全院消耗生成采购计划单。厂商直送的企业要考虑配送成本，及每月月底、月初几天无法配送等特殊情况，所以平时单独制作采购计划。根据库存分类做采购计划，主要用于麻醉药品、精神类药品、医院制剂等类别。我院的药品字典维护项目较多，较齐全，便于各项数据的统计。根据业务类型选择制单功能也很实用，在"住院发药""住院退药""门诊发药""门诊退药""转入""转出"选项中设置，在重大节假日前备货主要采用这种制单模式。药品动销查询功能主要用于每月滞销药品的查询与统计，可以设置某个时间段内，具体品种的出库数范围，进行筛选；也可以根据百分比进行筛选。

图 2   依据消耗制作采购计划单

（三）依据库存上下限生成采购计划单

首先在 HIS 系统中维护药品的上下限预警设置，主要维护急抢救药品、短缺药品和部分低价普药，采购计划的审核借助信息化的手段，在 HIS 中设置库存上下限，并结合药品实时消耗信息，对采购计划进行综合调整。

改进后的临采药品采购流程

对于临时采购药物的信息化采购模式，医院起初采用纸质版的临采报告，但等逐级审批后，有时临床特殊的、急用的患者不能及时用到。为此，医院进行了智能化改进，医生可在 OA 上递交电子版申请单，主要分为门急诊临采药品申请单和病区临采药品申请单两种。全院员工配置工作手机，手机上的文件办理模块可 24 小时全天审批，节假日不受影响。药品送达后会有信息反馈，同时 HIS 系统中能设置应用药品的具体科室、病床患者，方便快捷。

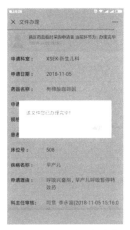

图 3　工作手机文件办理

第三方平台的智慧化改进

（一）药品采购计划执行力

为了分类汇总各类药品采购计划，方便、准确、快捷地发送采购计划，及时与供货商进行交流，保障药品供应。开院一年多后，我院又引进浩宇南天系统。该系统设计开发了面向医院 HIS、供应商 ERP、省集中采购平台、银行网银、区域卫生健康管理平台在内的数据接口，支持从订单信息、配送信息、库存信息、出入库信息、盘点信息、发票信息、结算信息在内的全业务流程的数据集成与交互。在上浩宇南天系统前，我院进行了充分的前期准备工作，包括信息化硬件配置、PDA 扫描系统、外网路由器等。工作量最大的是药品人工对照维护工作，查询出医院药品的代码和省平台招标代码信息，核对规格、产地、基本单位及转换系数关系，操作栏下编辑药品信息。

（二）采购计划的传输流程

第一步是医院订单上传省药品招标网模块。医院首先将自身订单传输至平台，平台提供工具将订单信息传输至省平台，订单可选择送货优先级为加急、次日送货、本日送货。

第二步是药品经营企业下载医院订单。经营企业经 ERP 改造即可实现全自动或半自动的销售开票工作，同发货数据；通过传输接口，传输至平台后再传输给医院。同时系统还配备医院的紧急订单反向生成功能，将医院的入库数据反向生成订单并传输至省平台。

第三步是医院上传省招网的订单。由此上传的省招网订单为真实的采购数据，可对总单进行勾选，单击"上传省招网"后，上传成功的明细会显示"已上传成功"；上传出错的明细会在"上传信息"中显示出错原因。根据显示的错误原因，联系客服，更改或新增采购序号。在省招网送审后，必须在平台单击"订单送审后确认"，此举为方便供应商回传订单发货信息时，填写省招网订单发货信息。系统有强大的标准数据库，包括药品采购供销过程中产生的各类交易数据、分析数据、以监管统计和数据分析为目的产生的各类分析数据，工作人员可以查看某时间的订单发货、缺货等情况，以及某个时间段内，各供货公司的保障供货率和缺货率。

改进后的优势

改进前，采购计划需要采购员导出采购计划总表，再分类统计，通过微信或短信、邮件等发送至各供货商；改进后，可直接导出药品采购计划，导出计划通过平台直接发送至供货商。在信息传递后，系统平台可查阅确认采购计划的准确性，改进后的执行力有所提高。平台协同运营服务，促进了流通过程中各节点机构之间的协调发展，在提高流通链整体竞争力的同时，实现了多赢局面。

展望

信息化时代的到来，给药品的采购管理工作赋予了新的定义。医院的信息化建设还将持续进行，与时俱进，特别是要开设院内药品物流建设。

首先，要建立一个供货商评价体系，将各药品供货商的资质、信誉、供货周期等信息进行汇总对比，对供货商进行综合评价。

其次，要加强药品采购精细化管理，如药品的库存分类法管理：A 类药品——较常用，日常消耗量大的药品，一般供货和用量稳定，应以最短采购周期、多次进货方式为佳；B 类药品——价格居中，消耗量偏大的品种，年消耗金额占库存总消耗金额的 10% ~ 15%，品种数目占总库存品种数目的 20% ~ 25%，临床用药频率高，采购周期以月消耗量来确定。C 类药品——大多为急救药品和临床普通应用的一线治疗用药，使用率低、占用金额较小、品种规格繁多，只有延长采购周期，适当增加库存量，才能确保品种齐全，同时考虑药品随季节的变化，如流感用药帕拉米韦、奥司他韦等。

最后，将药品的有效期、生产商、批文、生物制品批签发、进口检验报告等进行准确记录，系统电子化管理，避免不符合要求的药物被采购，从源头处杜绝劣质药物、伪药物的进入。

药品采购管理在医院管理工作中处于重要地位，科学的药品管理工作将直接关系到医院整体管理水平的提高和可持续发展。医院药品采购计划计算机管理系统的推行使用能帮助医院制订合理、科学、经济的药品采购计划，在保证药品供应的基础上，有效提高工作效率。

严把药品质量关:
药品"两票制"信息化管理

王诚　江翊国　孙晓鸣　施怡

公立医疗机构药品采购推行"两票制",是深化医药卫生体制改革的一项重要内容。"两票制"是指药品生产企业到流通企业开一次购销发票,流通企业到公立医疗机构开一次购销发票。实施"两票制"的目的是压缩药品流通的中间环节,降低虚高药价。

"两票制"新增工作量

实施"两票制",药库人员工作量明显增加。最直接的是,医药公司与医院都需要填写或校验两票制信息,同时还新增了订单发布,发货信息回填,两票制随货同行、发票上传,两票制验票等工作内容。由于两票制验票的严格性,人为的错误数据录入将带来后续医药公司回款延期等系列问题。

"两票制"信息化进程

针对实施"两票制"后新增的工作内容与难点,我们尝试通过信息化来改进、优化流程。针对第一批实施两票制的妇幼急品种,医院的工作模

药品批次信息化管理：实现药品闭环可溯源

王诚　江翊国　孙晓鸣　施怡

药品供应是医院医疗和经济活动中的重要组成部分，在医院的运营成本中占有很大比重，如何有效地进行药品信息化管理是当前医院管理的核心工作之一。

药品的批次管理

药品的批次管理就是药库调拨按批次出库，保证出库药品批次实物与系统相符；药房按批次发药（先进先出），保证发出药品批次、库存实物与系统相符。实行批次管理大大提高了工作效率，提高了患者用药的准确度；在药品调价、退药等财务核算上更为准确，药品的进、销、存、报表更为精确；药品信息更加细化。

（一）药品的批次管理

药品的批次管理，通俗地说，药库工作人员是按医药公司发票清单上所列药品的批次入库，增加药品的批次库存，并把批号记录在库，出库时，按库存药品的批次先进先出，打印出库单，根据单上的批号减少相应批次库存。批次管理要求医院药库系统能对每次进货都有单独的记录保存进货批次信息。销售出库时，按照批次优先级逐步核减库存，对不同批次药品的进出库和价格信息进行数据的跟踪和处理。只有这样，才能真实记录在库药品的价格变动，在药库实现批次管理。

在药房，以药库出库清单上药品的批次作为药房药品的批次入库，增加药房相应批次库存（作为药房入库处理）。出库（药房发药）给病人时，则以药房库存批次先进先出，减少药房相应批次库存，从而实现药品从药库到药房之间的批次管理。也就是说，药品是以药品代码和批次号为数据流的，贯穿整个药品管理信息系统，一个批次药品相关信息从进入医院到销售给病人都可以实现跟踪。

院内药品追溯管理体系的全程追溯流程，如图 1 所示。

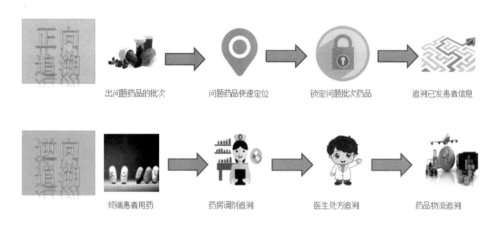

图 1　院内药品追溯管理体系的全程追溯图

（二）药品的效期管理

在批次优先的前提下，要充分考虑药品的效期，避免临近失效的药品还在电脑库存中，而实物已经发出，从而产生药品账册与实物不一致的现象。我院在程序中设置了失效报警系统、失效报警时限，如果库存药品效期到了警示线，电脑会自动提示，准确及时。登录 HIS 的库管界面，8 个月内近效期的药品会在首页显示，而且每个月的药品显示不同的颜色，简洁明了。管理好药品的有效期可以避免不必要的财产损失，减少或避免医疗纠纷，提高医疗服务质量，提升患者对医院的满意度。

（三）药品库存的批次盘点管理

由于药品是分批次记录库存的，所以药品每个批次的库存变化都可以实时反映出来，以药品批次进行盘点，可以使盈亏细化到药品的每个批次库存，结合先进先出的出库模式，可以有效避免药品积压、过期，更加有利于药房库存的管理。

住院药房对病区口服药品摆药，实行拆零按片（粒）摆发，按批次管理可追溯到病人用药的批次，做到调剂给病人或剩余的药品有批号、有效期，不会影响药品的储藏和调剂药品的质量。

（四）药品的召回、退药管理

在医院实际药品管理过程中，退换药时常发生，如病人退药、临床使用缓慢的药品、近效期药品、药品调价等情况都需要退换药。在药房向药库退药时，药房要根据药品的批次明细进行退货。例如：药品按批次召回；不合格药品，如输液瓶出现玻璃碎屑等质量问题；破伤风抗毒素注射液某批次的阳性率高等。退货时有可能同一种药品同批号，但供货商不同，批次管理能够解决这一难点。

药品批次信息化管理的应用

药品信息贯穿用药始末，药品以代码和批次号为数据流，贯穿整个药品管理信息系统，甚至 HIS 系统，一个批次药品相关信息从进入医院到销售给患者都可以全程跟踪，可以逐级记录，并能快速准确地统计药品分批使用的详细情况，特别适用于麻精药品、高危药品、冷链药品等。

用药信息系统可以反映每个批次药品的使用状况，当某个批号药品出现问题时，可以快速定位到具体的药品批次和发药部门，有利于及时作出对策，召回或其他处理，使风险最小化。如出现记账药品批号与实际发放的批号不符时，可提供患者记账批号，进行库存调整。

药品进行批次管理后，同一药品在药房可能产生多条记录，如何在发药过程中选择正确的批次出库是药房批次管理能否成功的关键。药剂师按医嘱、处方发药时，药房系统也会根据药房库存情况进行识别。对于一直未更新批次序号的药品，即使药品效期还比较远，也必须先按批次发出；对于同一批次的药品则根据药品效期的先后出库。如果药房库存上一批次核查不足，系统会自动在下一个批次补足。通过以上方法实现了药品从药库到药房，再从药房到患者之间的批次管理。

药品批次信息化管理的意义

药品批次管理的目标是对全院使用的每种药品实现从采购到药房入库，再到药品使用的全程管理，由以往的药品金额、数量管理模式改为批次管理模式，从而保证临床患者用药的准确性，并且能够及时发现药品的配送错误；另外，也可以优化药品财务管理方式，提高财务工作效率以及准确率。

医院药品实行批次管理后，在核算和管理上都有明显提升。计算机网络技术对医院药品批次管理的实现起到了巨大的作用，信息资源共享、数据传输自动化，提高了工作效率，降低了劳动强度，减少了人员配备，使医院药品管理逐步走向规范化、系统化、科学化。药品在药库与药房实行批次管理，在药品调价、退药等财务核算上更为准确，药品的进、销、存、报表更为精确。药房按批次发药，提高了患者用药时的价格准确度，减少了医患矛盾。同时，实行药品的批次管理后，药品信息更加细化，有助于管理者准确及时地掌握医院用药的各类客观信息，有效促进了医院药学工作的发展与提高。

医院药品物流探析：
推进药品 SPD 供应链管理

王诚　江翊国　孙晓鸣　施怡

SPD 在供应链管理中的定义为：Supply－供给，Processing－分拆加工，Distribution－配送。SPD 院内药品物流管理系统是以质量管理为保障（符合 GSP 要求），以流程优化为核心，通过信息化技术手段和智能设施设备让药品在供应、分拣、配送等各个环节，在公司、医院、科室、患者之间实现一体化、精细化管理，达到全程质量监管、高效运营的医院药品供应链营运方式。

现状分析

目前，医院药品物流分为"药库—药房—科室"三级结构，大部分通过医院 HIS 系统进行统一管理。由于 HIS 系统更专注于患者的诊疗环节，对药品物流管理的支持偏弱，由此产生一系列的问题需要信息化改进。比如：药学部无法查看各病区和门诊科室备药的批号、品规、数量变化；药库药品养护和盘点耗时耗力，供货商资料和药品资料缺乏电子化管理等。

平台建设目标

针对医院药库物流管理信息系统的几个关键需求问题，如药品分类管理问题、药品自动补货问题、库位管理问题、药品安全问题等，医院将依托现代物流技术，改造涵盖药品采购、配送、使用、监管等环节的 SPD 供应链体系，建设与新模式适配的从院外到院内各个环节的医药物流信息化系统。

平台优缺点浅析

• SPD 系统将实现药品窗口结算（部分普药、低价药除外），有利于医院资金回笼。通过系统提供的电子发票功能、条码收货功能模块，大幅度提高操作人员的工作效率，减少差错的发生。

• 在库药品不属于医院，医院药师不用多担心全院药品的滞销和近效期问题，但在两票制和医改形势下，药品价格变动会对药品结算造成影响。

• 药品 SPD 建设后，工作更加精细化，势必会增加人力成本。

• 日常养护和盘点工作准确快捷：在盘点环节，可设定动态盘点或循环盘点指示，并通过手持终端扫描条码进行库存的盘点，对盘点结果可进行批次、数量的调整，做到账物相符；之前全靠手工，工作量较大，容易出错。

• 对系统数据进行分析和整理，能够更加直观地看出数据走向和数据图形，使数据能够成为医院决策的有效依据。

平台建设内容

（一）SPD 医院药库药品物流管理信息模块

模块主要由六部分构成：资质证照管理、采购管理、调价管理、出入库管理、退货管理、合同管理。按照供应链管理的理念，优化从院外到院内直至患者的医药物流效率，并实现追踪溯源。

• 资质证照管理模块：主要管理首营企业资料，包括 GMP 证书、法人委托书、配送委托书、营业执照等，实现电子化管理，有效提高证照管理效率，并进行效期预警，依据证照有效性严格控制供应商采购业务，杜绝证照资质漏洞。

● 采购管理模块：通过分析历史消耗、库存上下限、供应商响应时间等，极大地减少了人工经验因素，使采购工作定期化、标准化；同时关注各种外部因素（如门诊人次、住院人数、季节、病种分布等）对医院药品需求的影响，并依照药品需求模型中的各种外部因素的实时参数来调整药品需求预测，使其更好地与实际需求相适应。在补货算法维护中，设置包括算法代码、算法名称、补货公式、警戒公式、报警天数、采购天数、倒推天数、开始日期、结束日期等基本信息，从不同的侧面形成补货公式和算法。医院通过 SPD 系统可以监控供应商送货满足率，以达到考核供应商的目的。

● 调价管理模块：严格执行药品批次管理，对调价药品进行统计分析，同时可以对各病区和门诊科室备药、全院抢救车用药的每个不同批次进行调价，设置调价原因，关联供货公司与进货日期、库存部门等信息，精确可追溯。

● 出入库管理模块：主要包括入库信息统计分析、出库信息统计分析、作业效率分析、入库验收、入库上架、收货完成、入库记账、货位资料、移库作业、调度作业、补货作业、整件拣货等。在验收入库环节，通过扫描物流装箱条码进行验收入库，在扫描的同时直接实现采购信息、配送批号信息、发票金额信息的比对工作，并自动提示药品在药库内的码放位置，简化工作流程，提高收货效率，减少差错发生。

● 退货管理模块：主要包括退货计划、计划审核、退货补货信息统计执行等。

● 合同管理模块：主要包括廉洁购销合同、季度预采购合同、年度购销合同、两票制承诺书等资料的电子化更新与提示。

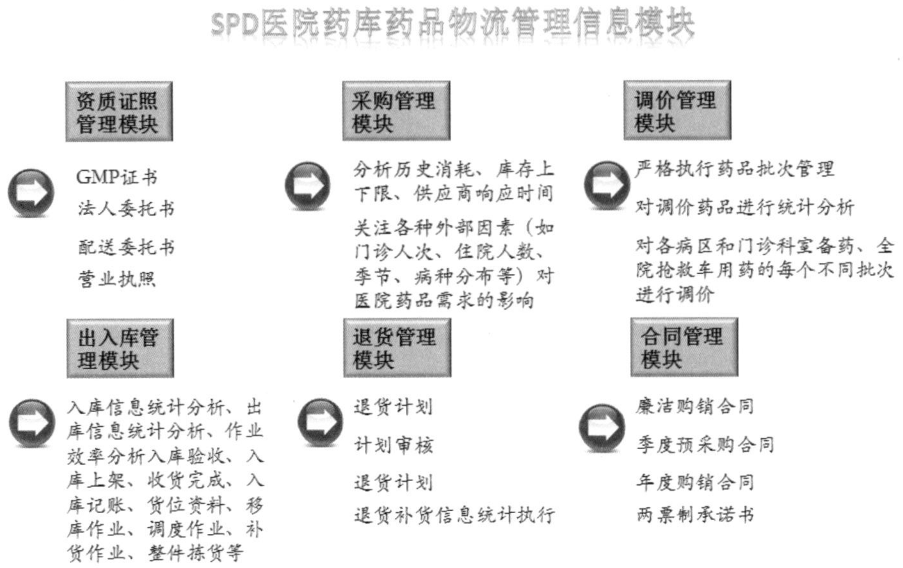

SPD医院药库药品物流管理信息模块

图1　药库药品物流管理信息模块

（二）对接病区智能药柜

将药品管理从药房延伸至病区，实现全程药品流通和应用的监管；实现院内所有分布式智能药品管理终端的实时监控，最终实现药品的可查、可控及可追踪；通过接口平台，实现与院内快发机、智能调配机、电子标签、摆药机、毒麻药品管理机、PDA手持设备等各种智能硬件设备无缝对接。规划和集成现代化的物流传输和自动化摆药设备，实现医药品供应和使用的全过程可视化管理。

（三）口服药品按照患者用药单剂量分包

实现诊疗单位医疗用品的一元化、精细化、效率化管理，解决单剂量摆药机摆药的批次问题：当药品信息传送至包药机时，操作人员需扫描药品条形码来核对加入药品的批号信息是否一致，确认一致后允许加药。做到先进先出，避免发生大量药品过期的现象或是过期药品被使用的情况，真正意义上实现了药品批号的跟踪，保障了药品安全。

（四）药品编码规范化

各部门编码都是统一的，便于扫描和出入库。药库的药品还是按原来方式按药理作用分类摆放于相应编码的库位，但药库的药品库位码无药品名称，只有条形码和ABC，便于零库存管理。货位可以调整摆放即时药品，帮助医院实现院内药品管理的集中化、精细化运作。

（五）消耗配送补充管理

面向院内各病区、诊室、手术室等消耗部门的消耗配送补充管理，SPD模式提出了"定数管理"的概念，即通过发行指定药品、部门、数量的定数条码，并由相应药房主动回收扫描该定数条码来确认相关药品在相关部门的消耗。

（六）药品信息统一管理

医院各部门可以检索利用每日更新的附加文字信息，利用该系统实现修改内容的确认、各种信息的检索与数据处理，还可以制作医院内药品一览表和电子病历卡。同时系统可电子化管理在院药品的基础资料，如进口药品检验报告、生物制品批签发资料、药品配送权、两票制资料等，对于资料不齐全的限制入库，资料即将到期的预警提示。

（七）冷链管理

药品从供货公司送出至药库，再分发到各药房，以及各病区使用，门诊发放时全程冷链可视化管理，严格保障药品安全。要求医药公司将每批药品的药检报告和冷链记录电子化上传至供应链信息平台，并建立服务器将所有报告统一保存，可实现纸质单据的电子化储存和准确高效查询功能。

（八）移动 App 管理系统

移动 App 管理系统主要包括药品数据同步服务，新品药品说明书同步至手机，患者用药咨询、用药教育等方面建设。

药库预工作流程

药品采购流程：生成采购计划，计划审核，制定采购预定。

入库作业流程：生成入库预定，RF 入库检品，打印上架指示，RF 上架记录。标签内容包含商品信息、规格、生产厂家、所属供应商、批号、数量等信息。

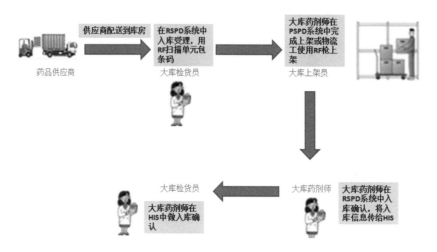

图 2　入库作业流程

出库作业流程：药房达到补货点生成补货预警，波次运行，药库 PDA 配送拣货，拣货完成，药房推送。

药库整件配送拣货：点击药库整件配送拣货界面，点击释放，系统指示库位。

一般拣货流程：药房人员登录 PDA—点击药房发药拣货界面—选择相应的处方号进行拣货—扫描库位标签—拣货完成（药房 PDA 库存降低）。

在库管理流程：货位移动，库存查询，库存调整，药品盘点。

发展方向

根据国务院办公厅《关于推进医疗机构联合体建设和发展的指导意见》（国办发〔2017〕32 号）文件精神，优化医疗卫生服务体系，加强双向转诊和分级诊疗管理，医院积极开展 HIS 下沉的信息化建设，推进信息整合，逐步实现药学服务、医疗保障和综合管理系统的互联互通、信息共享。

临床药学信息化模块解读

王诚　江翔国　孙晓鸣　何素梅　徐银丽　张莹

随着我国医院信息化快速发展，越来越多的三级医院建立或开通了医院信息系统（HIS），医师、护士、药师和技师岗位设立了各自的网络程序模块或工作站。相对于调剂组药师，临床药师的工作模式与临床联系更为紧密，但因为传统的药学服务是满足药品供应、调配及统计分析，因此药学部门的计算机模块还没有设立专门的适用于临床药师的工作模块。医院以智能化、信息化为主导，围绕医院临床药学的工作特色，设置了临床药师查房、多学科会诊（MTD）、药学咨询及药学监测（TDM、基因检测）等多方面的功能板块，可与临床医师、护士实时互动交流，且具有分析统计功能。

临床药师模块

（一）患者管理及监护

系统可实现分病区查看所有在院患者，也可通过病历号和登记号查找出院患者。选定患者后可对其进行个体化药学监护，并指定监护级别及时间，根据患者实际状态进行动态监护，调整监护级别。监护级别根据不同科室、不同年龄、不同病种等，通过大量循证医学和药学证据，分为三个等级，便于进行个体化监护。

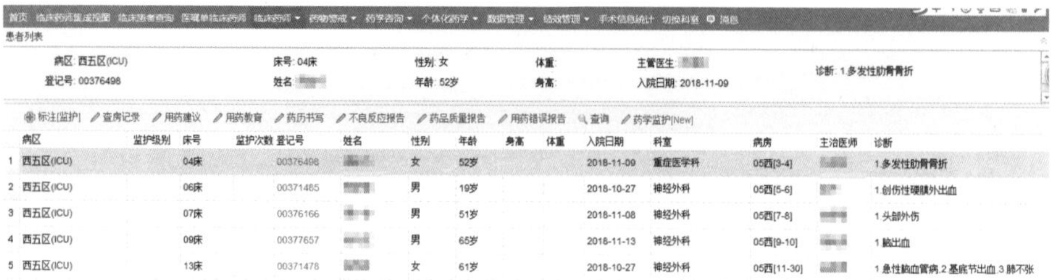

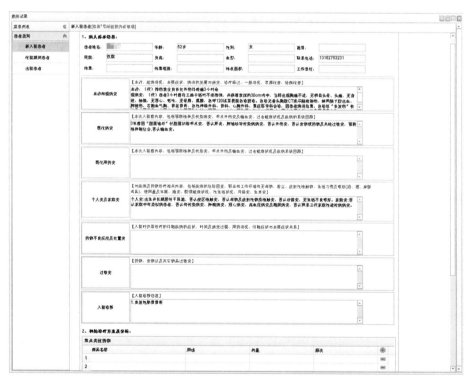

图1　患者监护界面

（二）查房记录

系统可实现时时刻刻云查房。查房分新入院、住院期间、出院三种模式，可分别对患者的初始治疗、住院期间治疗、出院教育进行药学查房记录，可直接抓取患者基本信息、主诉和现病史、既往病史和用药史、个人史和家族史、药物不良反应和处置史、过敏史、入院诊断、医嘱、检验结果等信息，提高药师工作效率。

图2　患者查房记录界面（新入院患者）

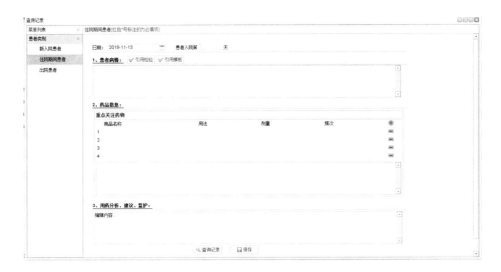

图 3 患者查房记录界面（住院患者）

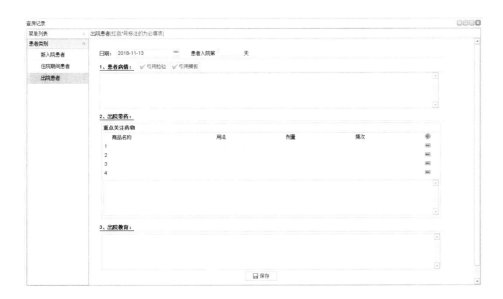

图 4 患者查房记录界面（出院患者）

（三）用药建议

可查看每位患者长期医嘱和临时医嘱，针对某一医嘱，结合检验结果，给出合理用药建议。对于一些常见不合理医嘱，药师还可以写成模板，以供引用。用药建议提交后，管床医生在 HIS 界面可收到提醒，并可与药师进行实时沟通。

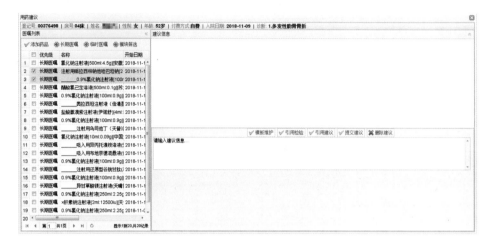

图 5　用药建议界面

（四）用药教育

可对新入院、在院、出院患者进行的用药教育分别进行记录，通过抓取患者不良嗜好、入院诊断、伴发疾病与用药情况等信息，进行个体化的用药教育。对出院患者有专用的出院用药教育模板，并可抓取出院带药医嘱，方便药师进行逐条用药交代，用药教育单还可打印交给患者，以供出院后查阅。

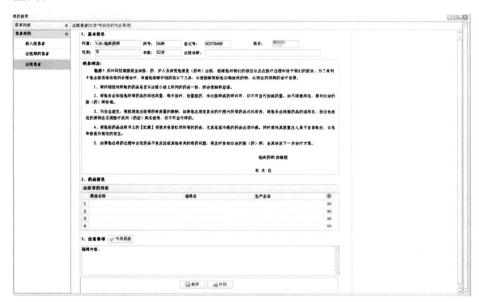

图 6　用药教育界面

（五）电子药历

模拟医生病历界面，共设五个模块：电子药历首页、药物治疗日志、药物治疗总结、临床带教药师评语、药学带教师评语。其中，患者基本信息、既往史、医嘱、检验结果等信息均可自动抓取，提高药师工作效率，并可将药历梳理出时间轴，增强逻辑性和准确性。

（六）不良事件上报

在临床药师界面，对患者住院期间的不良反应、药品质量问题和用药错误可进行直接上报，报告格式与医生界面一致。单位审核后，上报相关行政部门，将不良事件的上报嵌入患者个体化监护中，不独立、不游离，提高药师上报积极性。

此外，还有一些查询功能，如浏览住院患者的门诊病例、序贯病史等，更好地了解患者初诊信息；为临床药师培训基地的申办和管理服务，可查询本院师资和学员基本信息，并做相应管理；可查询已完成的电子病历，分完成状态、病区、书写药师等进行分类统计。

其他模块

（一）药学咨询模块

在药学咨询板块，设有医护类咨询（包括药学类咨询、管理类咨询）及患者用药咨询，临床药师根据咨询者不同身份对各类问题进行侧重解答和反馈记录。问题类型、参考资料、特殊人群均在数据管理—药学咨询项下进行了维护，录入患者基本信息后即可智能检索。在患者咨询窗设置了追踪信息服务栏，除了解决患者当前问题，还进行药学回访，保证服务质量。三类咨询均对咨询者身份、咨询内容和药物类别做详细记录。

在药物咨询的解答界面可以查询所有咨询问题，并可在同一界面批量答复，咨询者可实时接收临床药师的答复，同时对该答复是否满意作反馈，便于生成满意度调查表。

（二）药物警戒模块

药物警戒项下包括药品质量事件、用药错误报告、药物不良反应、用药安全监控及合理用药监控五个部分。药品质量事件可实时查询与填报，点击填报，可自动生成药品质量事件报告表，填报完成后可直接提交至部门负责人。

用药错误报告可选定发生时间、发现时间及报告时间的翔实报告，对住院患者具有自动进行 HIS 信息抓取功能，临床药师录入评估完毕可直接提交至上级负责人。

药物不良反应模块与临床药师项下的介绍一致，包含查询、填报、审核三部分。查询可对所有已填报的药物不良反应进行汇总和统计。填报项同上，不再赘述。审核项临床药师有查看功能，可查看当前最新状态。

用药安全监控及合理用药监控项下，分别设置用药预警、用药路径监测及手术用药预警，可以对用药预警的病人、临床路径的病人、手术病人的手术用药等进行查询。

（三）个体化药学模块

个体化药学模块下设血药浓度监测和药物基因检测。血药浓度监测的项目包括环孢素浓度、甲氨蝶呤、丙戊酸钠、万古霉素及他克莫司的血药浓度监测；基因监测的项目包括华法林用药基因的检测、CYP2C19 药物代谢酶基因检测及 MTHFR 基因检测项目。所有项目均与临床工作站连接，临床药师将检测结果进行报告，并进行相应解读，反馈给临床，指导临床合理用药。

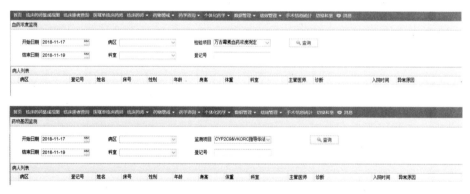

图 7　个性化药学界面

（四）数据管理模块

在数据管理项下，设用药建议、药学监护信息查询、药学平台基础数据维护和病人信息查询四个部分。

用药建议模块与临床药师—患者管理中的用药建议操作基本相同，在之前的基础上增加了用药建议的查询，此处操作对象为临床药师。该部分包括药品字典中自动带入的用药具体建议，也包含药师给出的用药建议，以及临床医师申诉或修改后的用药信息等内容。

药学监护信息查询包括药学监护、药学咨询、用药监护及基础数据四个内容。药学的监护包括抗凝、小儿、心内、肿瘤、营养等多个专业，根据各学科专业特点分为一级、二级、三级三个监护级别，分别对病人入院、出院实施药学监护，便于药师书写病历及进行患者教育时实时调取信息。

药学咨询是对基础数据进行维护，包括咨询类别、问题类型、回复依据及特殊人群四部分，临床药师可根据实际工作情况，对基础数据进行维护。基础数据分为专业方向、指导范围和用药建议模板数据维护。

病人信息查询项可查询到设置查询时间范围内的病人情况，包括病区、登记号、性别、年龄、诊断等详细信息，并且可查询到所选患者的药学查房等具体信息，便于临床药师管理病人。

参考文献

王肇奇.医疗资源合理化配置研究——基于利益相关者视角[M].北京:中国医药科技出版社，2016：193.

第六章

卫生合作 优质医疗资源几何迭加

常洁 黄婉莹 陶立静 闻倩

苏州科技城医院在建设和发展前期，考虑各项规章制度完善、医疗业务开展、人才队伍建设、医疗品牌宣传的同时，也十分重视各方优质医疗资源的合作：一方面弥补发展前期医疗服务供给总量不足、地理区域与专科分布不均衡的问题，带动各项医疗业务工作顺利开展；另一方面通过优质资源合作推动医疗技术水平提高，逐步打造具有特色的医疗品牌。

开展卫生合作的必要性

新医改政策的必然性

受国家政策、医疗环境和人文需求等因素的影响，经济与医疗的发展不断产生变化，医院的发展模式进入多样化。改革开放之后，我国政府开始对医疗卫生服务中采用的公私合作形式给予了政策及法律层面上的鼓励和支持，医疗服务双方的供需情况随之产生变化，且由于市场优胜劣汰的竞争机制不断凸显其重要性，传统公立医院的竞争优势逐渐下降，因此公立医院必须通过对外合作的方式，才能在竞争中占据更有利地位，从而保证各项医疗事务的发展。

公立医院发展的必须性

一方面，新医改政策实施后，各级政府积极扶持基层医疗体系的发展，重视基层医疗服务质量的提高，推动整体医疗水平的提升。另一方面，基层医院报销比例较高，三级以上等级医院的报销比例相比较小，因此很多较为严重的疾病也常在基层医院就诊，导致大型公立医院就诊人群减少。由于公立医院需引进先进的设备、技术、服务等，都需要投入较大的人力、财力成本，从而造成资源浪费，导致公立医院发展动力不足。为提高医院发展所需的资金、技术、外来资源等各方面保障，公立医院就需要开展对外合作，在提高医疗技术的同时提高对人民群众需求的满足，从而带动医院的发展，也能在当前医疗形势下找到一条适合自身发展的出路。

公立医院卫生合作的类型

苏州科技城医院是一家由苏州市、高新区共建的公立非营利性差额拨款事业单位。为吸引并留住人才，推动医院快速起步，在苏州市政府的大力支持和推动下，医院与北京、上海、江苏省内多家医院实施了多项医疗卫生合作交流措施，在卫生人才培养，医疗质量提高，科研项目、技术提升等各方面对医院的前期发展给予了重要的帮扶和支持，切实为周边地区老百姓谋得了民生福祉。

表1 公立医院卫生合作类型优缺点对比表

序号	合作类型	优点	缺点
1	技术合作	通过医院或科室等不同层面的技术合作，提升技术水平和管理能力，易于实施和管理	合作范围较小，对医院整体水平的提升有局限性
2	共建共管	双方全方位合作，有助于提升整体医疗和管理水平	合作双方对项目的考察评估和合作方案要求较高，易出现决策失误
3	托管管理	委托具有较强经营管理能力的人员经营	经营人有相应经营风险
4	医疗联合体	打破区域空间限制，分级诊疗、上下联动、防治结合的合理就医格局	合作模式尚不完善，易流于形式化合作
5	医疗集团	集团化管理，易产生规模化效应	投入的人力、财力成本较高

1. 技术合作

技术合作主要有两种合作方式。

医院层面的技术合作。医院积极开展外部合作，引进优质医疗资源，先后与复旦大学附属肿瘤医院深度合作，共建"肿瘤中心"，并引进由章真教授领衔的放疗医学专家团队、引进南京医科大学口腔临床专家团队共建"口腔中心"，与哈佛医学院附属斯伯丁康复医院合作建设"康复中心"。通过医疗技术和医院管理等方面的同质化管理，以多种形式的指导与合作，提升整体技术水平和管理能力。

科室层面的技术合作。2018年10月，医院正式引入由上海交通大学医学院附属瑞金医院徐丹枫教授领衔、上海交通大学医学院附属仁济医院吕坚伟教授领衔、海军军医大学附属长海医院高小峰教授领衔的三支泌尿外科专家团队，合力打造苏州西部泌尿中心，提升泌尿外科专科领域的技术水平和管理能力。

2. 共建共管

合作双方医疗机构坚持优势互补、双赢互惠原则，对共建共管医疗机构通过全面、紧密、持续的建设与管理，全面提升医疗质量、技术水平和管理水平，更好地服务区域内人群，并实现以资本要素参与收益分配的目标。其中，有专门针对专科的共建共管，针对某一个或某几个专科建立专科医疗中心或病区，全面提升共建共管专科的医疗和管理水平。

3. 托管管理

委托方（医疗机构产权所有者）将医院的经营管理权委托给具有较强经营管理能力并能承担相应经营风险的法人或自然人有偿经营，受托方有条件地管理和经营委托方的全部或部分资产，并实现资产保值增值，签订委托管理目标责任合同的一种合作方式。托管的本质是所有权和经营权的分离。

4. 医疗联合体

一是区域综合医疗联合体。以公立医院为核心，联合区域内其他三级医院、二级医院及基层医疗卫生机构组成的跨行政隶属关系、跨资产所属关系的医疗机构联合体，以医疗服务业务的密切合作为导向，充分发挥上级医院引领作用，构建基层首诊、分级诊疗、上下联动、急慢分治、防治结合的合理就医格局，促进分工协作和共同发展。

二是区域专科医疗联合体。以公立专科医院或公立医院某专科为核心，联合区域内其他三级医院、二级医院（或专科）及基层医疗卫生机构组成的跨行政隶属关系、跨资产所属关系的医疗机构联合体，以医疗服务业务的密切合作为导向，充分发挥上级医院专科引领作用，在本专科内构建基层首诊、分级诊疗、上下联动、急慢分治、防治结合的合理就医格局，促进分工协作和共同发展。

三是跨区域医疗联合体。以公立医院为核心，联合区域外医联体，优化医疗资源配置，提高医疗服务水平，构建基层首诊、分级诊疗、上下联动、急慢分治、防治结合的合理就医格局。

四是学科医疗联合体。指为增强学科发展核心竞争力，提高疑难重症诊疗水平，专注于学科特色建设，打破区域、等级、隶属关系等限制，通过资源整合、强强联合、优势互补、协同创新，打造系统内部学科发展的优势平台。

苏州科技城医院医联体是以苏州科技城医院为区域医疗服务龙头，周边 5 家社区卫生服务中心、4 家护理院、1 家养老单位、1 家民营医院共 11 家单位合作为基础成立的区域医疗服务联合体。医院于 2018 年 7 月份推进紧密型医联体模式的探索工作，一方面通过紧密型医联体建设，充分整合现有医疗卫生资源，为区域乃至苏州市医疗质量同质化，保障辖区居民健康；另一方面为实现与合作机构建立双向转诊机制，实现分级诊疗的目标。

5. 医疗集团

医疗集团是指各级医疗机构根据自身的特点和需求，以地域优势、学科专业、集团资产等为纽带，通过松散协作、联合兼并、连锁经营、资产重组等形式进行集团化管理，利用规模效应来提高医院的社会效益和经济效益。

开展卫生合作取得的成效

如今，医院开院近三年，通过积极努力提高自我发展和不断改革推进，医院在对外卫生合作的道路上取得了一定的成效。

1. 推动医院管理创新

将多种医疗卫生合作形式引入医疗卫生服务领域中，可以为医院管理注入新的管理理念和管理机制，推动医疗管理体制的改革创新，促进医院领导职能的转变。管理人员将专注于政策方向的有序引导，由项目执行者变成项目的监督管理者，降低管理成本，提高医疗服务质量和效率。此外，医院通过合作提供同质化的高质量医疗服务，不仅能够提升在市场竞争中的地位及作用，承担社会责任的同时提高舆论关注度，而且能够减少人力成本支出，提高人才队伍水平。

2. 提高医疗技术水平

为加强我国医院与国际医院的交流合作，医院也通过"请进来"与"走出去"的方式加强互动合作。医院积极展开业余英语培训班，通过国际交流合作，提升外语水平，医护人员的科室服务与整体技术水平也有所提高。2017 年和 2018 年，共组织两批临床与管理专家团队参与美国哈佛医学院临床－管理培训班，在顺利完成毕业考试回国之后，有效帮助医院更多工作人员提升科研、教学能力。在医院的管理水平上，高频率的往来交流开阔了领导阶层与管理阶层的眼界，使其真正了解到了现代化的医疗管理与医院的管理模式流程，进一步明确了医院管理规划与目标的重要性，认识到了"病人为中心，质量为核心，人才为基础"的管理理念，促进医院经济效益与服务效益的提高。将国外的管理经验与国内医院本身的状况经验相结合，完善其联系性，真正做到细节的发展。

国际合作项目
International Program

China Leadership in Medicine Bridge with Harvard Medical School Program
简称 CLIMB（攀登）项目

CLIMB 项目是哈佛医学院的国际教育项目，旨在为医疗专业人员提供宝贵的机会，深入学习哈佛医学院及哈佛医学院附属医院实际管理、临床、科研的经验和流程，传授学员国际卫生发展和改革经验，开拓学员临床研究新思维，最终提高学员研究、分析、制定医院管理政策和创新医院管理体系的能力，为医院培养一批具备国际视野的专业人才。

David H. Roberts, MD
Dean for External Education
Harvard Medical School

CLIMB（攀登）项目采用革新的混合式教学模式，共设置三门一年制课程，分别是：*Clinical Trials*，*Hospital Leadership and Management*，*Diabetes*。*Clinical Trials* 旨在从临床与科研两方面帮助学员丰富知识提高技能，为学员今后的工作提供强有力的支持；*Hospital Leadership and Management* 通过科学的指导，着重培养学员解决医院安全与质量相关问题的能力。*Diabetes* 为学员提供先进的治疗方法和研究思路，达到开拓学员临床研究工作新思维的目标。

CLIMB（攀登）项目所包含的三个课程不仅包含Recorded Online Lectures（ROLs），Workshop，还包含定期的在线答疑Lives Webinar。依靠ROLs，学员可以为自己制定最有效的学习计划；参与Workshop，可提高学员团队合作和问题解决能力；Lives Webinar为学员提供阶段性学习回顾和答疑，解决日常授课中的难点、疑点。

临床班：
刘永杰　沈小健
沈　阳　邓岩军
王苏纯

管理班：
徐府奇　李　华
杨　仪　史肖华
汪明灯

图 1　国际合作项目信息截图

3. 引进先进技术理念

受到国外专家与其他国内顶尖医院的技术培训等多方面的影响，我院在治疗方法、技术手段等多个方面得到了改进。例如引进沃森肿瘤系统给予患者更精确的诊疗方案；在医院的护理等方面也受到了新的理念与新的技术影响，获得了良好的经济效益。例如：ICU 的护理诊断与护理流程方法等，有效地促使医院与国际技术的接轨。另外，医院通过积极参加国内外的科研项目及学术研讨，有效吸收了国际先进的技术理念，将国际的科研思路以及手段进行良好吸收，带动临床服务与医疗服务。

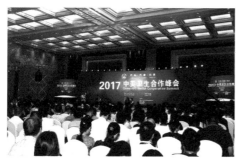
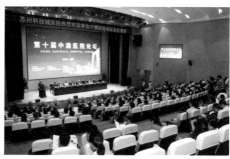

图 2　医院承办 2017 年中美卫生　　　图 3　医院承办第十届中澳医院
　　　　合作峰会现场图　　　　　　　　　　　论坛现场图

4.提高医疗服务质量

无论是医院层面的合作，还是科室层面的合作，对于人民群众来说，高水平的医疗技术始终是重中之重。通过多种形式的医疗卫生合作，能够大大提高医院的医疗技术水平，较快在群众中扩大知名度。一方面对于促进医院业务量的增加，业务水平的提高有着促进作用；另一方面扩大了病人的就医选择。由于公立三级医院通常比一二级医院收费高，通过医疗联合体等双向转诊政策，可以让病人在就诊时安心无忧地选择三级医院，享受更高质量的医疗服务，营造更为融洽的医患关系，提供更便利可及的健康保障。

5.扩大医院社会影响力

目前，我院卫生合作的方式主要可分为四种。

第一，积极与国内外的专家与医院联络，以"请进来"的方式建立合作伙伴关系，传授新的理念与技术，以达到事半功倍的效果。

第二，在其他医疗机构进行研修时，需以新技术与新知识为主，展开实质性的交流，提高综合竞争实力，提高百姓就医的吸引力。

第三，接受其他医疗机构的学生、医生前来我院参与研究和讲座、培训。

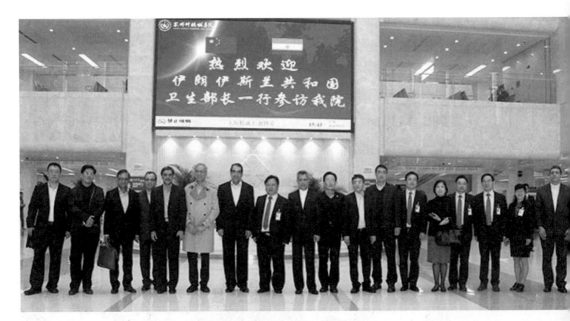

图4　伊朗卫生部长来医院参访合影留念

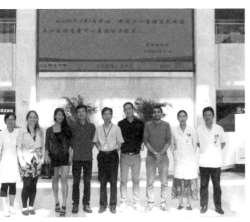
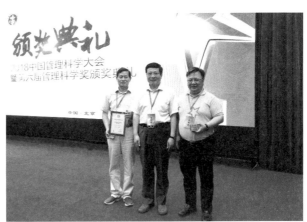

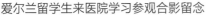
爱尔兰留学生来医院学习参观合影留念　　　图6　医院获第六届管理科学奖"管理创新奖"现场图

第四，建立与其他发达国家的医务人员来往与研修机制，在增加各国友好度的同时学习各国的先进医疗技术，促进医院发展。

卫生合作的问题与思考

在摸索对外合作的过程中出现了不同程度的困难与困惑，也碰到过很多尖锐的问题与矛盾。

由于医院发展时间较短，各项管理机制建设不到位，不适应发展需要。通过共建、调整、合作等多种方式联合后，对医院的医疗业务发展起到了一定的促进作用，但目前在一体化管理、运行成本、医疗质量、医院文化、学科布局等方面存在诸多问题。

医院之间的卫生合作不仅仅是医疗联合体。国家推动医疗联合体建设是为重新分配医疗资源，迫使大医院优质资源下沉，实现分级诊疗，是从整个社会利益出发，具有一定强制性；而医院卫生合作是从公立医院角度出发，对内部资源进行重新整合，让医院做到可持续发展。医院强调"以人为本"才能为患者提供更好的服务，医院之间的合作同样需要政府有效的监管措施，合理调控患者医疗费用，才能实现医疗合作的战略目标。

2009年4月6日出台的《中共中央国务院关于深化医改意见》提出，"稳步推动医务人员的合理流动，促进不同医疗机构之间人才的纵向和横向交流，研究探索注册医师多点执业"，为医院之间人才资源互补提供了必要条件。确定医院之间的合作关系，以合同或者协议的方式建立卫生合作关系，实现专业技术共享，加深内部医疗团队交流，促进知识技术互换，实现人才联合培养。技术共享让医生们在实践中迅速成长，推动专科化团队建设及医院多学科创新发展，同时降低医院培养成本，减轻单个医院就诊压力，实现区域内医院与患者的双赢。

医疗市场环境复杂多变，唯有在竞争中求合作才能让医院立于不败之地。通过卫生合作可以有效帮助医院建立区域优势，造福当地百姓。建立医院合作关系不仅对医院高层管理者的魄力与勇气发起了挑战，也对其管理水平提出了较高要求。在创立初期，也应避免无形资产合作方式的出现，只有这样医院卫生合作才能保持稳定、健康、可持续发展。当今世界已经形成了一个全球性的大市场，医疗合作观也应与时俱进，管理人员应不断提高自身水平，保持全球化理念。

第七章

智慧医院建设的可持续发展

张太泉　陶立静

苏州高新技术开发区（虎丘区）位于苏州市西部，常住人口 78 万。根据《苏州市医疗机构设置规划（2016 ～ 2020 年）》在苏州西部建造一所三级综合医院的要求，由苏州高新技术开发区（虎丘区）政府投资 16 亿、占地面积 140 亩、总建筑面积 18 万平方米、设置 800 张床位的三级综合医院规模建造的苏州科技城医院，2013 年 9 月 29 日正式奠基，2016 年 5 月 18 日正式启用，现已投入运行近 3 年。

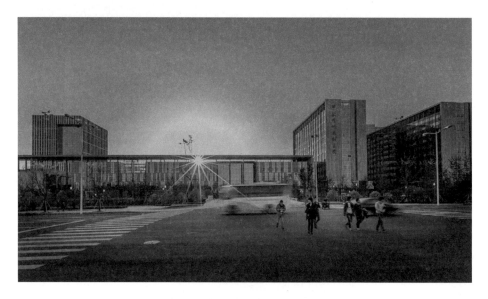

图 1　苏州科技城医院效果图

一步步走来，医院经历了从无到有的高速发展，并获得了中国十大最美医院、中国医院最佳管理团队奖、中国管理科学学会管理创新奖、苏州市先进文明单位等多项荣誉。回顾过去，医院在统揽全局、推动发展上推出了一系列创新举措，但也存在着诸多不足，给医院管理和运行带来了一系列问题。其根源是在医院发展规划上存在着过度重视医疗规模扩张等误区，给医院医疗服务、医疗质量、医疗安全、后勤保障、物资供应等带来不确定性风险，不利于医院整体的可持续性发展。

医院发展问题与反思

学科发展规划

学科设置缺少前瞻性

优势学科是医院的核心竞争力所在，也是医院在同行中占有一席之地的关键支撑，是医院可持续发展的基础和内在动力，直接影响着医院的医疗质量、技术水平和综合实力。随着科学技术的不断进步及社会竞争的日趋激烈，医院如何以科技创新为契机，培育学科建设的规划理念，是当今医院管理的一个关键问题。苏州科技城医院是为苏州西部地区约 80 万人口健康服务而设立的综合性公立医院，致力于满足周边地区百姓的基本医疗需求，在学科设置上参考苏州市其他三级医院，进行了广泛的尝试和探索，但理论研究和方法创新少，多以单纯、片面地科研或临床研究为主，缺少整体策划和系统设计的前瞻性研究，尚未形成比较成熟的学科建设规划模式。例如：医院成立之初设置的烧伤整形科，由于经济水平的提升和安全防范意识的增强，烧伤病人逐年减少，发展陷入瓶颈，导致医疗成本增加和人力资源的浪费。

学科建设缺少可持续性

重视学科前期创建、忽视后期发展，医院重视硬件条件建设和规模发展，代表医院发展水平的思想，盲目追求大而全的全科建设，但重创建，轻后续关注与管理，使许多科室成立后即面临生存问题。据了解，国内许多大型医院跟风创建的新科室，大部分都面临合并与重组。

学科发展不均衡

重视重点学科发展，忽视一般学科。一方面，虽然在短时间可以促进重点学科的快速发展，但由于缺乏相关学科的支撑，如医院的肿瘤科与上海复旦肿瘤医院合作之后，水平提高很快，但普外科由于各方面资源的缺乏，发展十分缓慢，使医院的重点学科和普通学科之间难以形成合力；另一方面，一般学科发展对于优势学科培育来说，好的开始始于培育方向的选择。方向选择不当，投入再多的资源也只能是越走越偏、越走越远，收不到预期的效果。

人才队伍创建

医院人才队伍建设容易陷入目标计划缺失、漠视中青年骨干队伍建设、忽略科研人才、引进和培养失衡等几大误区。

缺乏明确的工作目标

医院发展前期追求经济效益，容易令医疗机构忽视人才工作的独立性和系统性，使其仅成为增加创收的方式。外部人才的招聘、引进和内部的培养、选拔、定岗缺乏目标指引和系统规划，导致人才工作难以创新和改进。

中青年骨干人才培养不足

目前医院人才梯队建设不足，中青年骨干人才缺乏，学科发后劲不足，医疗服务水平难以提高。一方面，医疗体制改革带来了公立医院改制、私营医院崛起和外资医院进驻，中青年骨干行业内流动增多；另一方面，市场经济的深化引发了观念转化，医学毕业生的就业不再局限于医疗卫生领域，中青年医生向行业外流失人数增加。

忽视科研人才的重要性

随着医疗体制改革的深入，医疗机构的职能已涵盖疾病治疗和预防、科学研究、健康宣传等各方面，但过于偏重临床的现象依然存在，其主要表现为对科研人才培养和引进的重视度不够。应鼓励培养医生的科研创新能力，依据医院自身条件有意识地加强科研人才的引进，不应只局限于教学医院和大型综合医院。毕竟，精湛的医术、良好的职业道德和较强的科研能力，对于高素质现代医疗人才的构成缺一不可，也是所有医疗机构都迫切需要的。

建筑设计规划

医院建筑特点

医院建筑是民用建筑中最为复杂的建筑类型，具有专业技术强、使用功能复杂等特点。医院建筑除具备大型公共建筑特点外，还具有独特的医疗卫生行业特点，其复杂性比普通公共建筑大、难度高，因此无论是立项、设计、审图、施工、装修还是安装、调试、验收、交付等环节，医院建设管理必须遵循国家及地方政府的法律法规和相关制度。

医院建筑规划误区

新建医院难点在于规划以及建成后医疗市场形成和培育之间的矛盾，不能只注重投资、规模、建筑设计而忽略医院建筑建成后投入运营的成本及费用。应当重视医院建筑运营成本管理，不盲目追求医院规模扩大；重视医院规划和建筑设计，将医院建筑节能放在优先考虑的重要地位；多采用新技术、节能设备，符合国家绿色建筑评价标准，达到绿色建筑星级运营标准，实现建筑运营成本的最佳经济效益。此外，必须高度重视具有特殊功能区域的一体化整体设计，避免人为拆分系统性的专业设计，破坏其整体性和功能性，以至于建成的医院建筑不能满足患者需求，不能满足医务人员需求，不能体现以人为本的服务功能需求。

管理制度体系

管理理念落后

医院启用之初，为保障医疗业务的快速开展和有效实施，在内部管理体系不够健全的情况下进行粗放式管理。医院各项经营业务中最基本的记录、数据、标准和制度是医院经营管理的基础工作，要充分关注这些管理基础工作，在实施精细化管理的过程中，切忌眼高手低，急于模仿和追寻其他医院采取的管理模式；而忽视自己医院的实际情况；要明确管理之路是一个漫长的过程，不能急于求成，只有在完善原有管理体系，以基础工作为依据进行管理精细化才是便捷之路，且能取得理想的成效。

忽视理念和组织价值观的培养

大多数医院对医院管理内涵的理解还不是很深入，仅停留外在形式建设上，认为只要学习先进的管理理念就足以提高医院管理效率。其实不然。医院管理体系首先是一种理念、一种文化意识，需要以认真、严谨的态度，以持之以恒、精益求精的精神将工作做细致。其次，作为一种管理行为，要与医院文化、医院价值观保持一致。坚持注重理念培养、结合实际、重视人性的主观能动性，透过数字实行决策分析的科学管理之路。只有符合医院实际情况的精细化管理才会花开不断，最终结出甜美的果实，从而实现医院和社会双赢的目标。

医院发展的五大驱动力

打造和发展重点专科

要始终坚持把学科建设看成是医院发展的根基。学科建设是医院立足和发展的生命线，反映了一所医院的学术水平和综合实力，有好的医疗质量和安全，才会吸引患者看病就医。对于学科建设的重要性，医院领导班子在统一思想认识的基础上，把学科建设放在医院工作的突出位置，出台相配套政策、制度和措施，从管理角度出发，结合实际，建立和制定相关机制。

• 学科建设要以临床为依托、以教学为中心、以科研为推力，做到医教研转同时发展。

• 按照"以传统优势学科为主，相关学科协调发展"的学科建设需要，从宏观层面研究制定学科发展战略规划。

• 按照学科发展战略规划，有计划、有步骤地加强和完善学科建设。

• 在做好自身学科发展的同时，充分利用学科优势，成立专科医联体，服务苏州西部乃至全市百姓。

• 医院康复科致力于成立高新区首个专科医联体——康复科医联体，围绕疾病的预防、诊疗、康复、人才培养及临床研究，与省内其他医疗机构开展双向转诊、现场支援、远程会诊、定点培训等业务，加强协作，促进相关科室共同发展。

重视人才强院战略

医疗领域之间的竞争和发展，要求医院除了具备非常优秀的专家力量之外，还必须拥有配合默契、相互促进、高质高效的专家团队。团队的力量和效率可以在更大程度上凸显、放大专家影响力，并将高超的诊疗技术发挥到极致。

• 为聚力人才培养和队伍建设，提高核心竞争力，医院逐步健全组织机构，并建立了完善的激励机制，鼓励专业技术人员积极进行科技创新，潜心进行临床科研工作。

• 2018 年，医院制订了人才引进培养方案，针对高层次人才的引进增大了"力度"，实现招聘形式、途径的更新，采用多种平台和多媒体向海内外发布招聘公告。

● 完善学科带头人考核、淘汰制度，加强反方向激励，激发学科带头人创新活力。

● 建立健全制度创新体系，强化执行力，切实保障学科带头人有效发挥作用，做到人才"引得进、留得住"。

● 引进人才后实行激励和竞争并行的制度，避免出现人才无所作为、浪费资源的情况或陷入"高开低走"的困境。

● 医院设立"人才培养"基金，用于人才的培养、选拔、引进、评价和激励。

● 开展各类人才培训和交流会议，使人才学术交流平台更广泛，交流渠道众更多。

● 开放丰富的人才培养体制，充实学科发展潜力，提高学科建设能力，为医院社会声誉和品牌价值增加分量。

实施精细化管理

精细化管理是现代研究型医院发展的必然趋势，更是医院管理手段是否先进的衡量标准。随着医疗技术的不断发展，各医院之间的竞争日益加剧，医疗服务分工越来越细，专业化程度越来越高，人们的医疗消费观念和消费水平发生了很大改变，对于医院的选择越来越趋于理性。这就需要医院采取相应的管理模式，使医院在技术和组织管理上把各方面的工作有机地协调起来，形成一个统一的体系。

● 精细化管理应着眼细节，向医疗消费者提供更为周到、细致的服务。

● 加强教育培养，确立精细理念，制订规范的培训计划，对管理层通过送外培训、集中培训和参观调研等多种方式，对员工根据不同层次、不同岗位、不同专业等进行院内宣传教育，在提高管理层能力和素质的同时，培养员工的精细化理念、理论和方法。

● 医院必须循序渐进、由易到难，逐渐完善现有的管理体系，建立更加科学、规范的工作流程，以使医院的运转更加合理化，而不是脱离实际工作。

- 在执行精细化管理的过程中，充分发挥人的主观能动运性，运用 PDCA 循环法、品管圈、脆弱性分析等先进管理方法对规章制度等不断进行修订和完善。

- 充分开发人的潜能、激发人的活力，鼓励员工积极、主动、创造性地开展工作，使人尽其才，最终实现医院精细化管理目标。

创建智慧医院，打造舒适医疗

优势学科是医院发展的后盾，高素质人才队伍是医院发展的基础，精细化管理是提高医疗质量的手段，提高医疗服务水平是促进医院业务增长的重要抓手。

- 从建院之初，医院始终秉持"创建智慧医院，打造舒适医疗"的观念，借助信息技术手段，方便患者就医，提升服务能力，全面促进医院发展。

- 经过近 3 年发展，医院信息化建设已初具规模，覆盖临床、护理、医技、行政等各个科室和部门。

- 网上预约挂号、就诊缴费、报告领取等功能已逐渐完善，有效减少就诊时间，提高患者满意度。

- 在后期发展中，医院将从"智慧临床、智慧服务、智慧管理"等多方面向区块链化－智慧型医院转型升级，参照互联互通、电子病历评估体系对系统进行全面梳理，做到全面推广闭环管理，强化智能化应用，实现全院无纸化。

- HIMSS 六级、电子病历五级等一系列信息平台的建设及应用，不仅使患者就诊更方便，而且也让医院实现了多个系统的闭环式管理，保障了患者治疗、护理、用药的全方位安全，也为全院的大数据收集奠定了基础。

推进区域医联体建设

建立区域医疗共建关系

加强医联体工作，规范落实并创新制定下乡补贴与转诊奖励办法，打造立足高新区、带动周边城区、辐射全苏州的科技城医院社区医疗共建圈。加快医联体信息化平台建设，在区域临检中心的基础上，推广开展区域影像诊断中心、远程会诊中心等医疗服务。

调节医联体导向

疾病的三级预防是卫生事业发展的核心理念，将其运用到医联体建设中，就要纳入"健康管理"的概念，同步进行医联体内的分工协作、健康管理、就医模式三个体系建设。实行疾病的一级预防可以极大地降低整个社会的疾病负担，有效缓解医疗资源的不足，提高群众生活质量。

创新医联体建设新形式

充分发挥互联网技术优势，打破地域限制，利用远程会诊等新形式实现更广范围内、更便捷的医联体组建模式和作用方式。以专科疾病为导向，组建单病种医联体，实现覆盖区域范围内远程医疗服务体系，为医联体单位开展疑难病例进行远程会诊、远程教学、远程影像诊断、远程教育、远程手术示教等措施，有效提升基层医疗服务水平。

苏州科技城医院将紧紧围绕提高医疗服务质量这个核心，完善医院管理规范，着力打造"十大管理体系"，以抓基础、抓规范、抓体系建设为突破口，以人才队伍建设和学科发展为引领，以"医、教、研、转"统筹协调发展为根本，深化管理机制改革，激发活力，加快推进重点学科和特色专科建设步伐，全面推动医院各项工作快速发展。在全院人员的协同合作下，团结拼搏，锐意进取，通过转变发展方式，完善制度体系，强化内部管理，增强服务能力，医院的医疗业务工作、人才队伍建设、医教研转等各项工作再上新台阶，以不变的初心，为百姓提供更好的医疗服务。

第八章

苏州科技城医院的文化与品牌策略

苏州科技城医院的人文品牌之路

陈峰

在 2019 年 3 月举行的首届"中国医院人文品牌峰会"颁奖典礼上,苏州科技城医院成为全国首批(30 家)中国人文品牌医院,也成为苏州市唯一一家上榜医院。在 2018 年 11 月举行的第四届中国医院宣传年会上,苏州科技城医院更是成为全国仅有的十家"中国医院品牌研究院品牌示范基地"之一。这两个重量级奖项的获得是苏州科技城医院在全国崭露头角和发声的集中展现。两年多来,医院在人文、文化及品牌建设领域已斩获:全国医院文化亮点特色优秀案例、中国医疗机构品牌传播百强榜公立医院 50 强、中国医学人文大会优秀组织单位、中国医疗品牌十大创新奖、连续两届中国医疗品牌建设大赛 50 强等荣誉,并多次登上新闻联播、新华社、《人民日报》等中央及省市媒体。

苏州科技城医院从 2016 年 5 月启用到现在成为一家具有影响力及竞争力的三级综合性公立医院离不开医院的文化构建。两年来,医院在对内进行文化培育、对外进行品牌塑造两方面开展全院的文化体系建设。

在对内文化培育方面,以院训"大医精诚 仁恕博爱"中的"爱"为核心。不仅要有对于职工的关爱,更要有对于患者的关爱,医院认为,保证了医务人员的身心健康愉悦，才能保证他们在工作时能作出正确的判断，将爱传递至病人身上，真正实现"以病人为中心"。

在对外品牌建设方面，医院两年多来致力于挖掘医院先进典型，以榜样引领医务人员职业精神发展，并通过宣传平台建设、媒体的交流合作、品牌项目及活动的开展、热点事件的专题策划等，逐步实现了医院的特色品牌。其中令人称道的是，苏州科技城医院在公益志愿领域的实践，已打造出了"医学科普 走出去·迎进来""'第一时间救援'急救大行动""医社＋公益行""'康乃馨母婴关爱'志愿公益行"等诸多品牌，而这些也成为打造医院品牌影响力的极大助力。

凝聚爱　筑成家　医院文化塑造有章法

陈峰

医院文化是医院的灵魂，苏州科技城医院一直以来都十分重视医院的文化建设，始终将其视为"一把手工程"。文化体系建设也成为医院十大体系建设之一。文化是医院竞争力的核心组成部分，它体现在医院建设发展的方方面面。加强医院文化建设，对于增强医院凝聚力、打造医院品牌等方面均具有重要意义。优秀的医院文化建设途径，除了发布院训、LOGO，为患者提供优质的医疗服务、就诊环境，加强与患者的互动外，也包括为职工提供丰富的文娱活动、培训课程以及帮助其树立正确的价值观。苏州科技城医院在文化建设上已荣获"全国医院文化亮点特色优秀案例"，实现了从 0 到 1 的突破。

立标识、定院训，引领职业精神

医院的 LOGO 设计从医院筹建之时便已提上日程。几易其稿之后，行成了如今特色鲜明的医院标识。其中，红、蓝二色意指科技城医院作为医疗卫生服务机构所具备的宝贵品质：提供优质医疗卫生服务，注重就诊者就诊体验；强调联合与共享，为推动医疗无界限而不懈努力。圆的造型象征生命的圆满，也意指医院美好的明天；橄榄枝象征生命与和平；张开

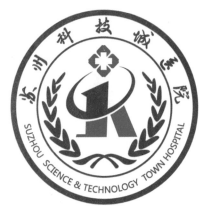

图 1　苏州科技城医院 LOGO

的双手意在医院对就诊者健康的守护。中间图案"K、J、C"为科技城的拼音首字母缩写。中文：科技（Keji）；健康（Jian kang）；诚信（Cheng xin）。英文：友善（Kind）；联合，共享（Joint）；关爱（Care）。

在医院建设时，便有三座桥的规划。通常，这些桥没有名字，但医院领导却将其作为凝练医院文化的重要抓手。在经过多番论证之后，医院门诊部门口的桥被命名为"心桥"，住院部门口的桥被命名为"安桥"，住院部另外一侧的职工通道桥被命名为"静桥"。

心桥——心者寓意：

- 中心核心，患者至上。
- 专心细心，攻疑克难。
- 爱心暖心，德技双馨。
- 以博爱怜悯之良心，尽救死扶伤之天职。
- 仁心系科技，妙手谱新春；白衣暖西部，天使绘宏图。

静桥——静者寓意：

- 心静勿躁，来则安之，远离浮华，胸有医律，循规施治，当能除疾。
- 平静易愈，期则有之，极目可眺，近咫山水，心境平和，安然康健。

安桥——安者寓意：

- 安心安全、安逸安慰。
- 平平安安、健健康康，此乃抚慰、祈祷、祝愿之意。

三桥的名字皆可以任意组合：安心、心静、静安；心安、安静、静心。连着心桥，走过静桥，望着安桥，三桥互连，象征着科技城医院之追求、崇尚、至高之精、气、神！

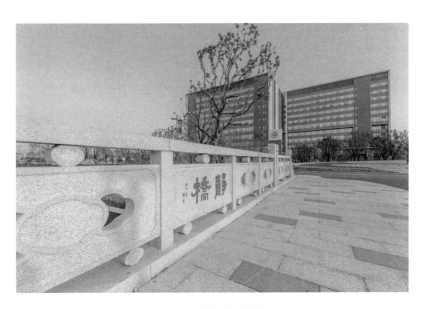

图2　静桥实景图

有了自己的标识，独特的桥文化后，确立"院训"又成了一道难题。对于一家新医院而言，尽早为全体职工明确价值导向，共同朝一个方向发展，"院训"发挥着重要作用。唐代医学家孙思邈在《备急千金要方》中论述医德时提到"大医精诚"：第一是精，要求医者要有精湛的医术，认为医道是"至精至微之事"，习医之人必须"博极医源，精勤不倦"。第二是诚，要求医者要有高尚的品德修养。作为一家新医院，以"大医精诚"四字要求医务人员们要有好的医德医风，在医疗技术水平上日益精进，作为座右铭再合适不过。同时，医院希望全体科医人都能有一颗仁者爱人之心，要有宽广博大的胸怀，对己对人都要有宽恕宽容之心。因而，院训的下半句"仁恕博爱"也应运而生。几年来，"大医精诚·仁恕博爱"的院训已在全体职工心中已有较高的认同感。

拓展＋服务，凝结一心

2019年3月，苏州科技城医院妇联联合医务社工，组织院内女职工开展了一场生动活泼、意义深刻的素质拓展活动。此次素质拓展活动不仅帮助女职工放松心情、释放压力，还增加了医院女职工之间的互动与交流，让大家深刻体会到了团队的力量以及相互协作的重要性，提高团队合作意识，增强团队凝聚力。

为了增强职工归属感，苏州科技城医院也积极做好后勤保障工作：免费开放职工健身房供全院职工使用；吸引食行生鲜入驻，引入洗车房、面包房、小吃店等，方便职工生活；为新入职职工提供宿舍；对于无法解决子女就学问题的职工也由医院工会统一进行协调安排……让每一位需要帮助的员工都能得到医院的关怀，从方方面面为职工解决后顾之忧。这样，感受到医院温暖的职工，才能带着温暖的心走向岗位，将温暖传递给患者，让患者在就诊中感受到真实的、发自心底的温暖。这正是医院管理文化的核心要义。

通过文艺活动，提升职工活力

2019 年 1 月 18 日晚，第三届苏州科技城医院医联体春节联欢晚会成功举办，除了本院及兄弟单位选送的节目外，还有苏州昆剧院、苏州评弹团等优秀青年演员的加盟，更有医院全体院领导以一曲《团结就是力量》助力。晚会节目形式多样、内容丰富，有小品、歌舞表演、情景剧、情景朗诵、昆曲、评弹等近 20 个节目。苏州科技城医院自 2016 年 5 月启用以来，已连续三年成功举办春节联欢晚会，成为苏州市医卫系统一张靓丽的名片。然而春晚仅仅是医院开展职工文化体育活动的缩影。

2017 年 10 月至 2018 年 2 月，苏州科技城医院还成功举办了首届文化艺术节，受到了同行的广泛关注。文化艺术节，既是对医院培养全面发展人才的一次集中检阅，也充分展示了医院的人文素质，营造了高雅活力，提高职工幸福指数，更是医院职工精神面貌、信念追求、和谐发展的美好再现。

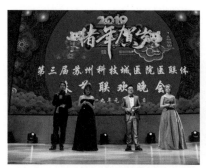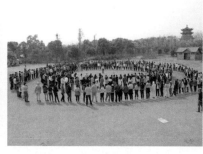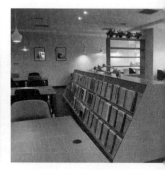

图 3　医院丰富多彩的职工文化建设

　　作为有着国际化定位的苏州科技城医院，国际文化的交流共通共融也是医院开展文化活动的组成部分。在 2017 年 5 月，苏州科技城医院和苏州科技城外国语学校共同组织开展"医见思语"英语沙龙活动，旨在提升医务人员的英语交流与表达能力，取得了显著成果。除了搭建交流平台外，医院还在行政楼设立职工图书馆，除了基本的医学书籍，还有杂志、小说等，成为丰富医务工作者生活的又一创举。

3

传递温暖播种爱 打造人文爱心医院

陈峰

　　在 2019 年 1 月举行的"2018 年中国医院管理创新论坛"上，苏州科技城医院因在人文爱心医院建设中的创新实践，荣获"2018 年度管理创新医院"。在 2018 年 9 月举行的中国医学人文大会上，医院荣获了优秀组织单位等奖项。医院自启用以来，始终坚持"以患者为中心"，将服务与关怀落到实处，向市民传递着温暖与爱心，为打造人文爱心医院而努力。

"打通"最后一里路，医院也"应有尽有"

　　苏州科技城医院坐落于太湖之滨，距离太湖仅有 10 分钟车程，但连通市区及主要人群聚集区的公共交通却是摆在医院领导面前的头号难题。应广大市民诉求，医院当机立断，开通免费班车。四条班车线路从医院启用至今从未停歇。此外，医院还专项开设了从有轨电车站至医院的往返短驳车，便于市民出行。抵达医院就诊的市民在院内不仅有舒适的就诊环境，还有便捷的商业服务。

　　医院负一层开设功能完善的商业街，院内也有 24 小时的连锁超市，有高分评价的面馆以及鲜花水果店，还有连锁的面包房、眼镜店以及自费药房。在医院四楼的手术室家属等候区，有全国知名的连锁咖啡店。这些商业的引入为患者来院的舒适感提供了延伸选择。

此外，医院还引进了共享轮椅、共享充电宝供市民选择。

在医院里享受文化盛宴

2019 年 1 月 1 日，苏州科技城医院 2019 新年音乐会在门诊大厅钢琴廊奏响，由苏州外国语学校常驻医院的学生志愿者表演。优美的乐声吸引了不少患者和家属的围观，并为志愿者们的精彩演出鼓掌点赞。很多听众纷纷表示，能够在新年第一天欣赏到这么精彩的节目，感到非常惊喜！

实际上，从 2017 年底钢琴启用至今，医院的钢琴声从未停歇，已举办多场音乐会。引入钢琴的目的就是希望通过舒缓的钢琴曲，让患者在就诊时心情能平和一点，这也是在苏州公立医院中首现钢琴。在钢琴启用仪式暨 2018 年新年音乐会上，《贝加尔湖畔》《明天会更好》等曲目轮番上演，萨克斯风带来了《祝福你》等经典曲目，将音乐会推向了一个个高潮。音乐不仅能够放松病人及家属等候时的心情，而且在疾病治疗上也有一定作用，尤其可以消除孩子对医院的恐惧感。

在苏州科技城医院，不仅有音乐的熏陶，还有书籍的浸润。2017 年 5 月 18 日是医院启用一周年的日子，由苏州图书馆与苏州科技城医院联合建设的"苏州图书馆科技城医院分馆"正式揭牌投用。这是全国首家由公共图书馆、医院、新华书店共同打造的针对医护患者、辐射周边社区、面向社会大众，基于"互联网＋"的集公共文化服务、文化消费、娱乐体验、医疗卫生知识普及等功能于一体的知识保障、传播、交流和共享空间。图书馆位于医院住院部大厅，现有约 1 万册图书，同时拥有自助还书机、智能取书柜等设备。馆内还设音乐体验区、休闲阅读区等。

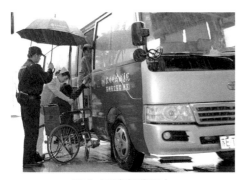 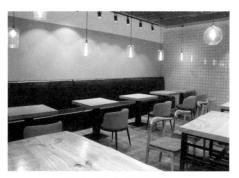

图 1　医院免费班车　　　　　　图 2　院内风味面馆

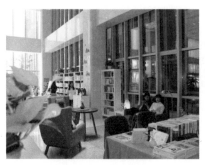
图 3　院内图书馆

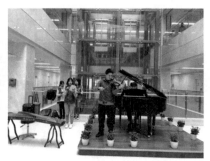
图 4　院内新年音乐会

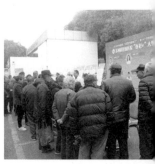
图 5　"医社 +"公益行

公益普惠市民

2019 年 3 月，苏州高新区社会事业局和苏州科技城医院联合发起苏州高新区"关爱女性健康月"暨苏州科技城医院"康乃馨母婴关爱"志愿公益行。整个 3 月，医院开展义诊、讲座、HPV 检测、产后访视进百家等系列公益项目，并专题开展女性健康"五进"行动——进社区、进学校、进企业、进乡村、进家庭，开展一系列健康义诊、讲座、咨询等活动。由医院护理部和妇产科共同发起组成了"康乃馨志愿服务队"，旨在呼吁全社会共同行动起来，关注女性健康，担当推进女性健康公益事业发展的责任，为女性群体提供更多的支持和帮助。

"'康乃馨母婴关爱'志愿公益行"仅是苏州科技城医院一系列公益行动（项目）的缩影，作为苏州高新区第一家三级综合性公立医院，医院始终把公益性作为医院的立院之本，积极履行社会职能，开展各类型公益志愿服务工作。2019 年 3 月，苏州科技城医院开始着力打造医院 + 社区融合的"'医社 +'公益品牌"，推动优质医疗下沉，走进乡镇街道，为更多百姓带去福音。截至 2019 年 2 月，医院已经开展各种类型义诊活动近 200 场。

其中，"光明行动"是医院致力于健康公益的品牌项目。2016 年 11 月，医院联合苏州广播电视总台征集 200 位苏州户籍白内障患者，免费为他们进行白内障手术。光明行动将免除白内障门诊特定项目自费部分，免费提供术前心电图、血压、血糖检查。来到现场的市民都表示十分感谢这次公益活动：治疗效果良好，大大提高自己的老年生活质量。

2017 年，医院推出了"拯救弱视大行动"，为 200 名弱视儿童开展免费治疗。在对于青少年等未成年人群体的关怀上，苏州科技城医院还联合苏州市残疾人康复指导服务中心对苏州高新区部分中学 3000 名初二学生进行脊柱侧弯筛查，结果发现了近 500 人有脊柱侧弯现象。实际上，防治脊柱侧弯最关键的是早发现、早诊断、早治疗，苏州科技城医院开展大量工作，在学校内普及脊柱侧弯防治知识，让未成年人能够快乐健康成长。

深挖先进典型　榜样引领医院文明

陈峰　戚希敏

2019年2月，苏州科技城医院举办2019年度工作动员大会，会上对2018年度十佳员工等进行了表彰，这也是医院连续两年举行十佳员工评比。苏州科技城医院在短短两年多的时间里快速发展，离不开管理者的辛勤耕耘，更离不开一个个榜样们对全院职工的精神引领。

会做科普的"网红医生"

2018年8月，由宋卫健亲自设计的具有医患双通道全新理念，智能化、高配置的苏州科技城医院口腔医学中心二诊区成功投用，口腔医学中心迎来新的发展。两年多来，在宋卫健的带领下，口腔医学中心快速发展并引进了南京医科大学副校长王林教授领衔的口腔医学专家团队，成为苏州口腔诊疗新高地。作为口腔医学中心带头人，宋卫健还兼任中华口腔医学会牙体牙髓病学专委会委员等全国及省市专业学会的职务，她还曾获评苏州市劳模，苏州市卫生系统行业标兵等荣誉称号。

在为市民提供先进诊疗服务的同时，宋卫健还致力于科普宣教。两年间，她带领团队多次参与苏州广电电视及广播节目录制，参与口腔科普及医学体验等活动，承担着苏州高新区中小学口腔健康体检及幼儿涂氟等公益项目。

2018 年 9 月 20 日，第 30 个全国爱牙日当天，"美好生活，从齿开始"公益讲堂暨《约会吧大医生》启动仪式在苏州科技城实验小学校拉开帷幕。宋卫健带领团队成员为大家带来"口腔健康，全身健康"知识讲座。作为看苏州 App《约会吧大医生》首期节目，本次活动仅一小时点击量超过 10 万。当天上午，宋卫健团队也来到了苏州新闻广播 91.1《天天健康》直播间，与广大听众朋友们交流口腔健康问题。宋卫健不仅是直播间的常客，更是苏州各大媒体的科普达人。

在院内，口腔医学中心也分别与扬子晚报、苏州新闻广播 91.1、看苏州 App、无线苏州 App 及市未成年人社会实践体验站等平台开展"小小牙医"品牌公益活动，并受到家长及孩子们的热爱。每次活动名额一经发布，不到一分钟时间就会被一抢而空，参与的家庭遍布苏州市，宋卫健也成了市民眼中的"网红医生"。

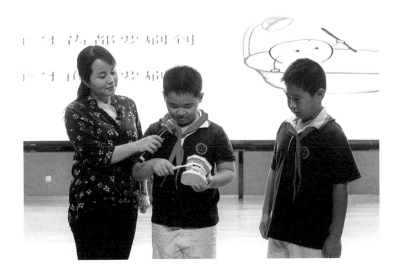

图 1　宋卫健医生参加活动的照片

有爱的"最美产科医生"

妇产科不仅是苏州科技城医院最忙碌的科室之一，在媒体曝光度方面也名列前茅，2018 年人民网春节拜年视频中代表医务工作者入镜的便是医院妇产科主任陶冶。她从事妇产科临床工作 30 多年，先后多次荣获先进工作者、优秀共产党员，更是摘得"苏州最美产科医生"等称号。

在苏州新闻广播 91.1《医述》栏目中，陶冶说："新生儿的降临，对每一个家庭来说，都是一份巨大的喜悦，而这喜悦的背后，是每一位妇产科医生的辛勤付出。由于行业的特殊性，常常会遇到各种各样的紧急和突发状况，而对于妇产科医生来说，加班加点、随叫随到更是家常便饭"。

妇产科的工作压力大、风险高、责任大，但陶冶却有不一样的看法——这是一个体现人情味、充满生命活力、燃烧激情却又收获爱的职业，在女性最脆弱的时候，用自己的专业技能给她力量与依靠。也正是在这样的爱与被爱中，陶冶把服务理念融入团队中，融入到每一名队员的服务中，变成团队的服务精神。

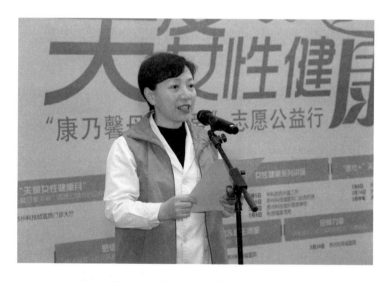

图2　陶冶医生参加活动的照片

天道酬"勤"，业道酬精

吴勤峰是苏州科技城医院康复医学中心主任，从事康复医疗已经20余年，始终如一地热爱康复医学事业。2017年他带团队加入医院，以创业精神，把全部的精力投入工作，带领团队共同努力，建立了华东地区公立医院最大康复中心，并成为哈佛斯伯丁康复医院中国培训中心。

近两年来，吴勤峰个人及团队取得了不俗的科研成绩：他的SCI论文在国际权威杂志发表，也成为2018年度苏州科技城医院SCI论文中影响因子最高的一篇。2019年2月，吴勤峰被苏州市人才工作领导小组办公室、苏州市卫健委确认为第六批"姑苏卫生人才计划"（引进类）特聘B类人才。

吴勤峰重视科研，但更注重康复医学实践。他始终践行着肢体障碍康复与心理疏导并重的理念，为无数患者排忧解难。2008 年，汶川大地震发生三个月后，吴勤峰随江苏康复医疗救援队一同来到了灾区，为受灾患者进行康复治疗。2014 年，吴勤峰主动报名来到陕西省汉中市南郑县人民医院开始了为期半年的帮扶工作，为帮扶医院引进现代康复技术和理念，帮助该院建成了完善的中西医结合康复科。因在援陕工作中的杰出贡献，被陕西省卫生厅评为对口支援先进个人。同年年底，他来到新疆伊犁州新华医院，帮助该院康复医学科进行学科建设，协助该院顺利通过三级医院评审。

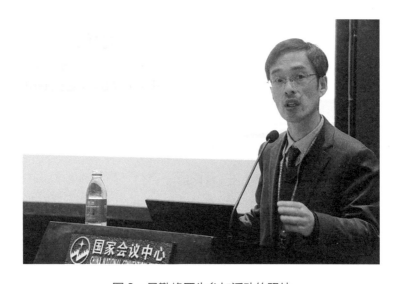

图 3　吴勤峰医生参加活动的照片

公益为先，"男"能可贵

工作 15 年，荣获苏州市杰出青年岗位能手、苏州市优秀护士等十几项荣誉称号及奖项，蝉联苏州科技城医院十佳员工称号，苏州第一位男护士——苏州科技城医院门急诊科护士长李伟，完美诠释了"青春与奉献的价值"。他也成为登上苏州广电《苏州青年说》节目的第一位医务人员以及登上《医述》节目的第一位护士。

刚工作时，许多病人无法接受男护士的护理和操作，就连很多护理同行都觉得无法理解。但他十五年如一日地坚持下来了。工作以来，他不断努力，提高技术水平，早在入职伊始，李伟就已对自己的职业生涯做好规划，30 岁之前一定要当上护士长，竭尽所能向上发展，同时还希望能从我自身做起，当好男护士的榜样，希望男护士群体越来越壮大，也希望利用

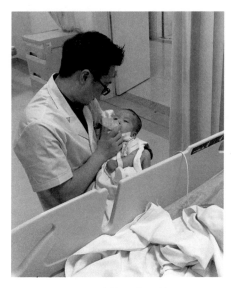

图4 李伟工作照片

自己的专业知识为广大普通群众传授急救技能。2017年12月，"第一时间救援"急救大行动应运而生。作为讲师团负责人的李伟，带领团队走进苏州高新区内的学校、社区、企事业单位，进行"心肺复苏"培训，累计已为超过万人进行了培训。苏州首个"公众急救小屋"也同期向市民免费开放，预约培训。2018年9月，小屋改造成为苏州高新区首个红十字应急救护培训基地，已累计为超1000人开展了培训。

"苏州好人"的"本能"

2018年6月20日，休假回老家的苏州科技城医院心内科护士长蔡瑜在列车上听到广播，得知一名旅客突发疾病，紧急寻找医护人员。正在哺乳的她，立马把孩子交给母亲，冲到患者所在位置。在她的救助下，患者病情缓解。

在医院，蔡瑜有两个特点，她语速快、走路快，在苏州科技城医院，大家都习惯了她风风火火的身影。她明白，自己需要与时间赛跑，与死神竞速。或许正是这样的职业需求，培养了她雷厉风行的行事风格。但与病患沟通时，她总是很耐心，及时告知病情进展，详细说明下一步治疗方案，耐心解答疑问。这一"快"一"慢"，正是蔡瑜心系病患的表现。

不同的地点，不同的患者，相

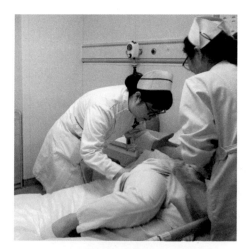

图5 蔡瑜工作照片（左1）

同的是，她医者仁心，尽己所能，努力用爱心去关怀病人，用善心对待他人。她的善心义举也让她荣获了"苏州好人"以及"苏州高新区十佳新人（提名奖）"称号。

崇德向善，青年榜样

2019 年年初，苏州科技城医院肿瘤外科护士长倪春燕作为医卫行业代表进行了《科技城青年说》的视频录制，她曾荣获苏州高新区三新四创好青年。

自 2003 年 9 月参加工作，倪春燕在上海东方肝胆外科医院工作 13 年，2016 年 3 月来到苏州科技城医院工作，先后担任普外科、肿瘤外科护士长一职。从事外科围术期护理管理及临床护理教学管理工作 10 余年来，她长期开展围术期快速康复及舒适护理研究。她带领着护理团队除了做好本职工作，积极配合医生成功参加各种抢救，严密观察病情，严格落实医疗护理技术规范，从未发生过医疗差错和纠纷。

工作之余，她更注重专业知识和基本技能的巩固、提高，从最基本的"三基"训练做起，苦练基本功，并在日常工作中运用批判性思维，及时发现问题，提出改进方法及创新护理器具。先后获上海市卫计委青年项目科研基金 1 项，院内护理科研基金 3 项。以第一作者发表护理 SCI 文章 2 篇，核心期刊相关文章近 10 篇。实用新型发明专利 4 项。

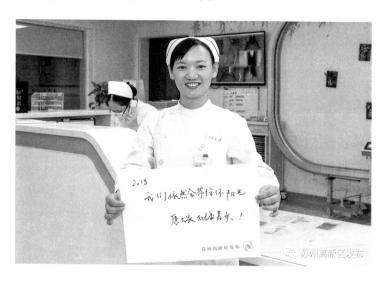

图 6　倪春燕照片

融媒体时代 建设医院全媒体平台

陈峰 江晓燕 戚希敏 曾金丽

2016 年 2 月，苏州科技城医院注册官方微信及微博账号，5 月正式启用门户网站及创刊院报，至 2019 年 2 月，整整三年间，医院已经实现了"1+1+2+N"（一网一报两微多平台）的全媒体平台分发模式，成为了医疗机构宣传平台打造的新标杆。

建设用户友好型门户网站，做好形象第一关

苏州科技城医院门户网站自 2016 年 2 月筹备，截至 2019 年 2 月，网站访问量已突破 1000 万，网站各个功能模块趋于成熟，并荣获全国卫生行业 2018 年度健康传播最佳案例。

网站建立之初，医院通过市场调研、用户需求、网站功能设计、结构规划、页面设计、内容编辑，总结出网站功能需求分析报告。确定网站的目的和功能，找到网站定位后，按照定位的核心关键词展开。根据网站的目的和功能规划，一般医院网站可包括：医院基本介绍、专家及专家团队介绍、服务内容、线上查询、联系方式、交通线路等基本内容，也是用户打开网站首先想要了解的内容。

因此，主创团队将医院的基本诊疗特色，医院的科室、专家介绍当做

一个"门面"，作为主要宣传内容之一。用户通过浏览网站首页面就可以方便快捷地了解到医院的历史背景、医师团队、医院诊疗设备及硬件设施，还可以从网站上看到医院的就诊环境、医院布局等，向大众树立良好的医院形象。

主创团队在官网首页较醒目位置添加了滚动播放的宣传图片，进行一些医院形象的展示、活动海报等最新内容的宣传发布。建立"本院专家""科室导览"模块，让市民更容易了解到专家个人及技术团队的信息。建立"科医新闻""媒体聚焦"，动态发布医疗、科研等信息，宣传推广医院开展的新技术、新项目。医院通过定期更新新闻内容展示医院技术实力、拓宽服务范围，让市民捕获最新信息，吸引更多患者。为了丰富页面的展示内容，医院还在首页设置了"精彩视频"模块，通过多媒体形式发布医院宣传片、微电影、新闻报道等内容，为用户带来更好的浏览体验。

基本内容的展示得到满足后，主创团队开始着眼于功能模块建设，以用户友好型网站为导向，将最基本的功能性模块设置在首页突出部分。

第一个功能模块是"预约挂号"。如今网上挂号已成为年轻用户挂号的首选，虽然网上挂号已有很多途径，有微信挂号、电话预约挂号、App挂号等，但是作为医院官方网站，网站上实现网上预约挂号功能是必不可少的一项。为了满足用户多种网上就诊途径，通过与软件公司的对接开发，实现了官网线上挂号功能。

第二个功能模块是"健康体检"。以往，市民在体检中心体检完后，需要7个工作日后到医院取报告。随着信息化的不断发展，实现网上查询已势不可挡。医院在官网建设之初，就将健康体检栏目进行了系统开发，健康体检查询功能开通运用。市民来医院体检后，不需要再前往医院领取纸质体检报告，只需在网站首页"健康体验"模块输入登记号与密码即可进行报告查询。用户发现报告内有检查异常，即可电话咨询。"健康体检"功能的运用，不仅大大减少了市民来回奔波，从纸质到电子化的转变，也进一步适应了新时代的发展趋势。

第三个功能模块是"互动调查"。为了更好地满足患者需求，进一步提升医院管理水平，医院在官网上设置了"互动调查"栏目。就有关医院的标识标牌、就诊环境、服务效率、服务态度等方面在官网首页进行随机调查。通过调查搜集反馈，可以发现医院管理中存在的不足之处，进而提升改善，提升患者满意度。

第四个功能模块是"联系我们"，这是最基本且最不可或缺的内容。该模块的使用不仅可以让市民及时找到医院的门诊咨询电话，还能在该栏目内通过百度地图进行及时定位，更加方便快捷。

除了首页展示的主要模块外，官网还建设"健康咨询"栏目，进行健康教育宣传，解答患者的疑虑，传播健康科普知识，进一步拉近了医院和患者的距离。

办特色报刊，讲好医院故事

如何将医院的发展历程集中式地记录下来，院报在其中发挥着巨大的作用。一份契合医院发展、讲述医院故事的院报显然不可或缺。

苏州科技城医院院报从 2016 年 5 月创刊，每月出版一期，每期分设四版：头版、健康一线、科医经纬、科医文化。各有侧重，以图文结合的方式展示医院风采与医护人员精神风貌。

头版：多由每月重大事件构成，如 2017 年 2 月，苏州科技城医院院报以整版报道了《沪苏两地打通肿瘤诊疗"绿色通道"》这一大事件；而在医院投用两周年之际，院报则与《苏州日报》联合，同步发布了《抢占智能化捷径 紧盯特色专科目标》一文，回顾了医院投用以来所取得的成果并进行展望。

健康一线：多由真实案例构成，在挖掘案例的同时，向群众进行科普宣教，增强可读性与趣味性。如在大闸蟹大量上市之际，院报编辑部挖掘了《苏州小伙啃个大闸蟹崩了牙》一例，提醒市民注意牙隐裂。此前，苏州科技城医院妇产科接生了一个手握自己脐带出生的"淘气鬼"。院报编辑部在报道此案例的同时，也对脐带真结等进行了科普；为了向市民科普抽烟的危害，编辑部还特别推出了《苏州老烟民血管堵塞险截肢》一文……

科医经纬：多以医院每月发生的事件为主，如举办科研活动、签署合作协议等，为职工和患者全方面了解医院提供渠道与窗口。

科医文化：主要记录医院党工团活动、公益及文化项目。

围绕医院建设发展理念，院报编辑部深入挖掘能够体现医院精神和风貌的感人故事，进行加工提炼，让全院职工能知悉身边的人和事，弘扬正能量。针对特定节日，编辑部则会策划不同专题报道，如2018年3月，院报编辑部以《妇产人，女性朋友的坚强后盾》为视角聚焦女性，讲述了医院妇产科"女汉子"们的感人故事；而在5月，编辑部则以护士节为专题，推出专栏，将默默坚守在一线的白衣天使迎到台前；春节特刊中，院报还推出了"春节假期我在岗"专题，挖掘医务人员春节假期值班的感人故事等。针对医院一线职工，院报编辑部还推出了"聚焦一线"专栏，关注保安、物业、护工等群体的暖心故事。针对医院对贵州省铜仁市万山区人民医院的对口帮扶工作，院编辑部也进行了专题报道，持续跟踪对口帮扶进展，讲述帮扶的感人故事。

值得一提的是，自2018年起，院报编辑部还出版了院报合订本，将每年出版的院报进行整合，供读者阅读。作为医院文化的重要载体，院报创刊以来，面向职工、患者及家属，积极宣传医院文化与理念，弘扬医德，树立窗口形象，为医院改革发展提供正确的舆论导向和强有力的智力支持，受到了广泛好评。

两微多平台：新媒体＋新医院有机融合

相对于报刊、户外、广播、电视四大传统意义上的媒体，新媒体被形象地称为"第五媒体"。苏州科技城医院作为一家新医院，也在新媒体建设下足工夫，形成新媒体的两微多平台。截至2019年2月，苏州科技城医院已经拥有官方微信以及官方微博两微账号，拥有了今日头条、澎湃、网易、搜狐、腾讯、凤凰、一点资讯、交汇点等主流新闻媒体发布账号，并已入驻健康中国、新浪爱问医院、抖音以及快手短视频等。

苏州科技城医院官方微信公众号定位为服务号，在建设过程中始终强调服务功能的嵌入。苏州科技城医院也较早实现了微信预约挂号、报告查询的功能。在内容的推送与运维上，受限于服务号推送次数的限制，因而在每次内容推送的甄选上都下足工夫。三年来，微信推文内容丰富翔实，涉及医院介绍、科普知识、专家信息、医院新闻、专家排班等方方面面。通过微信推文，让大众加深了对医院的认识，也获得了医疗知识。值得一提的是，苏州科技城医院官方微信号在三年的实践中也斩获诸多荣誉，不仅荣获全国卫生行业2018年度健康传播优秀案例，并曾6次斩获"全国医院微信最佳运营案例"。

官方微信的屡获殊荣与主创团队的题材选择、内容编辑制作等密不可分。以获奖推文《昨天：苏州一家医院上了[新闻联播]，这种病得警惕……》为例。推文以医院登上"新闻联播"的视频为切入点，引起大众兴趣。视频内容主要关注的是连续高温天所导致的热射病情况。随后，从营养师的角度出发，科普了夏天如何通过饮食来祛暑降温，另外，也给大众科普了中暑的正确急救方法。

除了在官方微信平台打造上颇具影响力，苏州科技城医院在澎湃新闻等平台上的表现也不容忽视。医院从2018年2月正式入驻澎湃政务以来，除了及时发布优质新闻稿件，提升医院知名度外，还积极打造官方辟谣专栏，定期发布辟谣文稿，为广大读者进行科普宣教。2018全年发文的点击率突破1000万，并荣获"澎湃新闻2018年度最具影响力政务发布奖（公共服务宣传奖）"。

医院除了官方账号的全网发展外，更致力于推动科室新媒体账号的运营，打造最具影响力的医院新媒体矩阵。截至2019年3月，苏州科技城医院26个科室拥有微信号及头条号，并已基本实现独立化运营。其中，如肿瘤中心、口腔中心、康复中心、药学部等微信号已经具有较大的影响力。医院已成为中国医疗自媒体联盟中最大的矩阵队伍之一，今日头条"2018头条健康优秀合作伙伴"。

入驻"抖音短视频App"也是医院宣传团队的一次"勇敢尝试"。实际上，医院也是全国医疗系统中较早入驻该平台的医疗机构之一。可喜的是，官方抖音虽然开通未满半年，但是发布的多条视频，如"中医耳针疗法""腹腔镜手术""康复科新方法治疗打呼"等的点击量短时间内破万，引起热烈反响。

和媒体做朋友　构建医媒好关系

陈峰

作为医院品牌传播的重要一环，与媒体构建良好的互动乃至合作关系，是医院提升影响力的重要手段。在全媒体时代下，传统媒体在寻求着转型发展，新媒体欣欣向荣。医院的形象传播既要借力于传统媒体，更要紧跟时代潮流，与新媒体共舞。

两年多来，苏州科技城医院重视与老牌媒体的合作，尤其是加强与苏州广电、苏州日报社的合作。苏州科技城医院的专家们不仅会定期走进苏州新闻广播 91.1 "天天健康"栏目的直播间，还会做客《姑苏晚报》的"电话医生"专栏，为广大市民排忧解难。对于医院影响力提升的重要抓手便是集中式地媒体报道与曝光，更能加深印象深刻。通过新闻与民生案例的捕捉，让医院有更多的文化与品牌输出几率，而这就离不开良性的医媒互动。

聚焦手术室，让医护形象更鲜活

2016 年 11 月，苏州电视台生活资讯频道《手术室的故事》正式开播，每周一集，每集一个故事。其中第二集"信任"斩获了苏州市第五届金茉莉影视文艺奖以及苏州市电视社教奖（短纪录片）二等奖，而这一集纪录片的产出也颇具戏剧性。

当时，一名患者手臂被切割机撕裂，送至科技城医院急诊科时，生命体征微弱，家属却始终大声叫嚷，强烈要求转院，原因是苏州科技城医院太新了，他们想去更好的医院进行救治。但情况危急，如果患者转院，极有可能保不住手臂，甚至可能在转院途中发生威胁生命的并发症。急诊科、骨科的医护人员坚持让伤者留下，一时间，叫声、争论声、医护的竭力劝服声交织在急诊室里。路过的医院宣传部门负责人看到了这一幕，当即选择用镜头记录下来。现今医患关系紧张，彼此信任度有待提升，《手术室的故事》最初的想法是通过这些纪录片把最真实的医院场景呈现在老百姓面前，让老百姓看到医院和医生的关怀。

《手术室的故事》系列纪录片对于苏州科技城医院的品牌传播是一个转机，也是医院和媒体合作的典范。这部系列纪录片坚持拍摄了 3 个月，期间曾因患者反对，"废掉"无数素材，最终汇成了 12 个故事，在百姓口碑颇好的苏州电视台播出，反响巨大。其中，有突发脑溢血的年轻退伍士兵、身怀巨大儿的三高产妇、多次脑干出血无医院愿收的七旬老太、因重大车祸脊柱断裂却找不到家属的"无名氏"……每个故事都惊险万分，很多医生不仅是用医术在救人，也会用言语和行动抚慰病人，纪录片可以直观地呈现这些关怀。

《手术室的故事》的镜头不仅仅是属于患者的，也是属于医务人员的，他们也可以通过镜头表达深藏于内心的想法。

在 12 集纪录片全部播出后，苏州广电与苏州科技城医院还特开启了《新生》的录制（《手术室的故事》新春回访），邀请主刀专家去探望病人的恢复状况，《新生》系列片也在合家欢的 2017 年春节期间播出。

转战急诊室，抓住生死画面

2018 年 1 月，由于在大急产中的突出表现，苏州科技城医院急诊科护士陆伟芳的事迹在江苏电视台"早安江苏"栏目得到展播。她也成为苏州唯一入围该节目的护士。这些展播内容皆来源于《急诊室故事》系列纪录片。

由于在《手术室的故事》合作上的成功，苏州科技城医院与苏州广电联合将目光转向急诊室，希望用医院原有的高清摄像头记录下最精彩的生死救援瞬间，而陆伟芳的"大急产"便是其中的精彩一集。

当天中午，陆伟芳正在分诊台分诊。突然，一位准爸爸把私家车急停在急诊大厅前，然后冲进了急诊大厅，喊着"我老婆快生了，快来人"，寻求医护人员的帮助。陆伟芳赶紧上前，她发现产妇还在门口的私家车上，而孩子的头已经出来了！还没等到产妇上转运车、产房做好准备，突发情况再次发生——孩子的头已经出来了，而且脸色发青，有窒息的可能。陆伟芳甚至来不及戴上手套，徒手稳稳地托住了孩子的头，因为担心孩子误吸羊水窒息，陆伟芳全程紧托着孩子，不敢有半分松懈。产妇顺利上了转运车，但此时，孩子的身体却仍没有出来。就在一两分钟后，孩子的身体才慢慢出来。陆伟芳护士当下判断，即刻接生无疑是最好的选择，与在场医护人员的共同努力下，孩子最终顺利娩出，母子平安。

《急诊室故事》系列纪录片于 2017 年 5 月正式开播，至 2018 年 1 月结束，总共 60 期，讲述了医患之间酸甜苦辣的故事。

广播线上线下互通融合

医院充分保持与广播媒体的合作互动，与之构建良好的协作关系。不仅与苏州交通广播 104.8 及苏州生活广播 96.5 互动密切，更与苏州新闻广播 91.1 形成深度合作，线上线下互通融合，开展一系列活动：每月定期邀请医院专家走进 91.1 直播间《天天健康—名医来了》节目，以专题形式进行健康教育和防治措施宣传，帮助市民培养良好的行为生活方式。在各新闻类事件需要医生进行科普发声时，医院专家的声音就会再一次出现在 91.1 广播，这对医院树立良好品牌，扩大医院影响力具有一定的促进作用。

除新闻采访和节目直播外，医院专家还会每周定期走进广播粉丝群，进行"名医在线"线上坐诊活动。根据季节多发性疾病，针对性安排临床科室。利用互联网平台，实现线上坐诊，帮助解答市民疑惑，满足市民群众健康需要。

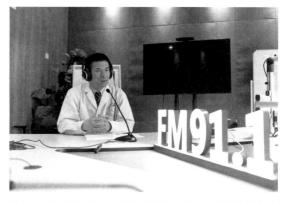

图 1 肿瘤外科主任龚江波做客苏州新闻广播 91.1 直播间

医院 +91.1 也从线上拓展到线下，已联合开展多场大型义诊及医学体验活动。

互联网媒体焕发新活力

为了探索"互联网 +"服务新模式，提升医院临床水平和管理效能，提升医院服务公众健康水平，苏州科技城医院与"百姓健康网"于 2018 年 5 月开展合作，拍摄了医学知识科普小视频。由医院多位专家录制的健康科普短片将上传到百姓健康网进行播放，普及、推广医生的主治医学方向及疾病注意事项等内容。所有直接或间接使用该网的相关用户都能直接查看浏览。值得一提的是，该网还是百度健康类视频的服务商之一。专家曝光率的不断提升，对于树立专家形象起到了一定的促进作用。视频成品下载后，医院同步配合在门诊大厅电视上进行展播，供市民在排队候诊时观看。通过此举或能进一步增加市民对医院的信任度，改善医患关系。与百姓健康网的合作，双方实现共赢。截至目前，双方已合作录制 4000 余个访谈视频。

专注医学科普　做健康传播新标杆

陈峰

2019年3月5日，"志愿苏州"官方平台发出公告，揭晓2019苏州百个重点志愿项目，苏州科技城医院"医学科普　走出去·迎进来"项目成功入围，也是医疗卫生志愿服务项目中仅有的两个一类项目之一。在2018年国际志愿者日上，苏州市文明办与苏州市志愿者总会联合启动了"2019年度苏州市百个重点志愿服务项目"征集申报工作，共收到志愿服务项目346个，经申报主体资格认定、项目实施能力调查、网络投票、行动协调委员会成员单位与专家评选评审，共有100个项目成为今年苏州市的重点志愿服务项目。值得一提的是，这也是该项目在荣获"2018全国卫生行业健康传播品牌活动优秀案例"、"2018苏州市青年创益大赛公益项目"二等奖、"2018苏州高新区十佳新事"提名奖、"2017苏州市卫计系统优秀青年志愿服务项目"并成为苏州首家获评"苏州市未成年人社会实践体验站"医院之后再获殊荣。

项目主要围绕医学科普与实践开展各类志愿服务及公益项目。上医治未病，而医学教育最好的阶段就是学生时代。因而项目的受众主要聚焦于未成年人学生群体，部分开展社区及企事业单位的医学科普活动。项目目标是：了解医院，让医院不再冰冷；认知医学，让医学不再陌生。项目希望推动医务人员要走出去，去到学校、社区、单位等；吸引学生及市民进到医院里来，来探秘医院，进行各学科的医学实践。"该项目旨在用有趣的方式传播医学，提升健康教育与医学科普宣传趣味性、有效性，提升医务工作者的健康宣传水平。这也是健康传播和健康公益的有效结合"。

全国首发"全学科医学体验护照"

2018 年 6 月 8 日，在苏州科技城医院检验科示教室，来自苏州科技城外国语学校的 20 余名学生正对着高清显微镜做血型检查，课程结束后，每名学生都拿出一本"护照"，获得了医院检验科医生给予的签章——由苏州科技城医院设计及制作的全国首本全学科医学体验护照于当天正式发布，苏州市卫计委、苏州市文明办、苏州高新区宣传部相关领导出席首发式。苏州科技城医院也于当天成为苏州科技城外国语学校生涯教育基地，以此为契机，来自苏州科技城外国语学校的 110 名小学生及初中生，成为了该护照首批拥有者。这本"全学科医学体验护照"一经发布，就受到了中央及省市级媒体及卫生行业的广泛关注。截至 2019 年 3 月，已有来自苏州市各区近 1000 名学生获得该护照。

这本医学体验护照涵盖了三级综合性医院的全部科室，学生每次完成相关医学体验，便能得到相应科室签章。每本护照首页都有特殊编码，对从幼儿园到大学全学龄学生开放申领。护照最后附有志愿服务登记栏，每本护照的拥有者在该院的医学实践与志愿服务内容都将登记入库。

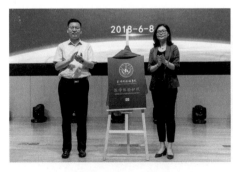

图 1　医学体验护照首发仪式

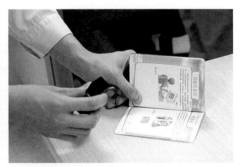

图 2　医生为医学体验护照盖章

借力媒体，让医学科普更具传播力

2019 年 3 月 16 日，苏州科技城医院与苏州新闻广播 91.1 联合开展"新生"课堂，吸引到苏州 20 组家庭来院开展家庭式的医学科普教育。在超声科诊区等候室，超声科医生通过图片展示了宝宝在孕妈肚子里的模样，呈现了宝宝逐步成长的全过程。随后，大家又来到了超声科的产科筛查室，产科病房，门诊大厅等相关科室。通过该系列体验式医学科普教育，无论是父亲还是孩子都能够体会妻子 / 母亲的伟大。

据悉，该活动招募通知刚发出就有超过 100 组家庭报名。活动通过"看苏州 App"同步视频直播，在活动结束第二天达到了近 40 万的播放量。

医院还与苏州电视台生活资讯频道"乐惠

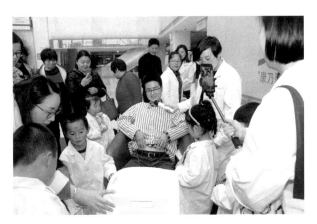

图 3　苏州新闻广播 91.1& 看苏州 App "新生" 课堂直播

苏州"栏目合作开展"中医药文化进校园（苏州高新区实验初中科技城青城山路校区）"以及在院内举行的"守护学生视力"直播活动。更与苏州最有影响力的新媒体平台"无线苏州 App"联合开展了两期未成年人医学体验活动。

上述所有与媒体合作开展的医学科普活动都离不开医院第一个基地的新尝试：2017 年 5 月，在苏州科技城医院正式投用一周年之时挂牌"扬子晚报实践教育基地"，而该基地的挂牌也象征着医院"医学科普 走出去·迎进来"系列项目的启动。《扬子晚报》相关负责人在致辞中提到，这是该报首次在医院中挂牌实践教育基地，是江苏地区的第一家，他也希望能够借此平台吸引到更多的青年人群、学生群体来医院开展系列职业体验，以怀抱感恩之心，为弘扬正向医患关系而努力。近两年来，基地基本实现一月一次的主题体验活动，达成"有体验、有实践、有报道"的三有目标。2018 年 11 月，医院获评"扬子晚报小记者十佳活动基地"。

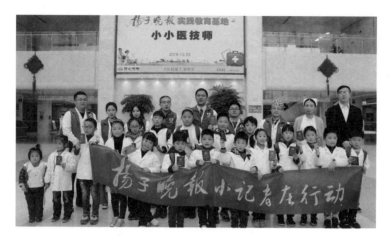

图4 扬子晚报实践教育基地"我是小小医技师"体验课

院校合作，拓展医学科普深度

2017年7月，苏州科技城医院正式挂牌成为"苏州科技城实验小学校社会实践基地"，2018年12月升格成为"苏州科技城实验小学校教育集团社会实践基地"，并在当天举行"红领巾走进白衣天使"活动。一下午的参观学习，同学们都表示收获满满，学到了很多医学常识和医护技巧，对于这样的社会活动，他们想要"点个赞"。这也正式开启了苏州科技城医院医务人员与"小蝌蚪们"（苏州科技城实验小学校学生的昵称）互动教学之旅。在整个系列活动中，有两场基地活动——走进苏州科技城实验小学温室大棚种中药、上大阳山寻中药，受到媒体的集中报道以及社会的广泛关注，也成为基地活动创新的标杆。

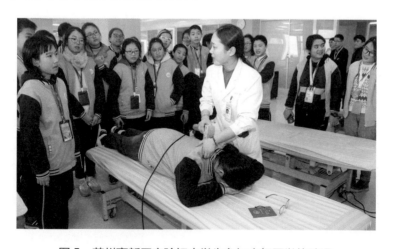

图5 苏州高新区实验初中学生参加康复医学体验课

第一时间救援，让"全民"学急救

2017 年 12 月，由苏州高新区团委和苏州科技城医院联合发起的苏州市首次大规模的青少年急救培训——"第一时间救援"急救大行动在苏州高新区第一初级中学正式启动。苏州市卫计委，苏州高新区党工委，苏州高新区教育局、卫计局以及团委相关领导出席活动。在启动仪式上，苏州科技城医院青年医务人员们还进行了题为"平凡医路"的原创情景剧朗诵，他们通过背景画面、现场表演以及诵读的有机结合展示了一线医务工作者真实的工作画面，呈现了他们对于希波克拉底誓言的持守与执着。

第一季校园行从 2017 年 12 月至 2018 年 4 月，为苏州高新区全部 16 所初高中的初二及高二近 8000 名学生开展了急救培训，这将增强青少年自我保护意识，切实提高青少年自护自救能力，促进广大青少年健康成长。有别于传统仅停留在理论层面的急救培训，这次行动的目标是"人人操作，人人掌握"。2018 年 7 月，"第一时间救援"走出校园，走进大院大所、企事业单位、乡镇街道等。值得一提的是，鉴于苏州高新区中青年职工较多，在该系列课程中，除了心肺复苏等急救培训外，讲师团还特意增加入了儿童常见意外伤害的处理，受到了广泛欢迎。截至 2019 年 2 月，该行动已走过 30 余站，为 2000 余名职工、居民开展了培训。

2019 年 3 月，苏州科技城医院开展苏州市未成年人社会实践基地"家庭救护课"，吸引到了苏州市 30 多组家庭的参加。这场活动也使医院的"急救小屋"培训人数突破 1000 人次。急救小屋作为苏州市首个公众急救培训场所于 2017 年 12 月正式对外开放，为广大市民提供免费的急救培训。市民只要拨打电话，即可预约，并在培训合格后获得相应证书。小屋也在 2018 年 9 月的世界急救日正式成为苏州高新区首家应急救护培训基地。

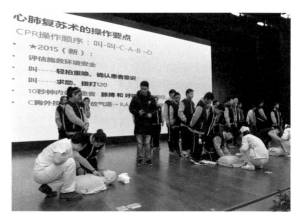

图 6 "第一时间救援"校园行第一季

医疗建设工程技术创新

苏州科技城医院 在建设与运营的过程中，不仅有医院管理人员、一线医务人员的付出与贡献，也离不开设计人员、技术支持单位给予的帮助与指导。尤其在技术创新与应用实践方面，对智慧医院的前期规划与后期信息化建设起到了不可忽视的作用。

智慧建设 技术先行

中亿丰建设集团股份有限公司原名"苏州二建建筑集团有限公司"，始建于 1952 年，具备建筑工程施工总承包和市政公用工程施工总承包双特级资质，是一家致力于为中国城市化建设及综合运营提供一流服务的大型综合性建筑集团企业。

2010 年和 2012 年，集团公司与苏州科技学院（现苏州科技大学）联合成功申报了两个高端产学研平台：江苏省企业院士工作站—叶可明院士工作站和江苏省企业研究生工作站；同时，集团公司与苏州科技大学土木工程学院成功申报了江苏省重点实验室—结构工程实验室。

借助这些高端科研平台，公司可以与国内知名专家、院士团队开展学术交流、技术研讨，不断引进和吸收国内外先进技术，为建设具有较强国内竞争力的大型建设集团提供科技储备与保证。

集团子公司——苏州中恒通路桥股份有限公司技术中心被苏州市人民政府认定为市级技术中心，集团公司被江苏省教育厅认定为江苏省企业研究生工作站，集团公司与著名高校——东南大学建立了稳定的校企合作平台和机制，公司成为东南大学交通学院本科生、研究生重要的教育实习基地。

集团子公司——苏州中固建筑科技股份有限公司于 2015 年 10 月获得由江苏省科学技术厅、江苏省财政厅、江苏省国家税务局、江苏省地方税务局联合批准下发的高新技术企业证书，苏州方正工程技术开发检测有限公司获高新企业荣誉称号。

企业坚持自主创新和产学研合作相结合，通过采用联合开发、技术合作等模式，积极引进、消化和吸收国内外建筑业前沿先进技术，同时结合股份公司自身特点，对相关工艺、技术等进行革新，使研发成果尽快转化为生产力。

行业优势技术41项，其中企业专有技术8项。

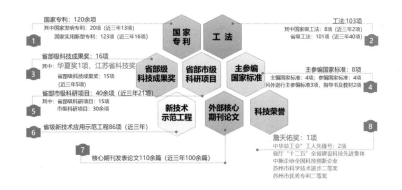

随着全球经济一体化进程的加快，科技创新的价值日益凸显。企业的竞争是差异化的竞争，而决定差异化发展的最关键因素就是科技创新。2015 年 9 月 23 日，集团公司成立了"中亿丰科技委员会"。

科委会的成立是公司 2015 年的重要战略举措，进一步激发和提升了企业的科技创新水平，支撑市场业务拓展能力，实现企业的跨越式健康发展。2015 年至今，在科委会的领导下，企业科技成果丰硕。

重大科技成果奖申报

● 2018 年 3 月，工程研究中心组织申报的《现代传媒复杂钢结构综合体（苏州传媒）建造关键技术创新与应用》，获得华夏建设科学技术奖一等奖。

● 2018 年 6 月，工程研究中心牵头组织中衡设计研究院、东南大学、苏州科技大学、浙江东南网架、江苏沪宁钢机等六家单位，以苏州中心和苏州现代传媒广场复杂钢结构设计与施工关键技术为主要成果（《现代城市综合体复杂钢结构设计建造关键技术研究与应用》），成功获得 2018 年度江苏省科学技术奖。

博士后科研工作站建立

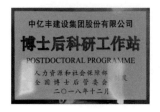

❖ 合作高校：东南大学、同济大学

❖ 科研方向：装配式建筑成套技术研发

复杂环境地下空间开发综合技术

数字化建造及其应用

❖ 2019年1月11日，中亿丰建设博士后科研工作站正式揭牌

● 2018年9月，工程研究中心联合总师办，完成了第十六届中国土木工程詹天佑奖的申报工作。2018年11月，苏州现代传媒广场获得第十六届中国土木工程詹天佑奖。

● 2018年3月，江苏省科技厅条件处组织相关专家，对我司和苏州科技大学共建的企业院士工作站进行了实地调研。调研专家组与企业院士工作站负责人员就工作站的项目运行模式、技术联盟机制、人才培养方案及后续发展路径等方面进行了深入交流与探讨，并充分肯定了我司承担的企业院士工作站所取得的工作成绩。

● 2018年10月，工程研究中心牵头联合苏州科技大学申报江苏省优秀院士工作站，最终成功获批，苏州全市共3家。

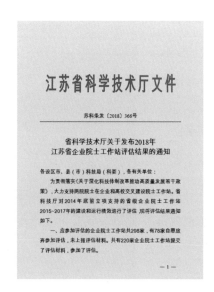

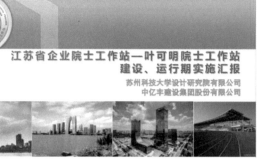

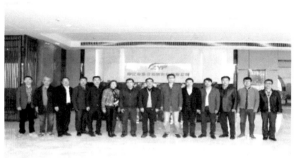

● 2018 年 5 月，江苏省教育厅在企业申报、合作高校推荐的基础上，组织专家对 2018 年江苏省研究生工作站进行项目评审，中亿丰建设集团通过苏州现代传媒广场、苏州轨道交通 2 号线上盖平台项目、苏州科技大学体育馆项目，东环南延跨运河大桥不对称施工关键技术为苏州科技学科研究生团队提供了开展技术研发的平台，最终获批 2018 年度江苏省优秀研究生工作站。

序号	设站单位名称	合作高校名称	设站时间
39	江苏如通石油机械股份有限公司（原名：江苏如东通用机械有限公司）	南通大学	2010
40	百奥赛科生物技术有限公司	南通大学	2015
41	苏州美山子制衣有限公司	苏州大学	2012
42	中亿丰建设集团股份有限公司（原名：苏州二建建筑集团有限公司）	苏州科技大学	2010

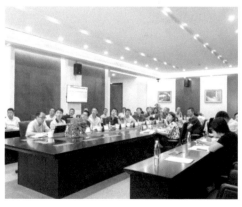

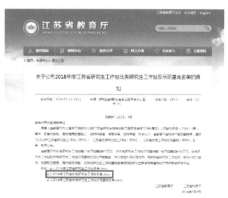

医疗建设各环节无缝连接服务策略

中国中元国际工程有限公司是集工程咨询、工程设计、工程总承包、项目管理、设备成套、装备制造和技工贸为一体的大型工程公司。

公司具有工程设计综合资质甲级、建筑工程施工总承包一级、专业承包一级、对外承包工程资格证书及其相关资质，可承接全行业、各等级的工程设计业务，从事工程设计资质标准划分的建筑、机械、医药等 21 个行业的工程总承包、项目管理等业务及境外工程承包等业务；可承接建筑工程施工总承包一级资质范围内的施工总承包、工程总承包和项目管理业务。

公司现拥有工程技术人员 3100 余人，其中全国勘察设计大师 2 人，有突出贡献的中青年专家 1 人，享受国务院政府特殊津贴人员 27 人，国机集团首席专家 2 人，各学科博士、硕士等 750 余人，高级工程师以上人员 760 余人。公司设置 13 个直属生产单位，3 个技术支撑部门，10 个职能管理部门，在北京、海南、厦门、上海、长春、南京设有 10 个二级法人单位，在广东、安徽、青海、四川、浙江、深圳、西安等地设有分公司。因境外业务发展的需要，公司先后设立了驻乌兹别克斯坦、柬埔寨、多米尼加、古巴等境外办事处。

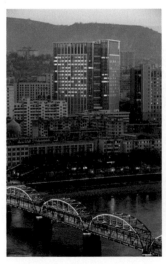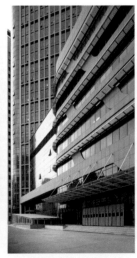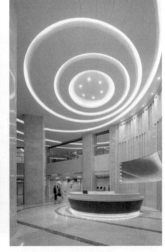

兰州大学第二医院

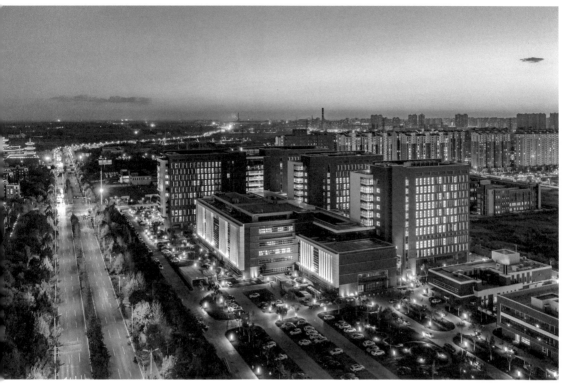

唐山市妇幼保健院

　　公司秉承"质量是生命，精心设计、创优工程、诚信服务，保护环境、珍爱生命，是我们对顾客、社会、员工始终不渝的承诺"的管理方针，质量、环境、职业健康安全管理体系健全，数十年来一直跻身于全国勘察设计综合实力、工程承包和项目管理百强单位行列。

　　改革开放后，中国中元走过了 30 年医疗建筑专业发展之路。我们的医疗建筑设计团队已逐步成长为国内最大、最专业的医疗建筑设计研究团队之一。为社会提供全面而专业的医疗建筑策划、咨询，工程设计和建设服务，综合的优势、专业的储备和工程建设服务的全过程，使医院建设的各个环节达到无缝连接。

　　30 多年来，我们脚踏实地创作，注重灵性和理性的表达，以及对工程全过程的品质控制。完成实施医疗建筑设计项目 500 余项，医院 EPC 总承包工程完成 15 项，面积达 100 万平米。70 余项国家和省部级奖项成为中国中元医疗人社会服务实践的一个个里程碑。多年积累的实践经验带来了我

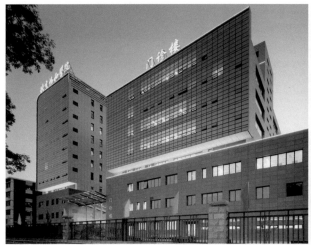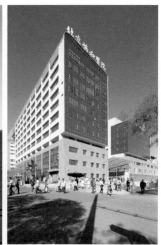
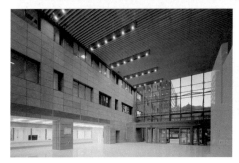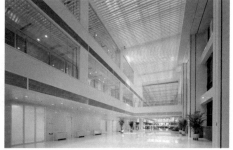

北京协和医院

们在医疗建筑创作方面的杰出表现，将技术、经济、生态、绿色、人文等社会因素作为创作的基点，作品体现了我们对医院内涵的完整理解。

中元努力走一条新的、可持续发展的路。借助作品语言，我们冀望于为现代中国医疗建筑设计的发展，留下我们的脚印。回顾现代中国医疗建筑设计的发展，医疗街概念的引入、方格网交通模式、生物洁净区手术室布局、气送物流传输系统、智能化综合布线、多通道影像中心设计、手术部中央供应区设计、钢结构医院设计；中央除尘系统、基础隔震技术、医院直饮水系统、移动查房系统、医护无线定位系统等技术都是我们在医院设计、在国内率先实践和运用的。以绿色节能技术综合运用实现绿色医院、安全医院设计，以国际化视角服务于高端医疗市场，中元医疗打造国内医疗综合实力第一品牌。

　　中元主编和参编了 20 余项国家标准图设计和国家建设标准、规范的编制工作，体现出雄厚的技术储备和业界的核心作用，为各级政府部门决策提供了有利的技术支持。广泛的国际合作和国际行业学术活动，使我们对国际医疗建筑设计行业资讯能及时有效的掌握，新理念与新技术在中国医院设计中的移植和实践使我们能站在行业的前沿。为用户负责，为行业负责，为历史负责，对未来负责，表现出我们对社会的尊重和责任感，也使中国中元医疗设计之路越走越宽，越走越远。

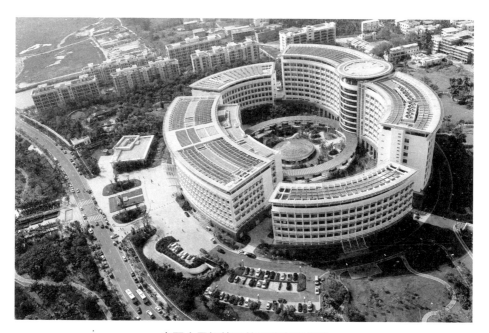

中国人民解放军总医院海南分院

医院智能化轨道物流传输系统

苏州沃伦韦尔高新技术股份有限公司，2012 年成立于苏州高新区江苏医疗器械产业园，一期总投资 2 亿元人民币，占地 42 亩，自建了 30000 多平方米的生产基地。

公司致力于研发生产具有自主知识产权的可应用于医院等领域的医院智能化轨道物流传输系统、医院垃圾／被服回收系统、高端医疗手术室和 ICU 灯床塔设备（如电动综合手术台、医用吊塔和吊桥、LED 手术无影灯、手术室行为管理系统）以及医院药房自动化系统（如门诊自动化发药系统、病区药房智能柜、住院药房分包系统、毒麻药品智能管理系统）高科技医用设备。

智能化轨道物流传输系统是国内首创，填补了国内该领域技术和产品空白，打破国外品牌在高端市场的垄断地位；构建了水平领先的医院智能物流整体解决方案，研发了具有自主知识产权的医院智能物流系统的硬件、

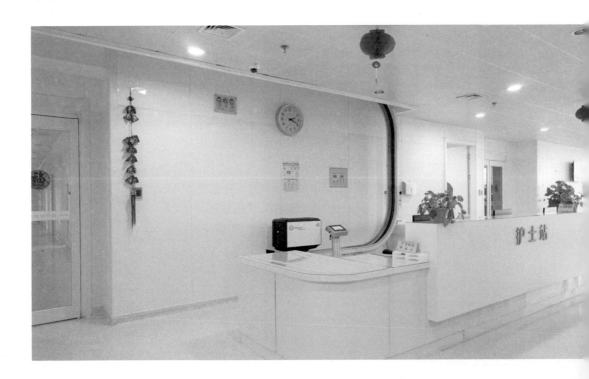

软件，拥有发明专利 20 余项，各类知识产权百余项。主导编写《智能化轨道物流传输系统》国家行业标准，获评国家高新技术企业，苏州市医院自动化物流传输系统工程技术研究中心，苏州市 2016 年度十大最具发展潜力创业企业，智能化轨道物流传输系统获评江苏省首台 (套) 重大装备产品等诸多荣誉。

高度智能化

- 全新功能，切实解决实际应用中的痛点；
- 一站式操作，自动识别目的站点，为极简作新注解；
- 安全能级跃升，刷卡鉴别操作权限，体验极致保障；
- 车体色彩绚丽，极具辨识度，助力医院塑造更好形象；
- 丰富配置方案，满足各类定制化需求，打造专属的智能物流。

系统组成

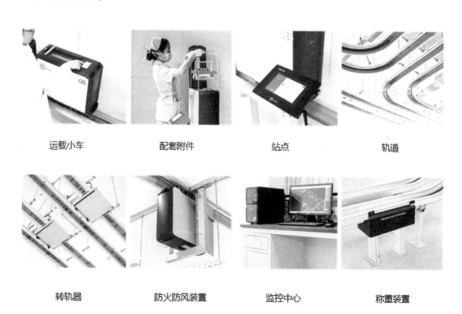

| 运载小车 | 配套附件 | 站点 | 轨道 |
| 转轨器 | 防火防风装置 | 监控中心 | 称重装置 |

应用广泛

- 传输物品广泛，包括静脉输液、血液制品、各类药品、小型手术器械包、消毒敷料、检验病理标本、X光片、病历档案、各类单据和文件等。

- 覆盖科室广泛，包括中心药房、中心供应室、检验科、静配中心、输液中心、手术部、ICU、血液中心、影像中心、所有病区、行政职能科室等。

实践创新

智能化轨道物流传输系统在苏州科技城医院项目实施中，紧密贴合医院建筑结构和业务需求，创造性地实施智能技术和最佳方案：

- 领先的智能调度技术；

- 安全可靠的全程实时监控；

- 先进的WaRFID小车位置识别技术；

- 密码安全传输；

- 小车过载自动报警；

- 人性化、良好用户体验的操作界面；

- 小车箱体内外自动消毒技术；

- 创新的消防解决方案，完全符合国家消防法规GB50016-2014《建筑设计防火规范》；

- 灵活的模块化结构，随时升级、扩容。

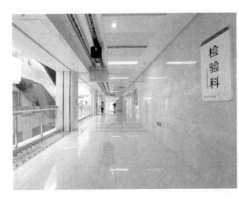 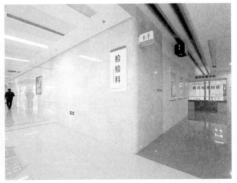

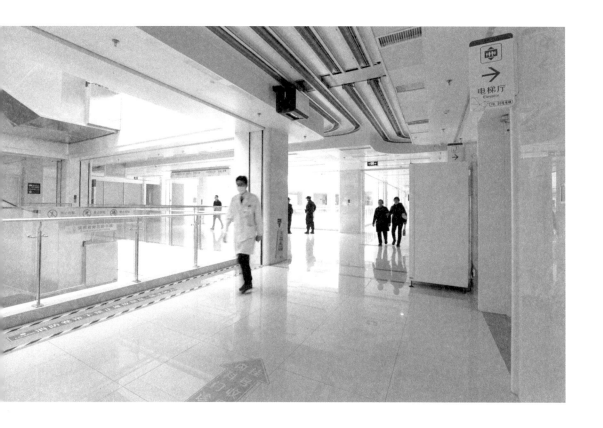

应用实例

目前，企业已服务 200 余家客户，分布全国 20 多个省份，70% 以上为国家三级甲等医院，在全国已拥有 60 多个轨道物流传输系统项目。

主要包括：江苏省苏州科技城医院、江苏省苏州大学附属第一医院、安徽省阜阳市人民医院、山东省济南市儿童医院、上海市交通大学医学院附属同仁医院、浙江中医药大学附属温州市中医院、福建省厦门大学附属翔安医院、黑龙江齐齐哈尔市第一医院、新疆石河子大学医学院第一附属医院、广东省中山大学附属第一医院、贵州省贵州医科大学附属肿瘤医院、云南省第一人民医院、湖南省郴州市第一人民医院、四川省泸州市西南医科大学附属医院、重庆医科大学附属第二医院等。

医用耗材智慧供应链系统解决方案

HELINK-IOT 医用耗材物联网管控系统

HELINK-IOT 医用耗材物联网管控系统平台以物联网技术闭环实时管理各级仓库、货架、物资等动态关联的信息流为基础,让医用耗材在供应、拣选、配送、消耗等环节,在供应商、医院、科室、患者之间实现一体化、精细化管理,达到全程质量监管、高效运营的供应链管理效能。

手术部配置:HELINK-AHS 智能仓储与配台管理集成系统

硬件模块:智能(机械式水平回转)集成库房系统。

在 HELINK 系统平台上集成智能仓储装备,集中闭环管理手术部计价耗材等物资的一体化系统。实现手术耗用物资的"智能化管理—存取—配置—追溯",扫码操作,全过程闭环追溯、精确关联患者清单;标准化进销存退精细化管理,"物到人"模式配台,精准高效。

中心库配置:HELINK-DPS 智能(电子标签)耗材架

由 HELINK 系统平台集成货架的电子标签装备,根据配货订单,自动点亮和显示对应的取货信息和数量,精准引导操作人快速、轻松完成拣货作业。系统对库量与效期进行智能预警管理,并根据库量情况可自动生成补货订单;可智能计数、盘库,无纸化简便操作;与医工处总控平台实时联动数据。

临床库配置:HELINK-WSS 智能(重力传感)耗材架

根据病区使用的耗材品规设计库位的数量及大小,称重盘的误差精度可达 ±0.1g,可实时监测库位重量,显示物资数量。具有免人工操作、智能盘点统计、智能预警及自动生成补货单等特点,管理部门可实时掌握各病区库耗材的过程消耗与当前库量情况,护士可以解放更多时间专注护理工作。

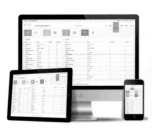 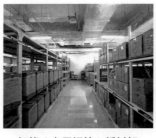 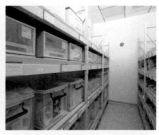

医用耗材物联网管控系统　　智能(电子标签)耗材架　　智能(重力传感)耗材架

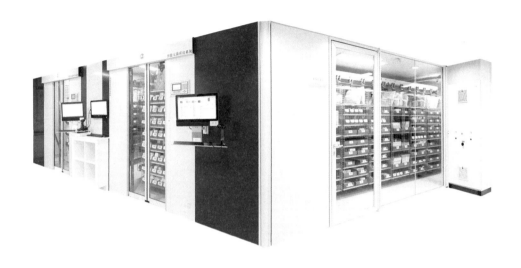

手术部智能仓储与配台管理集成系统

HELINK 江苏千森信息科技有限公司，是一家以自主开发智能仓储设备与物联网管控系统、集项目设计、系统研发、硬件智造、售后运维于一体，为客户提供闭环式专业服务的高新技术企业，致力为医院与大型医械流通企业提供"物联网 + 智能仓储装备"的智慧供应链整体解决方案。

HELINK 团队自 2015 年首创开发国内第一套"医院手术部智能仓储与配台管理一体化系统"后，持续专注在医用耗材智慧供应链领域精耕细作，并率先在医院实际应用物联网 + 多模块智能终端的成套管控系统。

应用实例

苏州科技城医院、江苏省人民医院、复旦大学附属中山医院厦门医院、交通大学附属瑞金医院苏州分院、交通大学附属瑞金医院无锡分院、苏州市第九人民医院、保定第一中心医院等大型三级医院。

装配式大凹手术室的国内探索实践

随着医院现代化建设的进程加深，医疗科学技术的迅速发展，医疗装备也日新月异，尤其是手术室技术和装备。手术室越来越成为高投入的医疗环境，也成为技术与装备更新最快的场所之一。

日前，由上海尧伟建设工程有限公司从日本引进的国内首家装配式大凹手术室在上海落成并已投入使用。

装配式大凹手术室是根据手术的不同类型和手术装备的不断更新、变化和可持续发展而创建，不同于传统手术室的四面结构维护及装备固定布置，其优势十分显著。

- **设计施工时效性：** 在方案的初始阶段，可以通过专项开发软件将建筑图纸秒变成 3D 模式，在 3D 模式下随意模拟真实的不同手术场景，这样更直观的让手术室使用部门确认房间的布置及其工作空间。大凹室是相对的模块化多管道系统，手术室在施工时可以随意变化设计方案，不因设计方案的调整而影响施工进度和返工浪费。

- **实用性：** 墙体设计更为灵活、美观，同时兼具实用性。可以根据实际使用者的要求及不同手术类型调整工作环境，灵活变化墙体各种器具的位置，无须开墙施工。这样的变化可以在 30 分钟内完成。

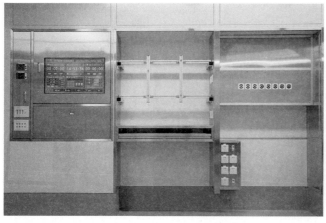
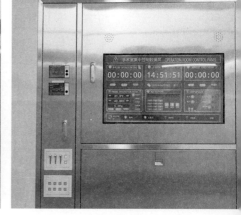

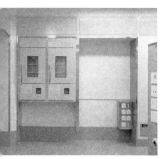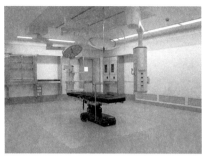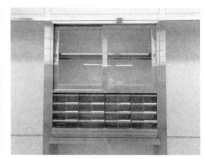

● **可持续发展**：随着医疗科技的发展和设备不断更新，经常会碰到手术室的墙壁内要增加显示器、工作台、数字化设备等，但是要手术室停用后才能改造，而且会产生大量粉尘。采用装配式大凹室后，可以灵活变化，增加墙体各种器具和设备，无须开墙施工，手术室的使用不因设备的更新、增加而重新施工，中断使用。

● **空间性**：大凹室充分利用了维护结构隔墙内空间，将使用空间变大，面积有效使用率最大化。避免了在手术中因手术装备及相关器具占用有效的使用面积，造成移动障碍。

● **安全性**：模块及多管道系统，将所有不同的管线在手术室的任何位置统一循环安放，可以随时调整，使用安全方便。

● **可变光气密照明**：针对手术的不同类型及更加人性化的手术环境，采用多变色照明系统，如腔镜手术的蓝光、病人进入的暖光等，通过灯光的变化，适应不同的手术环境。

● **美观性**：色彩丰富多样，利用多管道装饰板，在注重实用性的同时兼具美观性。在不同灯光下配合不同的使用环境，达到放松心情的效果。

● **装饰板**：采用抗菌合成树脂防火美拉板，37 种色彩可供选择，每平米只有 5kg，便于施工。

装配式大凹手术室的诞生，大大提高和改善了手术的使用效率和手术环境。为了保障人民的生命健康和安全，为了给医护人员创造一个舒适的工作环境，也为了满足不断变化的手术需求，让我们共同努力，携手构建一个绿色、安全、节能、高效及可持续发展的医疗空间和环境。

可持续发展的垃圾／污物收运解决方案

瑞典恩华特（ENVAC）公司为 STENA ADACTUM AB(STENA SPHERE，史丹纳集团旗下公司) 全资子公司。2018 年，史丹纳集团的总营业收入近 100 亿欧元，全球雇员约 19000 名。

瑞典恩华特公司是世界上第一套全封闭式真空垃圾收集系统的发明者，并不断致力于该技术的创新与完善，始终保持在核心技术上的领先地位。恩华特（ENVAC）的全封闭气动垃圾输送系统成功突破了城市化进程中的瓶颈，为城市的可持续发展提供了有效保证。1961 年恩华特（ENVAC）研发的第一套系统安装于在瑞典北部的 Sollefteå 医院，至今仍保持良好运行。如今，这些系统遍布全球各地，广泛应用于新城开发、住宅、商业、办公、城市综合体、厨房、医院和机场等不同物业类型。在过去 50 年中，集团在全球 20 多个国家和地区设立了 40 多个分支机构，安装超过 1000 套大型系统，为数以百万计的居民和用户提供服务。

系统实现

● 减少垃圾／污衣运输造成的交通压力，避免二次污染、视觉污染和噪音等环境污染；

● 提升垃圾／污衣运输过程的安全性和可靠性；

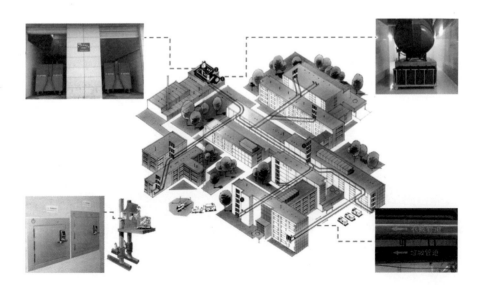

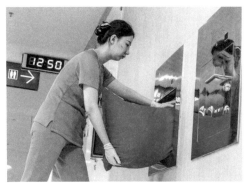

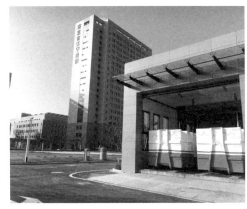

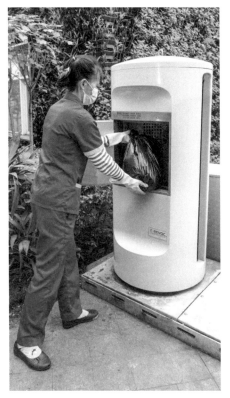

- 365 天、24 小时全天候自动工作，无须人工；

- 垃圾、污衣投放方式卫生、洁净、高效；

- 节省垃圾污衣贮存空间以及净物 / 污物通道占用空间，释放宝贵地表和楼内空间；

- 轻松实现智能化垃圾 / 污衣分类收集；

- 杜绝异味和垃圾泄漏，美化和改善医院环境。

系统应用实例

瑞典斯德哥尔摩哈默比湖城、瑞典斯德哥尔摩室皇家海港新城、英国伦敦温布利城、美国奥兰多迪士尼乐园、美国纽约曼哈顿区罗斯福岛、韩国世宗市、韩国坡州新城、新加坡 Sengkang 医院、新加坡 NTFGH 医院、北京通州新城、北京人民解放军总医院、北京电力医院、北京中石油总部大厦、天津中新生态城、上海国际金融中心、苏州科技城医院、南京江宁医院、海南肿瘤医院等。

移动 OA 智慧服务方案

苏州杰克办公系统有限公司于 2012 年 7 月 16 日在苏州市姑苏区市场监督管理局苏州国家历史文化名城保护区市场监督管理局注册成立。在公司发展壮大的 7 年里，始终为客户提供良好的产品和技术支持、健全的售后服务。

服务范围

• 酒店家具、医疗家具、办公家具、办公设备、厨房设备、家具设计软件研发及技术转让、装饰装潢材料、医疗器械、日用百货、电脑及耗材；空调设备的销售及安装；家具信息咨询、提供家具设计及安装服务；承接装饰装潢工程的设计与施工。

• **主营行业**：办公、文教公司、办公文教用品代理加盟公司。

应用实例

• 苏州科技城医院

• 苏州市立医院（本部）

• 苏州市立医院教育培训基地

• 苏州第九人民医院

• 上海瑞金医院无锡分院

• 苏州市第五人民医院

• 苏州市中医院

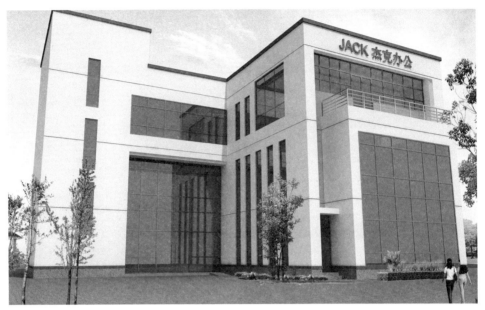

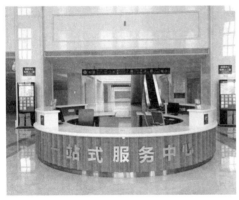

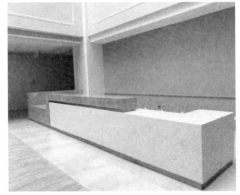

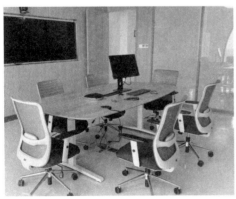

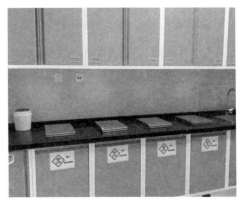